「もの忘れ外来」の現場から

ボケない技術《テク》

新版

奥村 歩
Okumura Ayumi
おくむらメモリークリニック院長

世界文化社

「新版 ボケない技術《テク》」❖目次

※本書は2007年に小社より刊行された『ボケない技術《テク》』に一部加筆・修正したものです。

第5章　私たちの脳と認知症の基本的な知識……179

はじめに

認知症は予防に勝る治療法はなし　Second Season

本書は、『ボケない技術《テク》』（2007年　世界文化社刊）の新版（いわばSecond Season）です。旧著をお手元に置いていただいている方は、お買い求めにならなくても大丈夫。認知症の理解と対応の技術《テク》の本質（エッセンス）は、前著と全く変わっていません。10年ひと昔ではありますが、時が流れ、変化があった状況やデータなどを少しだけ改訂しました。

さて、旧著から10年後、不幸にも旧著での予言が的中してしまいました。この10年で、日本は「認知症列島」になっています。現在、認知症の方とその予備軍であるMCI（軽度認知障害）の方が、1000万人を超えているというのは、専門医の推計に基づいた実感です。つまり、認知症は10人に1人の国民病になっています。

本格的な認知症時代を迎えたこの10年間、とても忙しかったです。認知症の新しい患者さんを3万人以上は診療し、膨大な数になる海外文献に目を通し、論文を量産し、毎月3～4回は国内外の認知症学会で講演を続けてきました。

そして今、改めてにじみ出てくる言葉は、「認知症は予防に勝る治療法はなし」。

「もの忘れ外来」の草分け的な立場として旧著を書きました。皆さんに認知症の実態をご理解いただき、いち早く認知症に備えていただきたかったから。科学的に根拠のある予防法をお伝えする、初代・認知症専門医としての使命も感じていたから……。

『ボケない技術《テク》』では、最近の医学研究に基づいた、1000編以上の科学論文から知的活動・運動性・社交性・食生活・医療性の観点から抽出した、科学的に根拠のある「ボケ予防」の方法を紹介しました。エビデンス（科学的根拠）にこだわった旧著は、17刷と増刷がかかり、累計6万部を超え、認知症の理解と予防の実用書としては、異例のベストセラー、ロングセラーとなりました。そして現在も、出版やマスコミで認知症の話題は途切れることはありません。

「認知症は予防に勝る治療法なし」というように、認知症は医療に頼るより、自分の身は自分で守るという風潮になってきているのは喜ばしいことだと思います。

しかしながら、最近の書籍や雑誌、テレビ、そしてSNSの認知症の情報は、あまりにも玉石混交であることを危惧しています。認知症の正体の影さえ知らない学者が、「脳トレ」を強制したり、医療現場と無縁の企業が効果が全く不明なサプリメントを勧めたり……。科学的根拠がない、百害あって一利なしの情報が溢れています。

そんな中、状況の変化を踏まえて「旧著」を改訂・整理しようと思い至りました。「認知症は予防に勝る治療法はなし」のSecond Seasonです。

2018年8月

奥村　歩

第1章

「もの忘れ外来」の現場から

「もの忘れ外来」受診者の臨床診断の内訳

2008～2018年（おくむらメモリークリニック）
総数約3万人

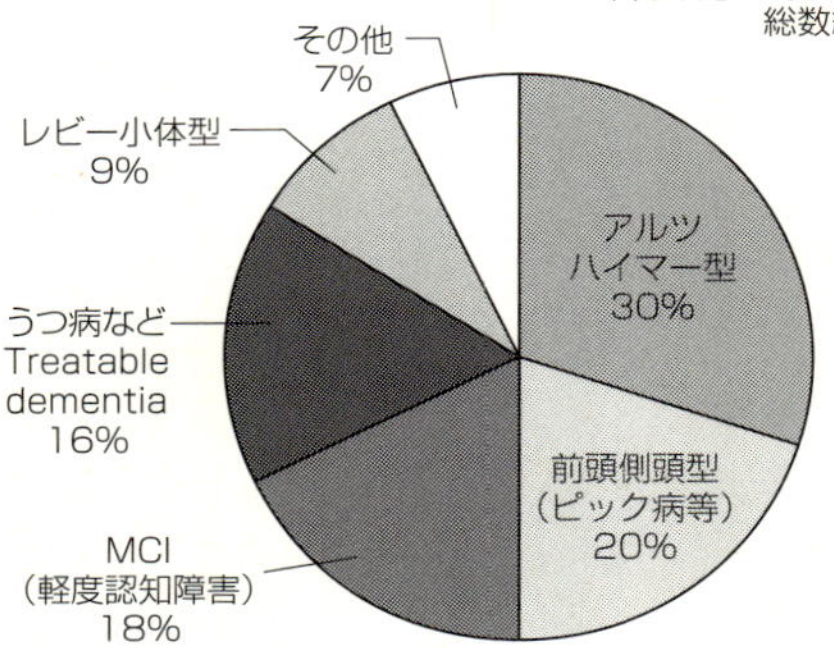

＊Treatable dementiaには特発性正常圧水頭症、慢性硬膜下血腫、髄膜腫、甲状腺機能低下症、ビタミンB欠乏症などを含む。

「もの忘れ外来」とは

最近の病院は、高度先進医療の流れで、「専門医別・臓器別医療」がますます進んで細分化しています。専門の先生に診《み》てもらいたいのは山々だけれど、一体どの科へ行ったら良いのかが分からなくて困る、という経験をされた人が多いのではないでしょうか。

ここで笑い話を一つご紹介します。――ある日、山本さん（仮名）は右の耳が痛くなりました。耳の専門医に診てもらいたいと思った山本さんは、某大学病院の耳鼻科の教授の外来を訪れました。待合室でさんざん待たされて、ようやく教授に診てもらえた山本さんは、右の耳を押さえて、「先生、最近、耳がすごく痛いんです」と言いました。すると教授が「君、現代は、専門医別医療の時代なんだから、ちゃんと専門の科を受診しなければ駄目だよ」と言うのです。おかしいと思った山本さんが「はい、わかっています。でもここは耳鼻科ですからここで問題ないですよね？」と訊《き》くと、なんとその教授は「そう、ここは耳鼻科だよ。ただし、私は左耳が専門だから右耳は診ないんだよ」と答えました、という話です。これはもちろん作り話が広まったものだと思いますが、多

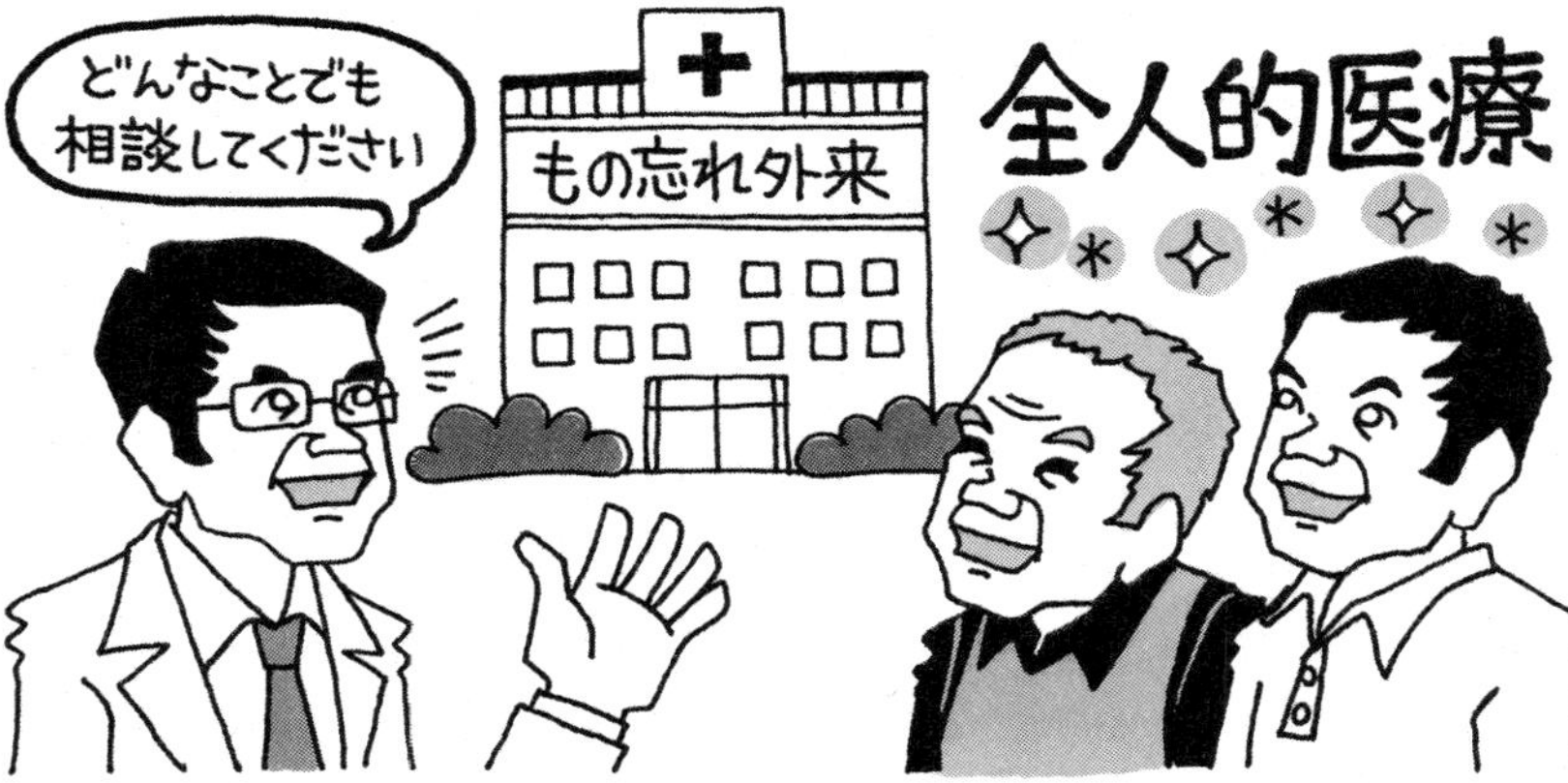
どんなことでも
相談してください
もの忘れ外来
全人的医療

くの患者さんの、専門医別・臓器別医療に対する不信感がこの話を作り上げたのではないでしょうか。

　専門医別・臓器別医療は、患者さんが自分の病気にふさわしい専門医にたどりつくまでに時間がかかる、という問題をかかえています。特に認知症のように、病因が複雑多岐にわたる病気の場合は、ほとんどの患者さんが専門医別・臓器別医療のはざまにはまり込んでしまいます。もの忘れ外来で見つかる病気は第5章10項で説明するように、極めて多彩です。例えば、正常圧水頭症《せいじょうあつすいとうしょう》、慢性硬膜下血腫《まんせいこうまくかけっしゅ》、脳腫瘍《のうしゅよう》が原因の認知障害は脳神経外科が専門ですし、ビタミン不足や甲状腺機能低下症《こうじょうせんきのうていかしょう》による認知障害は内科が専門なのです。また、うつ病が原因の認知障害であれば、精神科が専門ということになります。つまり、同じ認知障害でも、かかる科・医者を間違えると、本来受けるべき診断・治療にたどり着くまでに途方もない時間がかかることになります。このような専門医別・臓器別医療のひずみを改善しようとしたものの一つが「もの忘れ外来」なのです。

　「もの忘れ外来」は、最近、とみにもの忘れが多くなってきた、考える力が落ちてきた、という人やその家族等が気軽に相談に来ていただける外来で、脳神経外科、内科、精神科の3科とも診ることができる医師が担当しています。ちなみに、「もの忘れ外来」の医師に最も要求される能力は、人間の臓器を診る能力はもとより、「患者さん＝人間」そのものを診ることができる能力なのです（人間そのものを診る診療方法は「全人的医療」と呼ばれています）。

「もの忘れ外来」の最大の目的は、年相応の良性の「もの忘れ」と、アルツハイマー病などの前兆の病的な「もの忘れ」とを区別することにあります。診断の結果、もし、病的な「もの忘れ」だった場合は、その原因を徹底的に追求していきます。たとえ病的な「もの忘れ」だったとしても、薬や手術によって完全に治ったり、進行を抑えられるケースがたくさんあるのです。

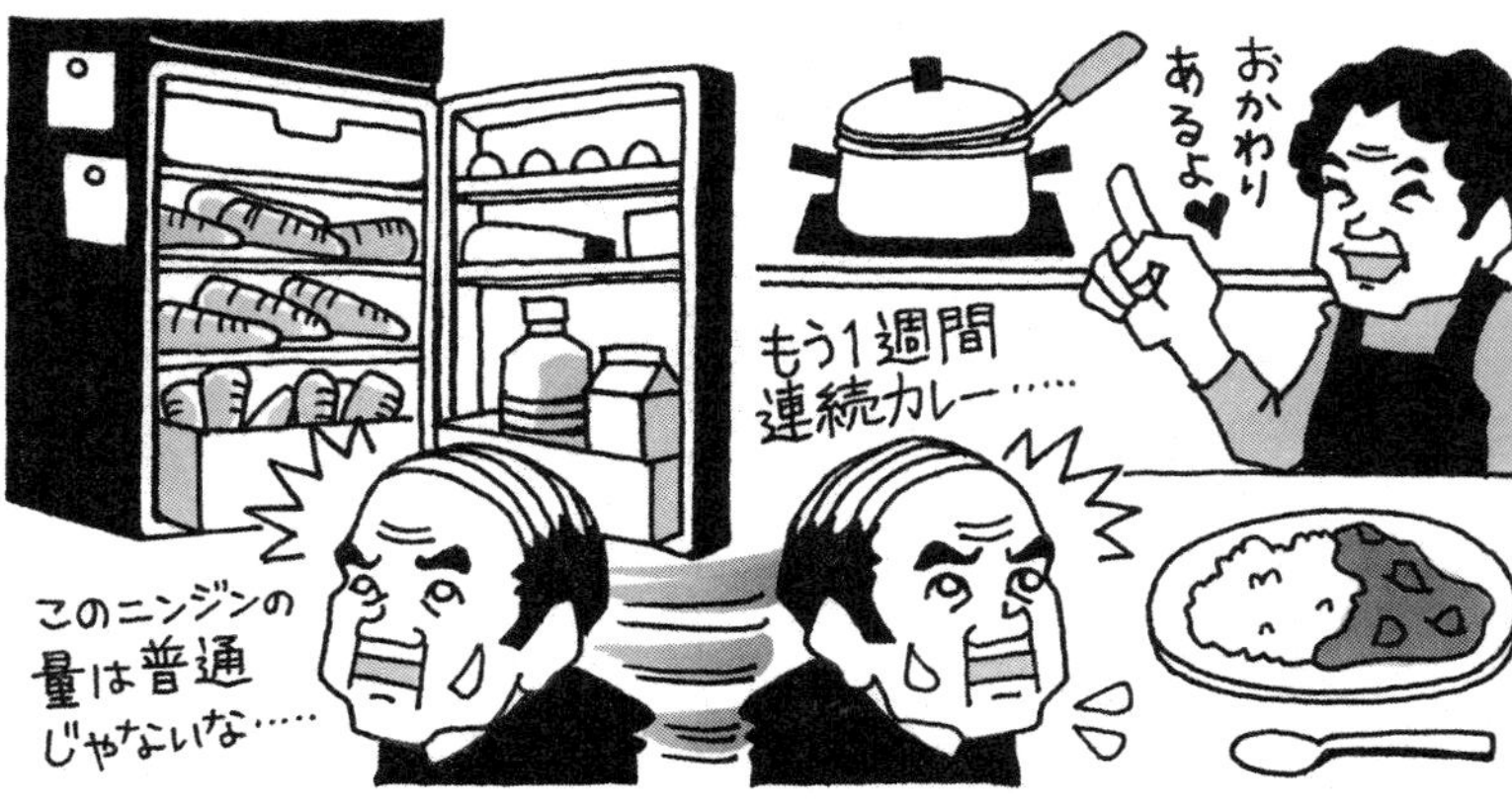
おかわりあるよ♥
もう1週間
連続カレー……
このニンジンの
量は普通
じゃないな……

「もの忘れ外来」の患者さん 1
――典型的アルツハイマー病

春のある日、岡さん（仮名）ご夫妻がそろって私の「もの忘れ外来」の診察室にお見えになりました。年齢はお2人とも72歳でした。

ご主人のお話によれば、ご主人が奥さんの異常とも思えるもの忘れのことが気になり始めたのは2年ほど前からだといいます。最初に「あれ！　これはおかしいぞ……？」と思ったのは、買い物のついでにと頼んだものを奥さんが時々忘れるようになったからでした。例えば、「ボールペンを買ってきてって頼んだじゃないか」と言うと、以前であれば「あっ！　ごめん、そうだったわね、ついうっかりして忘れちゃったわ」と、ちゃんと思い出して謝っていたのに、2年ほど前からは、買い物を頼まれたこと自体を忘れているようで、いつも「そんなこと、聞いてないわよ！」という返事になってしまったのです。

そして、奥さんのボケの問題は、買い物だけでなく、既に料理にも及んでいました。というのは、奥さんは料理がとても得意だったのに、最近は料理の品数がめっきり減ってしまっただけでなく、毎日同じメニューが続くようになっていたのです。ちなみに、先週のメニューは1週間連続でカレーライスでした。しかも、奥さんが毎日ニンジンの束を買ってくるため、冷蔵庫の中はニンジンの束だらけになっているのです。

さらに奥さんは、昔のことはよく覚えているのですが、数時間前の体験を完全に忘れてしまい、ご飯を食べたかどうかも覚えていないことがあるといいます。また、財布もよくなくしてしまって、「財布を盗まれた」といって大騒ぎになることが何度もあったそうです。

これは大変だ、私の妻はボケ始めているのではないか、と感じたご主人が奥さんを私の「もの忘れ外来」に連れてこられたわけですが、奥さんには深刻さはまったくなく、非常に愛想良く挨拶をされました。

私は奥さんに「最近、もの忘れがおありのようですが、生活でお困りのことはありますか?」と話しかけました。奥さんは「もう私も年ですから、もの忘れはありますが、困っているということはないわよね」と答えながらご主人に相づちを求めます。隣に座っているご主人は、顔をしかめています。私は、身体的な診察に続いて、奥さんに「岡さん、今日は何曜日でしたっけ」とさりげなく訊《き》きました。

「……そういうことは」と言いながら岡さんはご主人に助けを求めて

います。

「お仕事をされていないから、曜日は覚えていないかもしれませんよね。それでは、今の季節は何でしたか？」

「そういうことは、急に言われても……今の季節ですか、何だったかな」

「それでは岡さん、ここの病院は何病院ですか？」

「おくむらクリニックさんです」

「そうですね。それでは今、私たちがいる場所は何階ですか？」

「えー、階数ですか？　うーん、何階だったっけな」

この診察室は1階にあるのですが、岡さんは笑いながら、また頼るようにご主人に顔を向けます。

「岡さん、わかりました。階数のことはもういいですよ。次は、ちょっと記憶のテストをやってみましょう。これから3つの単語を言いますから覚えてください。すぐあとにその単語のことを訊きますからね。いいですか、いきますよ……猿、鉛筆、桜。覚えるために、自分で1回、言ってみてください。はい、どうぞ」

「猿、鉛筆……うーんと、あと1つは何だったっけ」

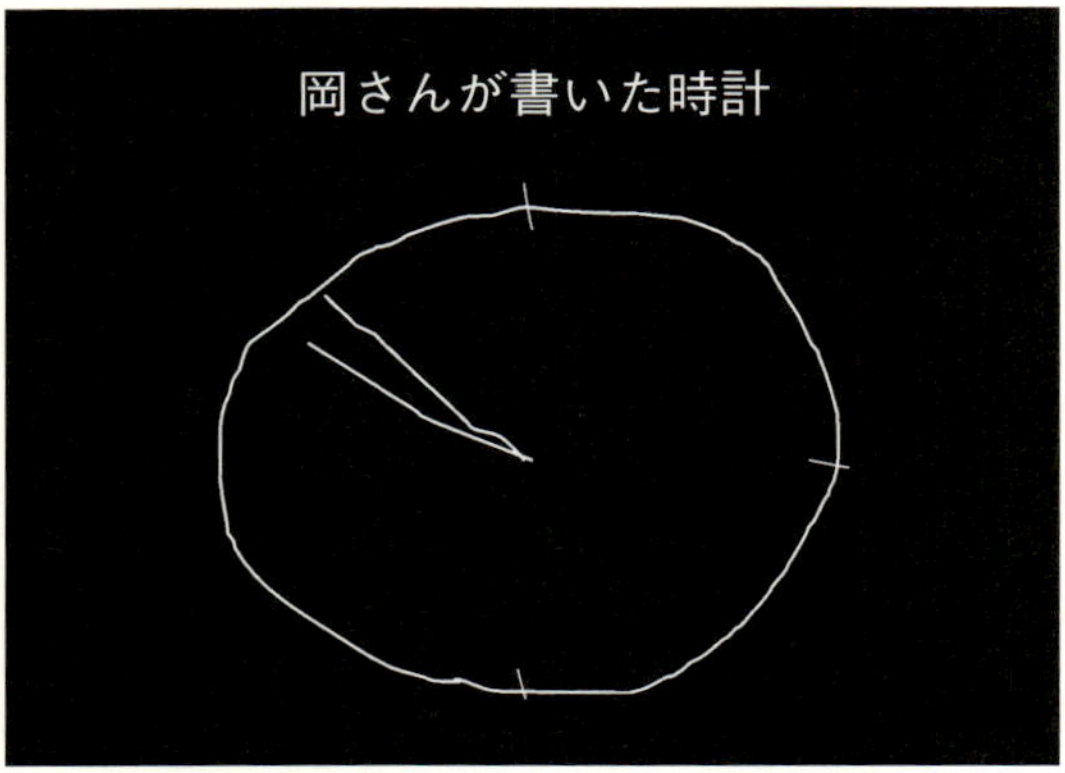

「猿、鉛筆と桜ですよ」

「あ、そうそう、桜」

「はい、あとでまたこの3つの単語を訊きますから覚えておいてくださいね。それでは岡さん、次のテストです。この紙に、あの壁にかかっているような丸時計を描いていただきます。まず、大きな円を描いてください。時間の目盛りは私が入れますね。次に、10時10分を指すように長針と短針を描いてみてください」

そうして、岡さんが描いたのが上の絵でした。

時計の絵のテストが終わった直後に、私は、岡さんに、「それでは、時計を描く前に覚えていただいた3つの単語を思い出してください」と言いました。岡さんはきょとんとしています。

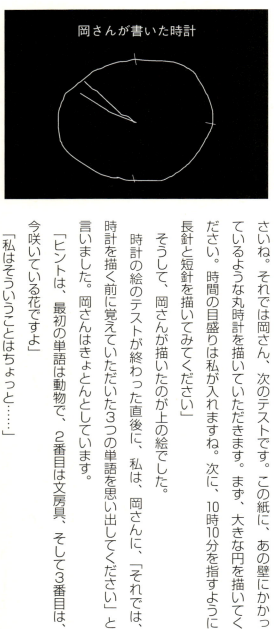

「ヒントは、最初の単語は動物で、2番目は文房具、そして3番目は、今咲いている花ですよ」

「私はそういうことはちょっと……」

ここで私が岡さんの診察に用いたテストの一部は、認知症についての世界基準の簡易テストで、ミニ・メンタルテスト（ＭＭＳＥ）と呼ばれているものです。このテストは30点満点で、いくら年をとっていてもそ

MMSEの質問例（抜粋）

- ・今年は平成何年ですか。　・今の季節は何ですか。
- ・ここは、何県ですか。　・ここは、何病院ですか。
- ・相互に無関係な物品名3個の名前を1個ずつ言い、被験者に繰り返させる。
- ・3段の命令「右手にこの紙を持ってください」「それを半分に折りたたんでください」「机の上に置いてください」

の人が認知症でなければ点数が極端に落ちることはありません。しかし、もし、このテストで25点以下になると病的なものを疑わなければいけません。ちなみに岡さんの点数は21点でした。そして、岡さんの場合は、脳の形を調べるMRI検査や、脳の血流量を調べるSPECT検査の結果などもあわせての総合的な判断として、アルツハイマー病と診断しました（MRIやSPECTについては、第5章11項で説明しています）。

岡さんには、アルツハイマー病ならではの、3つの特徴的な脳機能障害が認められています。1つ目は「見当識障害《けんとうしきしょうがい》」――自分が置かれている時間や場所の概念の認識を見当識といいますが、その障害――がみられます。2つ目は「記憶の遅延再生の障害」――あることを体験して、少し時間が経ってからその体験の記憶を思い出すことを記憶の遅延再生といいますが、その障害――もみられます。ちなみに、記憶テストをする場合の「経過時間」の目安は、単語3語の記憶テストでは5分後くらい、ご飯を食べたかどうかは、数分から数時間です。そして、3つ目は、「視空間認知障害」――自分が見たものの位置関係を理解して把握することを視空間認知といいますが、その障害――がみられます。岡さんの場合は、10時10分の時計が描けなかったので、視空間認知機能に障害が起きている可能性が高いのです。

そして、何よりアルツハイマー病の特徴は、患者さん自身が、自分にはこれらの障害がある、という事実を認識できないところにあります。このことを医学的には病態失認といいますが、これは、自分が考えていることをもう一人の自分が客観的に観察する「メタ認知」（認知心理学用語のmetacognitionの日本語訳です）の障害であると考えられます（メタ認知については第5章3項でも説明しています）。つまり、自分が何を認識しているかということ自体を認識する「メタ認知」が壊れているため、自分の脳機能にどのような障害が起きているのかが理解できなくなっているのです。

巷《ちまた》でも「本当にボケている人は、自分のことをボケているとは言わない」という言葉が有名ですが、この言葉はけだし名言で、アルツハイマー病の症状の本質をついた言葉といえるでしょう。岡さんの場合も、自分が病的な記憶低下の状態にあることを理解されているわけではなく、また、ご自分の意志で「もの忘れ外来」を受診されたわけでもなく、ご家族に連れられて受診されたのです。

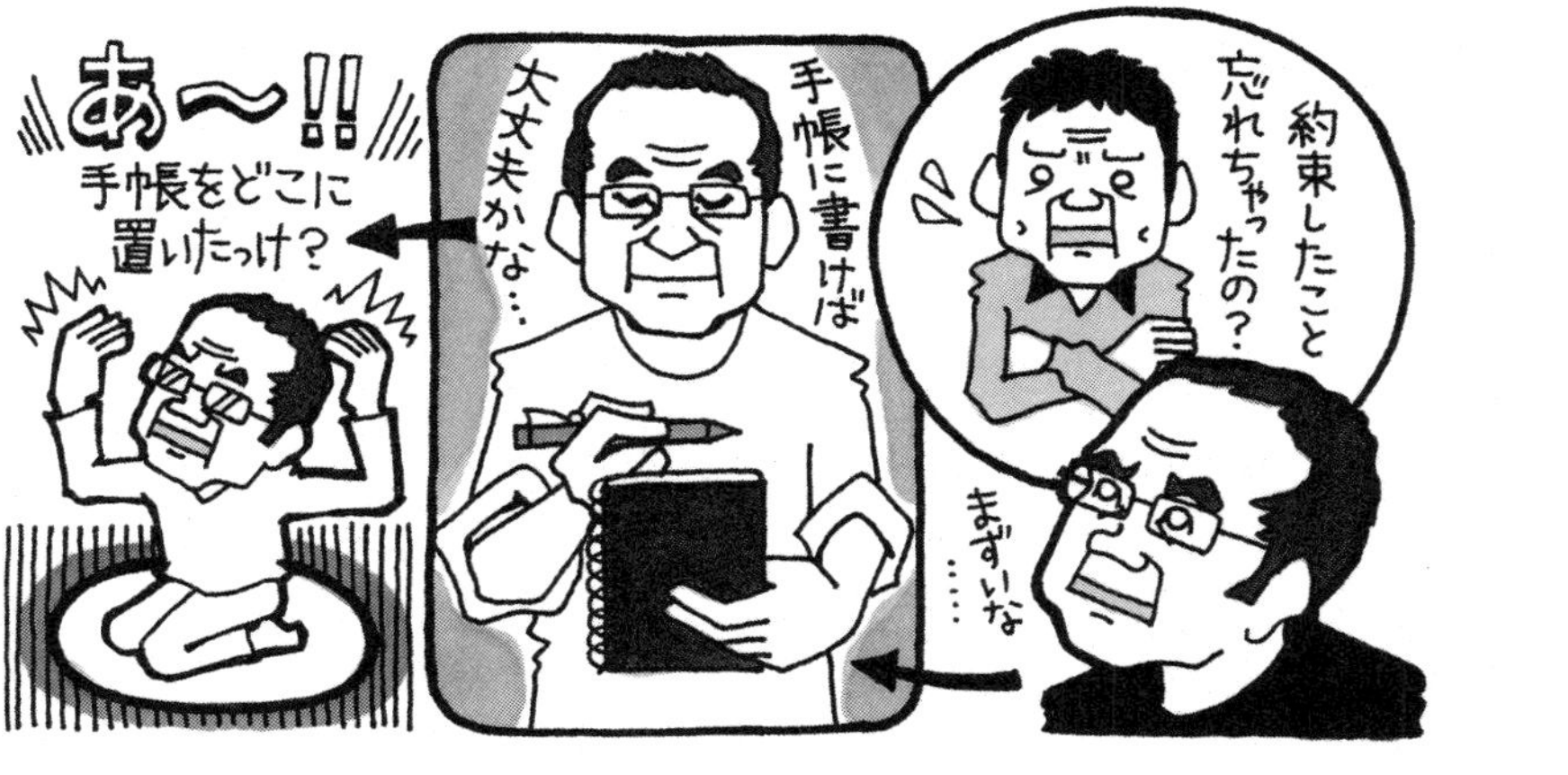
約束したこと忘れちゃったの？
まずいな……
手帳に書けば
大丈夫かな…
あ〜!!
手帳をどこに置いたっけ？

「もの忘れ外来」の患者さん 2
——MCI（軽度認知障害）

伊藤さん（仮名）が私の「もの忘れ外来」に一人で来られたときは、68歳でした。伊藤さんは深刻な表情で、ご自分の病的な「もの忘れ」のことを私に語られました。

「とにかく、新しい出来事が覚えられないのです。子どもの頃のことや会社勤めしていた頃のことはよく覚えているのですが、昨日今日のこと、例えば、友達と約束をした日時などが全然覚えられないのです。自分の記憶力に自信がないので、最近は手帳にメモをとるようにしているのですが、今度は、手帳のどのページにメモしたか、それに、その手帳をどこに置いたかもすぐに忘れてしまって……」

自分の記憶力に自信をなくした伊藤さんは、最近では、手帳は必ず同じ机の同じ位置に置いておき、朝起きると新聞で今日の日付けを確かめて、次に手帳でその日のスケジュールを確認するようにしています。手帳には予定を書き込むだけでなく、体験したことを日記のように書き込むことも実行しているといいます。しかも、少し時間が経ってしまうと体験した内容を片っ端から忘れてしまうために、覚えておきたいことは体験した直後に手帳に書くようにしているそうです。

このように、手帳を活用するようになってからは、随分トラブルが減ったということですが、手帳を使わない時は人との約束をすっぽかしたり、同じ人に同じ用件で何度も電話をしてしまったり、というようなトラブルがあとを絶たないといいます。

私は伊藤さんにもミニ・メンタルテスト（MMSE）をやっていただきました。テスト結果が27点でしたので、伊藤さんは認知症ではありませんでした。前項の岡さんにみられた「見当識《けんとうしき》」や「視空間認知」などの障害はありませんでした。ただ、伊藤さんは「記憶の遅延再生」の項目で得点を失ったので、ミニ・メンタルテストに追加して、日常生活に直結した記憶テストとして開発された「リバーミード行動記憶テスト」というテストをやっていただきました。

リバーミード行動記憶テストは、従来の記憶テストと比較して、私たちが経験したことにまつわるエピソードの記憶の能力をみることに優れているテストなので、エピソード記憶に障害が出やすいアルツハイマー病の早期発見に有用なのです。この項の終わりに実際のテスト用紙の一部をお示ししますが、人の顔写真を記憶したり、自分の持ち物を記憶したりするような、日常生活に即したエピソード記憶を評価する内容になっていることがご理解いただけると思います。

伊藤さんは、このリバーミード行動記憶テストでは、明らかな異常を示しました。伊藤さんのように、エピソード記憶には明らかな障害を認めるものの、他の知能は保たれていて、社会生活もなんとかできている人に対しては、「軽度認知障害／Mild Cognitive Impairment（MCI）」という診断名がつけられるようになっています（第5章9項でも説明しています）。

軽度認知障害は、アルツハイマー病を早期発見する必要上、近年とみにその概念の重要性が叫ばれています。アルツハイマー病は、ある日突然に症状が出る病気ではなく、何年もかかってじわじわと進行する病気なので、アルツハイマー病と診断されるまでには長い潜伏期があるはずであり、その期間に軽度認知障害のようなアルツハイマー病の芽を見つけて対策を練れば、アルツハイマー病の発症の予防が可能になるのではないか、という発想なのです。

現在、軽度認知障害と診断がなされた人たちは、その後1年間に、約

12%がアルツハイマー病に進行するのではないかといわれています。この数字は、同じ年齢の健常者が1年後にアルツハイマー病に進行する危険率よりも数段に高い数字なので、MCIはアルツハイマー病予備軍と考えられるわけです。

しかし、軽度認知障害は進行したアルツハイマー病とは大きく異なります。最大の違いは、軽度認知障害の患者さんは病気を自覚して、病気と前向きに闘えるということです。「ボケない技術《テク》」に意欲的に取り組むことができるのです。

伊藤さんも、自らの記憶障害を自覚されたために――伊藤さんのメタ認知能力が正常に機能しているから自覚できたわけです――私の診察室に来られました。その日以来、伊藤さんは2年間、本書の第3章で説明している「ボケない技術」を実践――食事に気を使い、週に3回は散歩をし、集団の音楽療法教室（第3章4項でも説明しています）にも参加――されています。その努力が効を奏して、幸い2年経っても伊藤さんの認知機能は衰えず、現在も元気に過ごされています。

日本版リバーミード行動記憶検査
【日本版ＲＢＭＴ】 記録用紙

氏名	男・女
生年月日	
検査年月日	
年齢	
職業	
教育歴	
検査者	

検査回数： 1 2 3 4

使用した版： A B C D

標準プロフィール点合計（SPS）＿＿＿

スクリーニング点合計（SS）＿＿＿

特記事項：

１＆２ 姓名

◇顔写真（大）を見せ、“姓・名”を覚えてもらう。

A 小山 美智子

B 石井 豊

C 高木 弘美

D 島田 正夫

３ 持ち物

◇患者の持ち物を隠し、“隠された持ち物”を覚えてもらう。

A 引き出しの中

B 戸棚

C ファイルキャビネット

D かばん

４ 約束

◇タイマーをセットし、約束を覚えてもらう。

A 今度はいつ来ればいいでしょうか。

B 今日は何時までかかりますか。

C 検査の結果はいつわかりますか。

D 次の検査はいつになりますか。

５ 絵

◇提示用の絵カード 10 枚（1〜10）を提示する。

６ａ物語（直後）

◇下記の話を読んで聞かせ、覚えていることをできるだけ沢山話すように言う。

A

昨日の朝／函館市内の／主婦が／古新聞に／100 万円を／はさんでおいたのを／忘れて／廃品回収に／出してしまった。／気がついた時には／古新聞は／製紙会社の／工場に／運ばれた／後だった。／あきらめきれない／主婦は／工場まで／駆けつけ／古新聞の山を／片端から／調べ／ついに／札束を／発見した。

B

昨日の午後／青森市内の／銀行に／強盗が／押し入り／500 万円を／奪って／車で／逃げた。／途中／事故を／起こして／動けなくなり／警察に／追われて／農家の／納屋に／逃げ込んだ。／山積みになっていた／わらの中に／隠れていたが／蛇に／巻き付かれ／たまらず飛び出し／逮捕された。

C

１０日の夕方、／宮崎市内の／宝石店に／男が／押し入り／店長らを／脅して／ネックレスなどを／紙袋に／入れて／逃げた。／騒ぎに／気づいた／通行人が／自転車で／追跡した。／現場近くの／飼い犬が／ほえ立てたため／男は／紙袋を／捨てて／逃げ去り／貴金属は／無事だった。

D

先月半ば／横浜市内に／住む／夫婦の／放し飼いにしていた／インコが／玄関を／開けたすきに／逃げた。／インコは／３０キロ離れた／町で／保護された。／拾い主が／返そうとしたところ、／自分の／住所と／氏名を／名乗ったため、／すぐに／飼い主の元に／帰ることができ／今も／元気で／おしゃべりしている。

— 1 —

※リバーミード行動記憶テスト用紙の一部

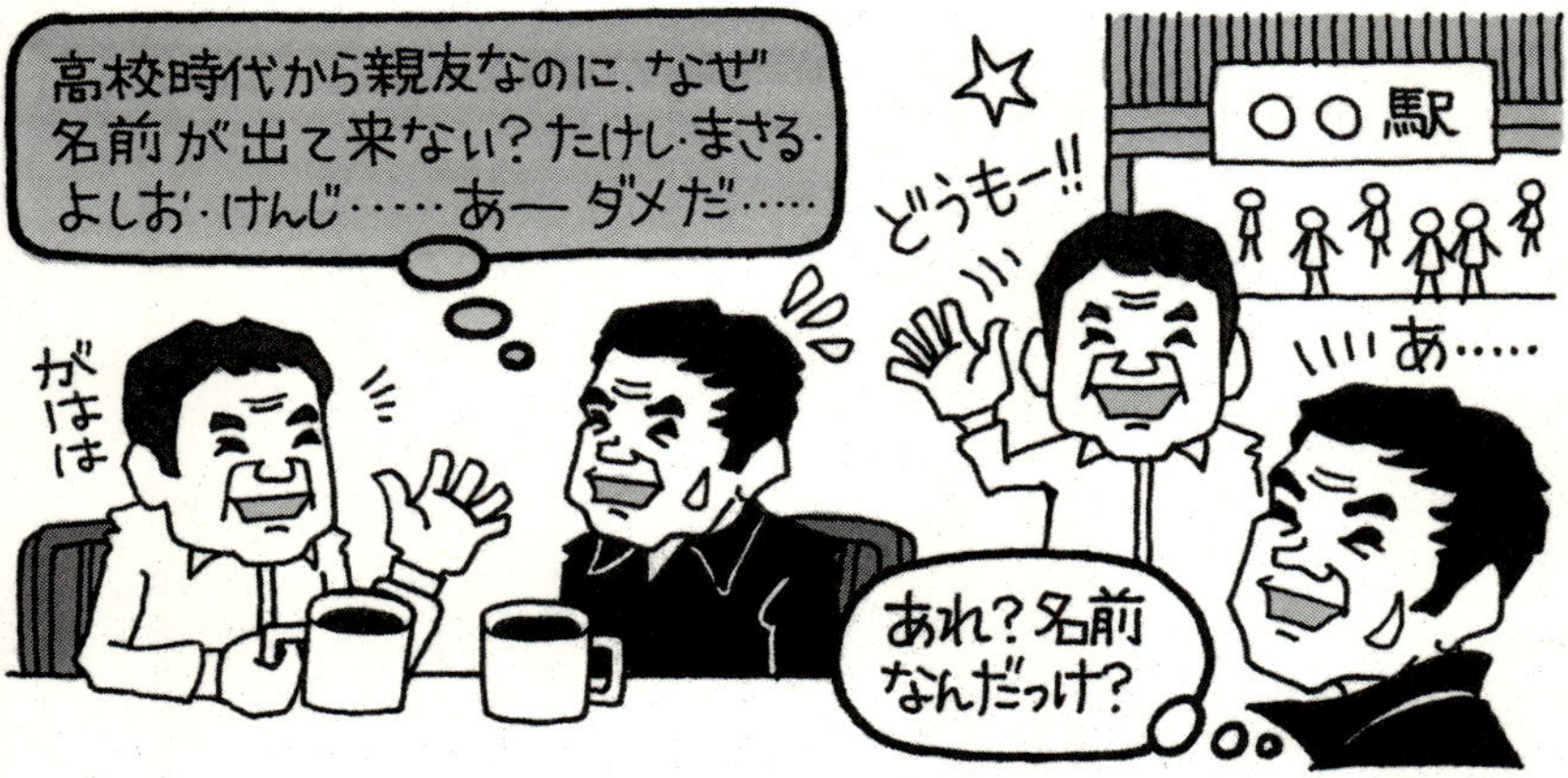

高校時代から親友なのに、なぜ名前が出て来ないぃ? たけし・まさる・よしお・けんじ……あーダメだ……
がははは
どうもー!!
○○駅
あ……
あれ? 名前なんだっけ?

「もの忘れ外来」の患者さん 3
――もの忘れノイローゼ

あなたは、自分のどのような「もの忘れ」が気になるでしょうか。人の名前が出てこない、単語・言葉が出てこない、家の鍵を掛けたかどうか不安になる……。私の「もの忘れ外来」の診察室に来られた加藤さん(仮名・56歳)は、自分の度重なる「もの忘れ」に嫌気がさし、ひょっとしたら自分は認知症になりかけているのではないか、という不安が日増しに強くなって、最近では〝もの忘れノイローゼ〟のような状態になってしまっていたのです。

私が加藤さんに、「もの忘れ」の症状を尋ねると、加藤さんは切々と次のように語ってくださいました。

「50歳を過ぎた頃から、まずは、人の名前を思い出せなくなりました。例えば、政治家や俳優の名前が出て来ないのです。それも、小学生から老人までの誰もが知っているような超有名人の名前です。そして、テレビを家内と一緒に見ていて、あの人は何という名前だったっけ、となった場合には、いつも家内が先に答えてしまうのです。特にここ2、3年は私が全敗しています」

「有名人の名前をど忘れするくらいなら、まあいいかと思っていました。しかし、つい最近、とてもショッキングなことが起きたのです。ついにその日が来たか！と思ってしまいました。というのは、親友の名前が思い出せなかったのです。その親友は高校大学を通じての友達で、特に大学時代は、しょっちゅう彼の下宿に泊まりにいくくらいの仲でした。その彼に先日、偶然に駅前でひさびさに会ったのですが、会った瞬間に名前が浮かばず、大変に焦りました。そして、彼と近くのコーヒーショップに行って思い出話や近況報告をすることになったので、店に向かう道すがらも、店内に入って椅子に座ってからも、彼の名前を必死で思い出そうとしたのですが、焦れば焦るほど名前が出てきませんでした」

「一緒に旅行したときのエピソードなどで話が弾んでいたので、そうだったなー、○○、と彼の名前を口に出して、あいづちを打ちたかったのですが、それができないし、かといって彼に名前を訊《き》くことなんて絶対にできないので、なんともむずがゆい思いをし続けました。同時に、名前を忘れていることを彼に感づかれはしまいかとハラハラし続けていました。結末としては、名前を思い出そうとする努力をもう諦めて、当時の別の友人のことを話していたら、彼の名前が浮かんできて、ホッとしたのですが……」

加藤さんの「もの忘れ」は、友人の名前を忘れてしまったのではなくて、その名前を思い出せないだけなのです。一般的に、「もの忘れ」には、2種類のタイプがあります。1つは、新しく生じた出来事が頭に残らない「もの忘れ」です。このタイプには深刻な病気の場合もあります。もう1つのタイプは、物事を一度は覚えていて、頭の中に記録が残っているのにもかかわらず、それをうまく取り出すことができない「もの忘れ」です。この後者のタイプの「もの忘れ」は高齢になるにつれて多くなってきますが、心配のない場合がほとんどです。

後者のタイプの「もの忘れ」が、年と共に起こりやすくなるには理由があります。子供よりは大人が、大人でも、若い人よりは高齢者のほうが経験豊富なので、記憶している情報量が多いのです。100個の記憶・情報の中から、目的の1つの記憶・情報を引き出すのと、1万個の中から探し出すのとでは、かかる労力や時間に差があって当然なのです。高齢者のほうが若年者よりも多くの記憶・情報が脳に詰まっているのですから、すらすら思い出せなくても仕方がないのです。

加藤さんのこのような「もの忘れ」は、「ど忘れ」と呼ばれています。この「ど忘れ」は認知症によるものではなく、良性の「もの忘れ」です。加藤さんがその親友に関して記憶している膨大な情報量の中で、親友の名前が出てこない、という「ど忘れ」は、名前も情報の中の一つに過ぎないので、誰にもたまに起こることですから、気にする必要はありません。しかも、その名前を完全に忘れてしまったわけではなくて、脳の長期記憶の貯蔵庫の中には保存されていますし、自分は今、親友の名前をたまたま「ど忘れ」している、ということを加藤さん自身も認識しているのです（だからこそ、名前が出てこないとなんともいえぬ不快感に襲われるのですが）。

今回の加藤さんの場合は、親友と会話を続けていて、別の友人の話をしていた時に親友の名前を思い出せたのですが、そのまま思い出せなかったとしても、もし選択肢で親友の名前を含む3人の名前を挙げられれば、加藤さんは瞬時に親友の名前を答えることができたでしょう。こういう「もの忘れ」は良性の「もの忘れ」なのです。

体験のうちの一部のことだけが思い出せない「もの忘れ」は良性の場合が多く、体験そのものを忘れてしまっている「もの忘れ」は認知症の

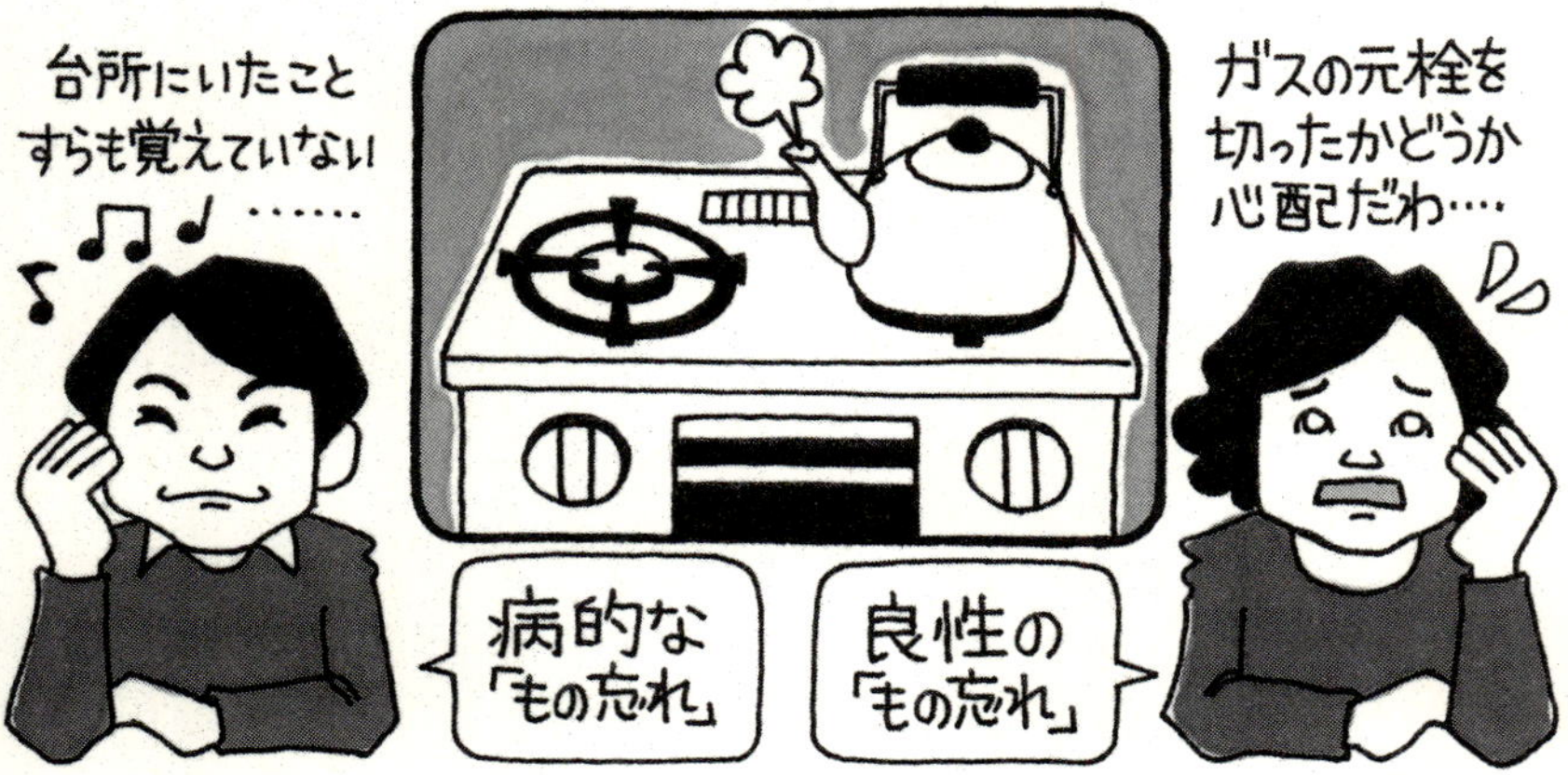
台所にいたこと
すらも覚えていない……
ガスの元栓を
切ったかどうか
心配だわ…
病的な「もの忘れ」
良性の「もの忘れ」

兆しの場合があります。例えば、やかんを温めるガスの火を切ったかどうかが心配になるのは良性の「もの忘れ」のことが多いですが、やかんを火にかけたかどうか、自分がお湯を沸かして何をしようとしていたかを全て思い出せないのは病的な「もの忘れ」です。

加藤さんの「もの忘れ」は良性の可能性が高い、と診断していましたが、念のために、前述のリバーミード行動記憶テストにも挑戦していただいたところ、予想通り、「年齢相応」という結果でした。加藤さんに、テストの結果をお教えし、「もの忘れ」のメカニズムの説明もして、加藤さんの「もの忘れ」は年齢相応で心配する必要がないことをお話ししましたが、加藤さんはそれでもまだ納得のいかない表情をされていて、精密検査を希望されました。

私は、加藤さんが「もの忘れノイローゼ」になっていることをよく理解していましたので、加藤さんに安心していただくために、記憶の障害が目で見える画像診断を注文しました。脳の形を見るMRIの結果を見ても、加藤さんの海馬《かいば》に近接している脳組織の萎縮《いしゅく》は年相応でしたし、SPECTによる脳血流量測定でもアルツハイマー病の前兆のサインは認められませんでした（認知症の画像診断については、第5章11項で説明しています）。
加藤さんはようやく安心して帰宅されました。

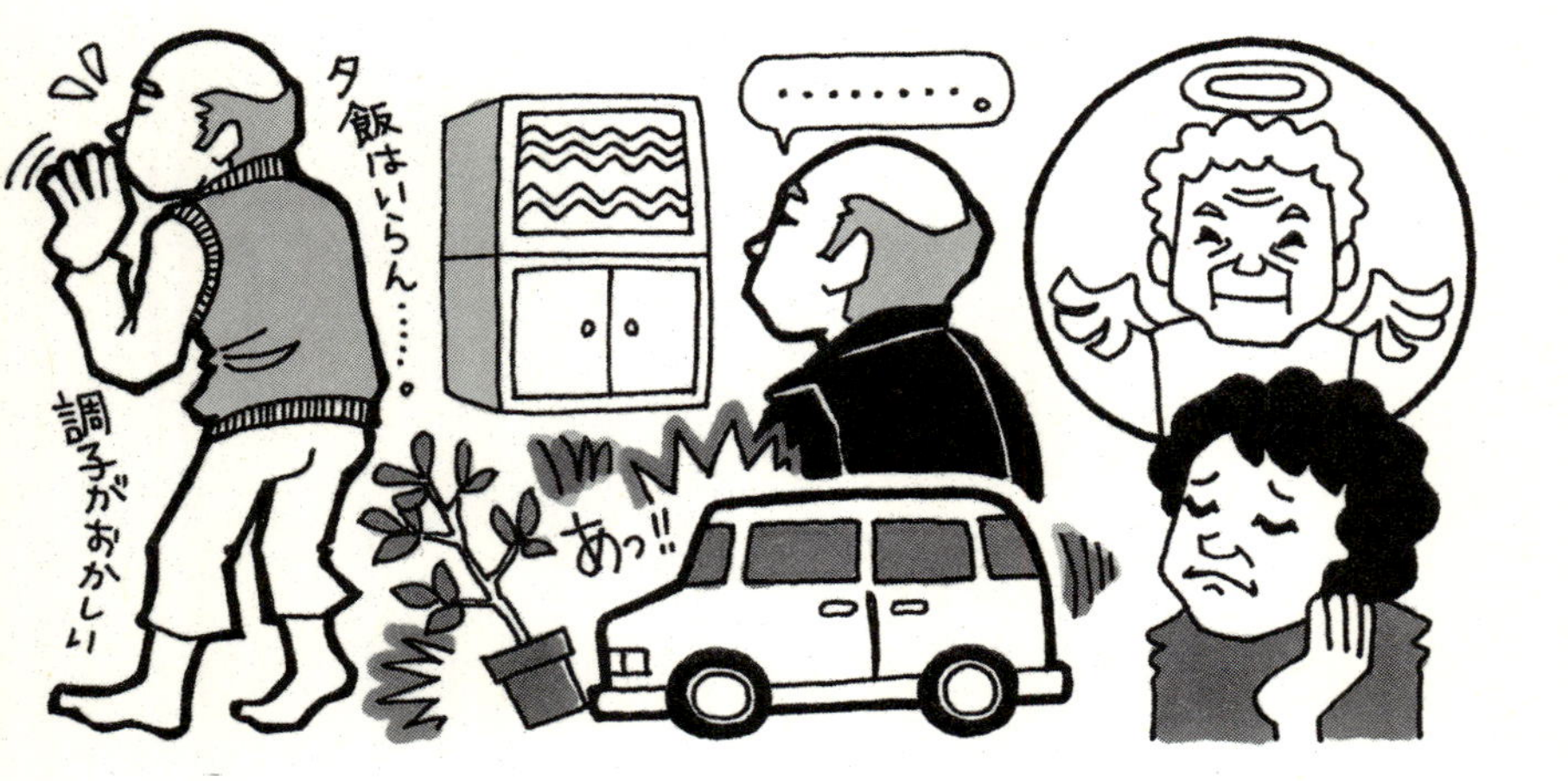

「もの忘れ外来」の患者さん 4
――うつ病

戦争を経験された世代のお年寄りは我慢強い方が多いようです。しかし時に、この我慢強さが医者の見立てを誤らせることがあります。

田中さん（仮名）は76歳。お一人で、私の「もの忘れ外来」の診療室に入ってこられました。深刻そうな雰囲気でした。私が、「今日はどうされました？」と尋ねると、「先生、私は最近、どうも調子がおかしいんです。もの忘れが多いし、全然頭がまわらないんですわ。別の先生に診《み》てもらったらアルツハイマーの始まりだ、と言われて……」と険しい表情のまま話されました。

問診を終えたあと、田中さんには、見当識《けんとうしき》テストや記憶テスト、時計を描くテスト等を受けていただきましたが、特に異常はありませんでした。そこで私は田中さんに、次のような3つの質問をしてみました。

「ここ最近、生活上の大きな変化やストレスが原因で、辛い思いをしたことはありませんか？」

「夜眠れなくて、朝も早く目をさましてしまうことはありませんか？」

「憂鬱《ゆううつ》で、何もやる気がしない、ということはありませんか？」

田中さんのお答えは、最初の2つの質問には「ありません」、最後の質問には「体はだるいですが、そんなことはありません」でした。

しかし、後日、田中さんと同居している娘さんのお話で、1年前に田中さんは奥さんに病気で先立たれていたことが分かりました。そして半年前くらいからは一日中ほとんど何もやらず、テレビの前でボーっとしていることが多くなり、たまに車の運転をした時にも、小さな事故をよく起こしている状態になっていることも分かりました。朝も3時頃にトイレに起きたあとは、眠れなさそうにしているといいます。食欲もなく、体重もこの1年で10キロ以上減った、ということでした。

田中さんに大脳心理テストを行うと、前頭葉《ぜんとうよう》の機能低下が明らかに認められ、総合的に診て、田中さんはアルツハイマー病ではなくうつ病である、と診断しました。田中さんは、愛妻を亡くしたこと等が原因で感情が鈍くなり、前頭葉の働きが低下したために、記憶の働きが低下し、やる気が出なくなり、物事を考えたり実行したりすることができなくなってしまったのです。

人間の脳の深部には、形がタツノオトシゴに似ていて、その日その日の体験の記憶を形成する海馬《かいば》があります。そして海馬のすぐ隣には、今度は形がアーモンドに似ている扁桃体《へんとうたい》という脳部位があります。この扁桃体は、自分の周りの情報に対して自分の感情の評価を下す、という役割を果たしています。つまり、体験それぞれに「心地良かった」「不愉快だった」というようなラベルを貼って、物事の価値を評価するのです。快にせよ不快にせよ、扁桃体で評価がなされた経験は、隣の海馬を刺激して、私たちの記憶に残りやすくなります（海馬と扁桃体については第5章6項も参照してください）。

うつ病になると、この扁桃体の働きが低下します。そのため、快、不快等のラベルが貼られないので、記憶が脳に刻み込まれにくくなります。同時に、うつ病の人は、外界の出来事に対して心を動かされなくなるために、どうしても「もの忘れ」が増えてしまうのです。さらに、扁桃体は前頭葉――前頭葉は、やる気を出したり物事に集中したりする思考に関係している脳部位――と密接に関係しているために、うつ病になるともの忘れが増えるだけでなく、やる気や集中力もなくなるので、周りの人から見るといかにもアルツハイマー病のように見えるものなのです。

このように、うつ病は認知症と症状がよく似ているので、かつては、

「仮性痴呆」と呼ばれていました。特にお年寄りは我慢強くて、心の内の苦しさ辛さを人に話さず、自分の心の奥に押さえ込んでしまうために、うつ病になっていることを周りの人が気づかないことが多いのです。

うつ病は、薬物等によって根本的な治療が可能な場合が多い病気です。特に、最近のSSRI（選択的セロトニン再取り込み阻害薬）という抗うつ剤は副作用が少なく効果があります。SSRIは、扁桃体や前頭葉の働きを整えることで、意欲や思考力を改善することができます。田中さんもジェイ・ゾロフトというSSRIを服用することで快方に向かい、本来の自分を取り戻し、現在は充実した生活を送られています。

お年寄りのうつ病が怖いのは、初期であれば治りやすいのですが、治療がなされなかった場合は、次第に認知症に移行する危険が高まることです。うつ病になると意欲が低下し、家に閉じこもりがちになり、正常な食生活や運動や余暇活動などができなくなってしまい、老化が加速度的に進行し、やがて認知症になってしまうのです。

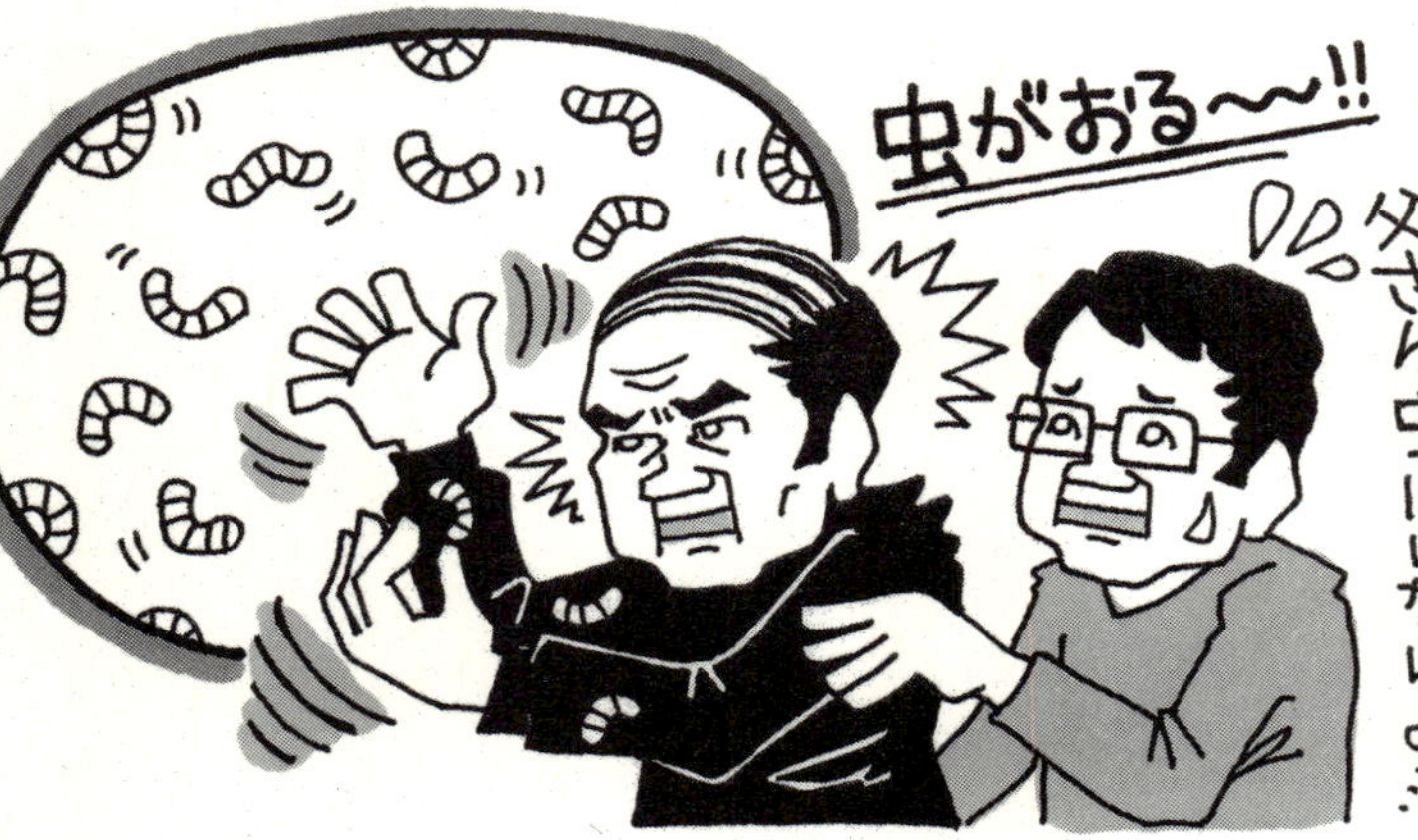

「もの忘れ外来」の患者さん 5
――レビー小体《しょうたい》型《がた》認《にん》知《ち》症《しょう》

斉藤さん（仮名・78歳）が、よろよろとした危なっかしい足取りで、息子さんに付き添われて診察室に入ってこられました。「今日はいかがされましたか?」と私が尋ねると、息子さんが開口一番、「おやじがおかしなことを口走るんです。幻覚というんですか、夜、部屋の中に着物を着た人が立っているとか言うんです」と心配そうな顔でおっしゃいます。私は、息子さんのお話をよくうかがってから、斉藤さんに話しかけました。

「斉藤さんの体に何か奇妙なものは見えますか?」

「小さな虫がいます」

「今もいますか?　もしいれば、つまんでみてください」

「はい、今もいますよ。ここに、ほれほれ」

問診のあとに、検査・診察を行ったところ、斉藤さんには、身体がこわばっていて動作が鈍くなっているところがあるのと、記憶にも障害があることが分かりました。画像診断の結果等も踏まえて、私は、斉藤さんの病名はレビー小体型認知症――老年期の認知症の一つで、レビー小体と呼ばれる異常な蛋白質《たんぱくしつ》を主体とした物質が、脳内に出現することが原因となり、脳の神経細胞が減少する認知症。このタイプの認知症では、アルツハイマー型認知症に次いで多い病気――であると診断しました。

斉藤さんにはアリセプトが投与されました。幸いなことに薬効が現れて、幻覚が出る回数も少なくなり、危なっかしかった歩行の具合も次第に安定してきたので、家族は再び平穏な生活を取り戻すことができました。

レビー小体型認知症が、認知症の一つに数えられるようになったのは比較的最近のことで、この病気の発見者は、日本人の小阪憲司博士です。アルツハイマー博士が１９０６年に、初めてアルツハイマー病の症例を報告したように、小阪博士は１９７６年に、初めてレビー小体型認知症の症例を報告しました。それから20年後の１９９６年に、国際医学会議でレビー小体型認知症のガイドラインが提唱され、この新しい病気の概念が認知されるところとなったのです。

レビー小体型認知症の概念ができ上がるまでは、この病気はアルツハイマー病やパーキンソン病の中に紛れ込んでいました。現在では専門医の間では、レビー小体型認知症は決して珍しい認知症ではなく、前述したようにアルツハイマー型認知症に次いで多いのではないかと考えられています。

認知症の症状である、幻覚などの精神症状や、攻撃的な言動（暴行・暴言）などは「認知症患者にしばしば出現する、知覚、思考内容、気分あるいは行動の障害」と定義され、BPSD（Behavioral and Psychological Symptoms of Dementia ／認知症の周辺症状である心理行動学的な症状）と呼ばれています。

このBPSDは認知症では最も大きな問題の一つです。このBPSDが現れると、家族や介護者が、非常に多くのストレスをかかえることになり、介護が困難になってしまうからです。普通の「もの忘れ」で財布をなくしても、多少の騒ぎにはなりますが、認知症の患者さんが財布を見つけられない時に「私の財布をお嫁さんが盗んだ！」と言い出したり、夜中に、財布を見つけにいくといって徘徊したりする場合は、周りの人にとっては大変な問題・迷惑になるのです。テレビのドラマなどで伝えられる認知症介護の最も悲惨な状況は、このBPSDによるものがほとんどであるといっても過言ではないでしょう。斉藤さんの息子さんの場合も、もう何年も前から、父親の記憶がおかしくなっていることには気づいていましたが、父親に幻覚が現れて初めて、ことの深刻さに気づき、ＢＰＳＤの症状にびっくりすると同時にあわてて病院の門をたたいたのです。

認知症のＢＰＳＤと考えられる幻覚や問題行動には、通常の場合は抗精神病薬が投与されることが多いのですが、このレビー小体型認知症による症状には、抗精神病薬が効かないばかりか、かえって症状を悪化させる副作用が出やすいことが知られています（レビー小体型認知症の症状に適した薬はアリセプトであるといわれています）。

この例のように、認知症の同じようなＢＰＳＤであっても、その原因によって使用する薬剤が異なるので、認知症の原因を特定するための正確な診断が必要になるわけです。

最近では、漢方薬がＢＰＳＤに非常に有効であるという知見も出てきています。

もし、ご家族にＢＰＳＤのような問題行動がある場合は、早急に患者さんを専門病院に連れていってあげてください。

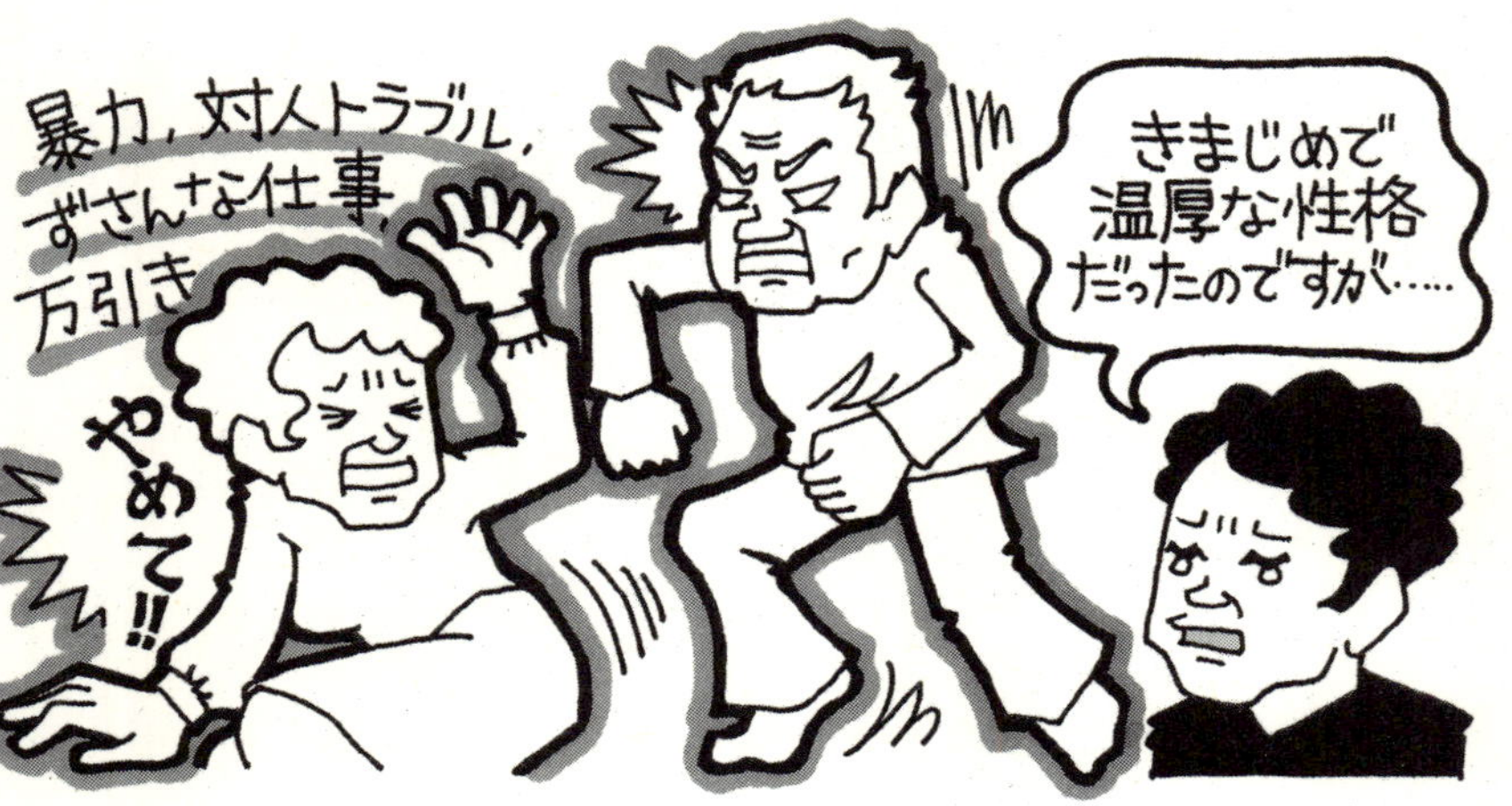
きまじめで
温厚な性格
だったのですが……
暴力，対人トラブル，
ずさんな仕事，
万引き
やめて!!

「もの忘れ外来」の患者さん 6
——ピック病

認知症は高齢者の病気、というイメージが強いと思います。たしかにアルツハイマー病は高齢になればなるほど発症しやすい傾向があります。しかし、65歳よりも若い年齢で発症する認知症もあり、それは若年性認知症と呼ばれています。

若年性認知症の人が一体どのくらいいるのか、ということについての信頼できるデータは世界的にみても少ないのが現状ですが、さまざまな統計から推計すると、わが国においても、少なくとも3万人以上の人たちが若年性認知症に苦しめられていることが分かっています。そして、ここで取り上げるピック病は、40～50代の働き盛りの人に襲いかかる認知症の一つなのです。

川崎さん（仮名・57歳）が奥さんに付き添われて、私の「もの忘れ外来」の診察室に入ってこられました。本人は、病院に行くことをひどく嫌がったようで、奥さんが必死でなだめて連れてきたのだそうです。奥さんが説明を始められました。

「主人はもともとは、きまじめで温厚な性格でした。ところが1～2年前から徐々に、無愛想で無頓着な性格になり、大声を出して怒ったり、暴力をふるう――結婚してから最近まで一度も手をあげたことがなかったのに――ようになったのです。会社でも対人関係上のトラブルが絶えないみたいで、現在は、仕事がだんだんずさんになってきている、との理由で休職を命じられています」

「一度、隣町の病院に連れていったことがあります。そこの先生には、『若年性アルツハイマー病の可能性もありますが、しばらくは精神安定剤で様子をみましょう』と言われました。ところが、その薬を飲んでも、主人はいっこうに良くならず、最近では警察のお世話になってしまうほど悪化していました。というのも、休職後、主人は毎日、判で押したように同じ時間に散歩に出かけるのですが、先日、散歩の途中に寄ったコンビニでアイスクリームを万引きして、警察に連れていかれたのです。お店の人の話によると、万引きしたことを店の人が注意しても、主人は謝りもせず、まったく悪びれた様子もなかったそうです」

奥さんは涙ながらに訴えるようにして話されているのですが、椅子に腰かけた川崎さんは、奥さんの話にはまるで関心なさそうに振る舞っていて、勝手に診察室から立ち去ろうとして、看護師さんに止められる始末です。

　奥さんの話と川崎さんの態度からして、「これはピック病だな」と私は直感しました。早速、川崎さんにテストをしてみると、記憶機能は比較的しっかりしていますし、時計の絵もしっかり描けましたのでアルツハイマー病ではなさそうです。しかし、MRIの結果、前頭葉《ぜんとうよう》に萎縮《いしゅく》が認められ、SPECT検査でも前頭葉を中心に異常が認められたので（第5章11項参照）、私は川崎さんをピック病であると診断しました。

　ピック病は、アルツハイマー病を発見したアルツハイマー博士と同時代の1900年前後に活躍した、初老期認知症の研究で有名な、プラハ大学の精神医学者のアーノルド・ピックに由来して名付けられた病気です。

　ピック病は、「ピック球《きゅう》」と呼ばれる異常な物質が脳内に出現して、神経細胞が破壊されていく病気です。ピック病では前頭葉の神経細胞が障害されることが多く、患者さんは前頭葉の機能に異常がみられます。前頭葉はメタ認知に関係し、感情を制御したり社会に適合しようとする機能に関係しているために、その機能が損なわれると、川崎さんのよう

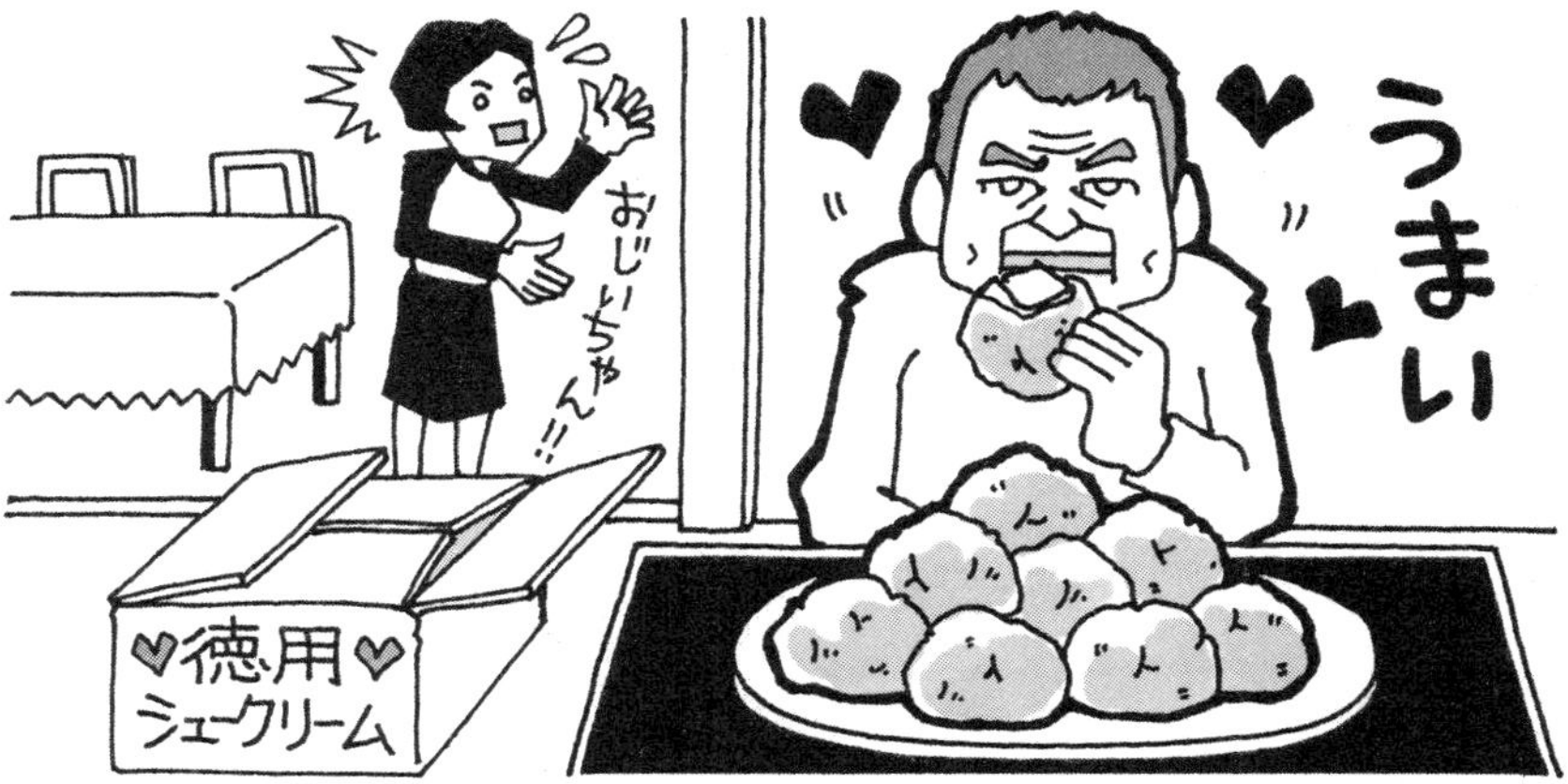

に万引きをするなどといった反社会的な行動に及ぶことがあるのです。コンビニで万引きをして捕まった人を、脳の専門医が検査をしてみたらピック病であったという記事が新聞に大きく出たこともありました。今までまじめだった人が万引きなどをしてしまった時には、脳の検査が必要なのかもしれません。

ピック病の患者さんは、反社会的な行動のほかに、「常同行動」といって、いつも同じパターンの行動をすることがあります。例えば、昼寝をしているかと思うと、同じ時間に起床して散歩に出かけ、毎日、何kmにも及ぶコースを常同的に周遊するのです。アルツハイマー病の症状が進んだ時にみられる「徘徊行動」は、道に迷ってしまうことがありますが、ピック病の人の場合は定時に家に帰ってきます。さらにピック病では、食行動にも異常を認めることがあります。今まで甘いものを食べたことがない人が、シュークリームを一度に10個も食べてしまったり、決まった食品に固執して過食になったりします。

アルツハイマー病に比べて、ピック病のことはほとんど知られていないのが現状です。疫学調査でもピック病に関するものは非常に少なく、従来は、極めてまれな認知症である、と考えられてきました。しかし、近年の認知症専門外来や画像診断の充実により、ピック病は決してまれではないことが明らかになってきたのです。特に若年性認知症——若年期（18～39歳）と初老期（40～64歳）に発症した認知症の総称——の中では、ピック病の占める割合は30％以上ともいわれています。

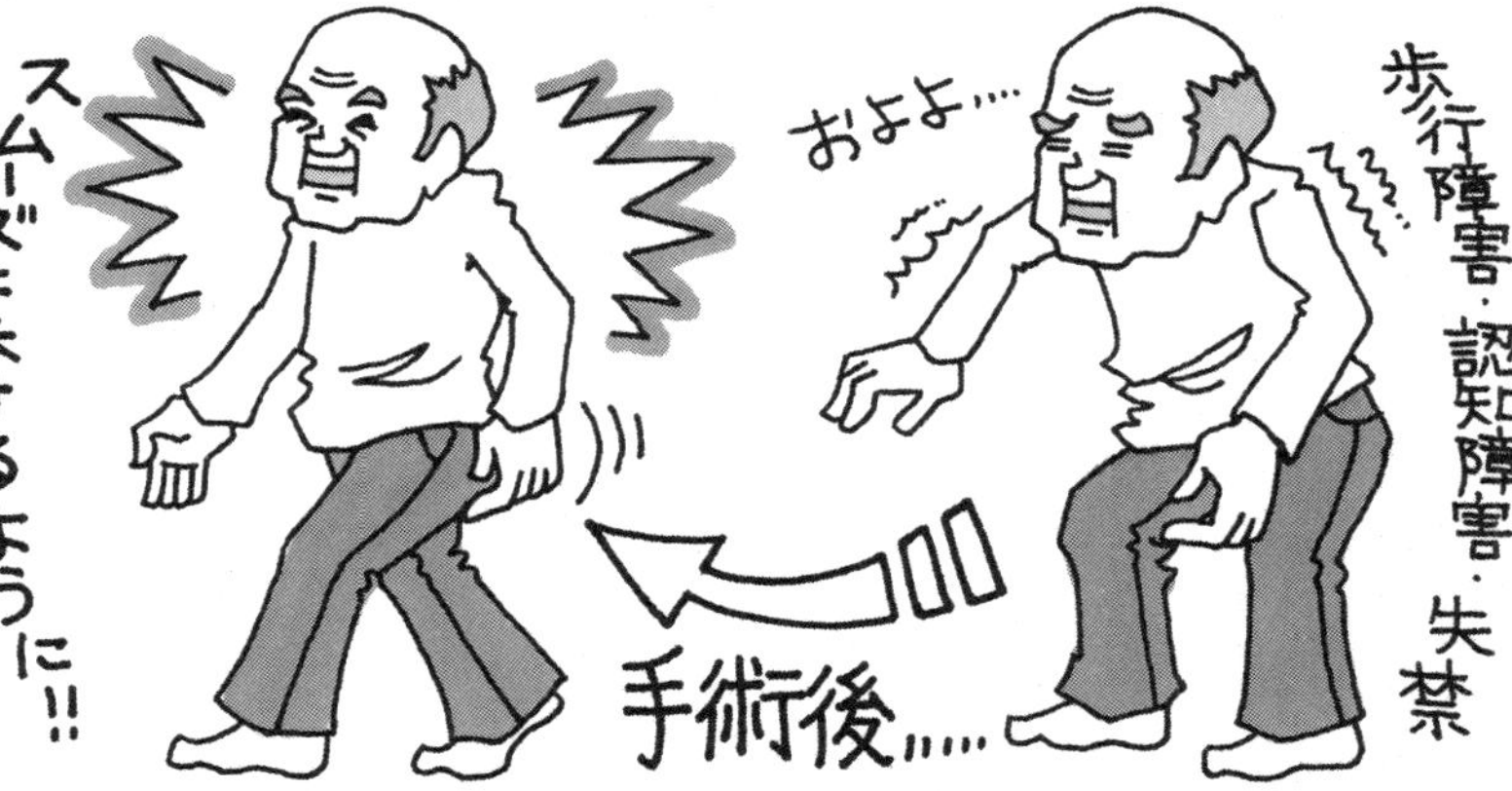
スムーズに歩けるように!!
およよ…
歩行障害・認知障害・失禁
手術後……

「もの忘れ外来」の患者さん 7
――特《とく》発《はつ》性《せい》正《せい》常《じょう》圧《あつ》水《すい》頭《とう》症《しょう》

野平さん（仮名・72歳）が息子さんに付き添われて私の「もの忘れ外来」を受診されました。野平さんは杖をついていました。私が「今日はどうされましたか?」と尋ねると、息子さんが「父が最近ボケてきたので近所の病院に連れていって診《み》てもらったところ、認知症は年のせいだから仕方がない、と言うだけで、治療らしい治療をしてくれないので、いろいろ病院を探して、『もの忘れ』専門の先生のところに連れてきた」と話してくれました。

息子さんに、野平さんの最近の状態についてうかがうと、野平さんは半年前くらいから急に歩行がよちよち歩きになってしまい、立ち上がって歩こうとしても第一歩が踏み出せずに、起立の保持も困難な時があるということでした。それに、最近はいつもぼんやりしていて、呼びかけても反応が鈍く、物事への興味がなくなっているようで、大好きだった囲碁もまったくしなくなったということです。そして、家族の心配がさらに募っているのは、失禁をしてしまうことが多くなったということでした。

野平さんのMMSEは21点だったので認知症のレベルでしたが、記憶の遅延再生の結果は意外に良く、最近の出来事などを記憶する「エピソード記憶」はかなりしっかりしていましたので、私は「これはアルツハイマー病ではないな」という印象を持ちました。そして、MRIやSPECT（第5章11項参照）の検査結果を見ると、予想した通り、アルツハイマー病のパターンではありませんでした。

野平さんの病名は特発性正常圧水頭症でした。私たちの脳の中には、髄液《ずいえき》と呼ばれる、まるで山の清水のような無色透明できれいな液体が約150㎖循環しています――この髄液は、いつも同じ液体が循環しているのではなく、一日に2、3回入れ替わっているのです――。この髄液は、脳の中の脳室と呼ばれる部屋で生産されては、脳の表面の静脈で吸収されて心臓に流れていくのですが、この水頭症は、何らかの原因で、髄液の還流に異常が認められる時に起こってくる病気なのです。この水頭症によって、野平さんに歩行障害、認知障害、失禁が起こっていたのです。

私は、野平さんの病気には手術が効果がある、という診断をしました。

その手術は、脳内に余分にたまった髄液を身体に流してやる「髄液シャント術」と呼ばれるものです。

野平さんへの手術は無事に成功し、手術をした直後から野平さんはスムーズに歩くことができるようになり、とんちんかんなことも言わなくなりました。２週間後の退院時にはＭＭＳＥは27点で、術前の21点よりアップし、認知障害、失禁も消失しました。

特発性正常圧水頭症は、早期発見され、適切な手術が施されれば治る病気です。認知症の専門医の間では、特発性正常圧水頭症は「たかが２％、されど２％の病気」といわれています。これは、すべての認知症関連疾患の中で、特発性正常圧水頭症が占める割合はわずか２～３％でしかないが、この２～３％は早期に発見して適切な治療をすれば確実に治る認知症であるので、決して軽んじてはいけない、と自分たちを戒めるフレーズなのです。

この病気は、発症してから時間が経ち過ぎて、認知障害が進行している場合は、手術をしても治らないこともあります。早期発見がきわめて重要な意味を持つ病気といえるでしょう。

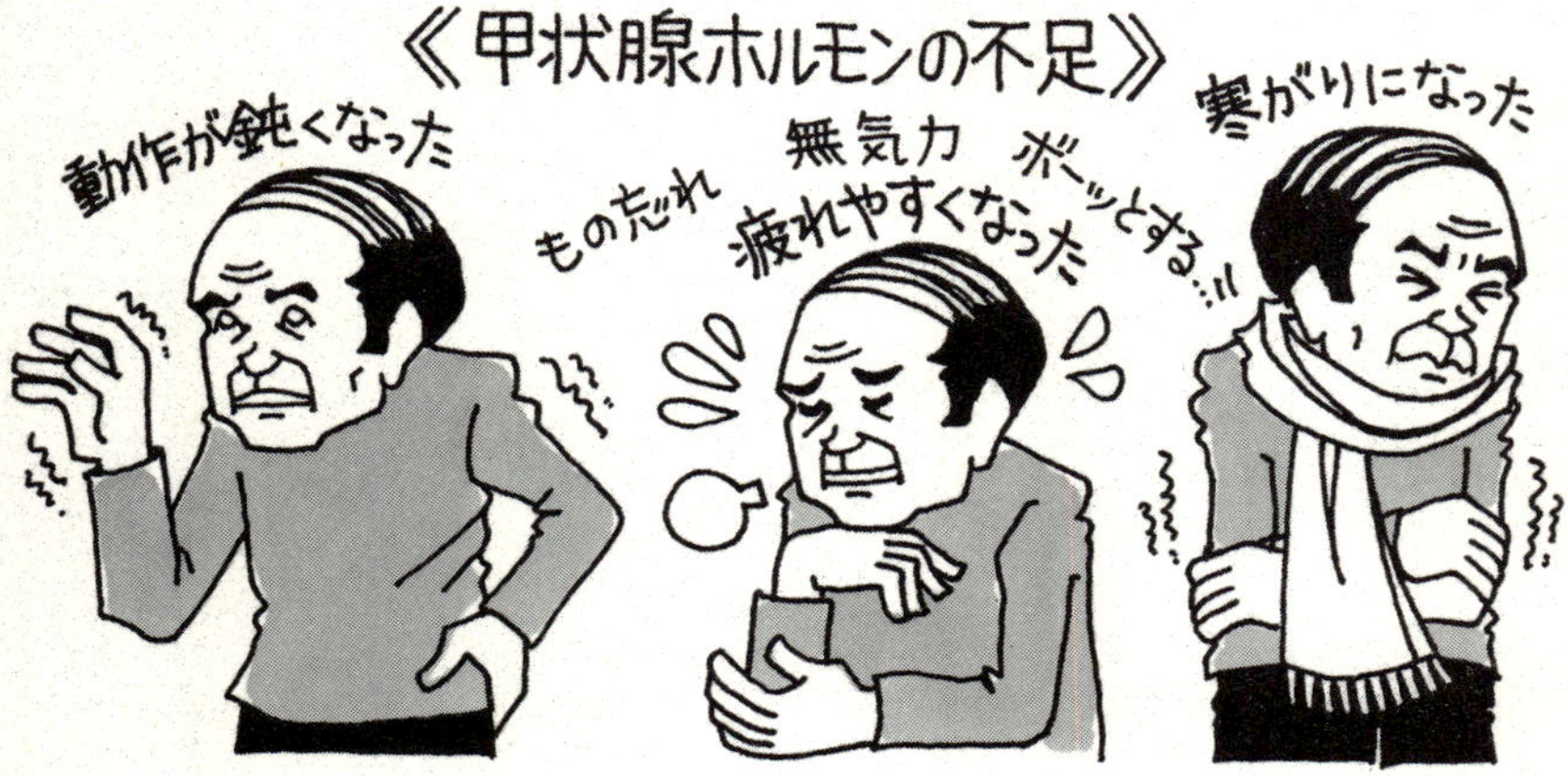
《甲状腺ホルモンの不足》
動作が鈍くなった
無気力
ボーッとする…!!
もの忘れ
疲れやすくなった
寒がりになった

「もの忘れ外来」の患者さん 8

――甲状腺機能低下症《こうじょうせんきのうていかしょう》

木村さん（仮名・76歳）が娘さんに付き添われて「もの忘れ外来」に来られました。娘さんが、木村さんの病状の経過を次のようにしっかりと説明してくださいました。

「おじいちゃんは、ここのところ冬が来ると調子が悪いみたいで、去年も冬に心臓に水がたまって、1カ月入院したんです。退院後に時々、ちんぷんかんぷんなことを言うようになっていたのですが、身体の調子はまずまずだったので、少しボケたのは入院のせいだろう、と軽く考えて様子を見ていたんです。そうしたところ、その後、ボケが少しずつ進行していって、この冬が来て、また寒くなってきたら、おじいちゃん、とうとう何にもやらなくなってしまって、一日中ボーッとしているんです。先生、おじいちゃんはアルツハイマー病なんでしょうか？」

木村さんのボケ症状には波があるようで、調子がいい時には、身の周りのことや頼まれごとでもきちんとできるといいます。ただし、その日のMMSEの結果は21点でしたので、認知症を疑わなくてはいけないレベルでした。木村さんには、「もの忘れ外来」の検査をひと通り全部受けていただき、検査結果が出そろう1週間後に再受診していただくことにしました。

1週間後の検査結果を見ると、木村さんの血液検査に大きな異常が認められました。甲状腺ホルモンの値が基準値を大幅に下まわっていたのです。

甲状腺は、のどぼとけの下にあって、ちょうど蝶が羽を広げたようなかっこうで気管にくっついている、誰もが持っている組織です。甲状腺は、身体の新陳代謝を促す甲状腺ホルモンを分泌しています。この甲状腺ホルモンは、発育や成長に欠かすことができませんが、高齢者にとっても、身体の活動を調節するために必要な大切なホルモンなのです。甲状腺ホルモンが慢性的に不足すると、全身の症状として、寒がりになったり、疲れやすくなったり、動作が鈍くなったりします。脳の働きも低下して、もの忘れ、無気力、ボーッとしている、といったような症状が発現してきます。また、心臓の働きが悪くなったりすることもあります。

木村さんの症状は、甲状腺機能が低下しているために、甲状腺ホルモンが不十分で、心臓や脳の働きにひずみが出てきた結果だと考えられます。甲状腺ホルモンには、寒さに対抗する働きがありますので、冬場に心身の症状が悪化するのもこの病気の特徴なのです。

木村さんには早速、甲状腺ホルモンが薬の形で投与されました。数週間すると木村さんはめきめきと元気になり、少なかった口数も徐々に多くなってきました。そして、MMSEは21点から27点にまで回復しました。

そんなある日、木村さんが「そういえば、若い頃にバセドー病で、コバルト放射線を甲状腺にあてたことがありました」と話してくださいました。甲状腺ホルモンの薬を服《の》む前の木村さんは、昔、自分が甲状腺の病気を持っていたことを話すのを忘れてしまっていたのですが、甲状腺ホルモンの薬を服用したことによって認知機能が回復して、そのことを思い出されたわけです。木村さんは若い頃に甲状腺にコバルト放射線をあてていたことも関係して、甲状腺の働きが低下してきていたのでしょう。

このように、身体に必要なホルモンが不足した場合にも認知症のような症状を呈することがあります。甲状腺ホルモンのほかに、ビタミンBなども不足すると認知機能が障害されます。通常の食生活をしていればビタミン類が不足することはありませんが、例えばビタミンB1は野菜よりは豚肉等に多く含まれています。野菜が体に良いからといって、まったく肉を食べない生活では認知機能に支障をきたすということです。十分なビタミンの摂取にはバランスの良い食生活が必要なのです。

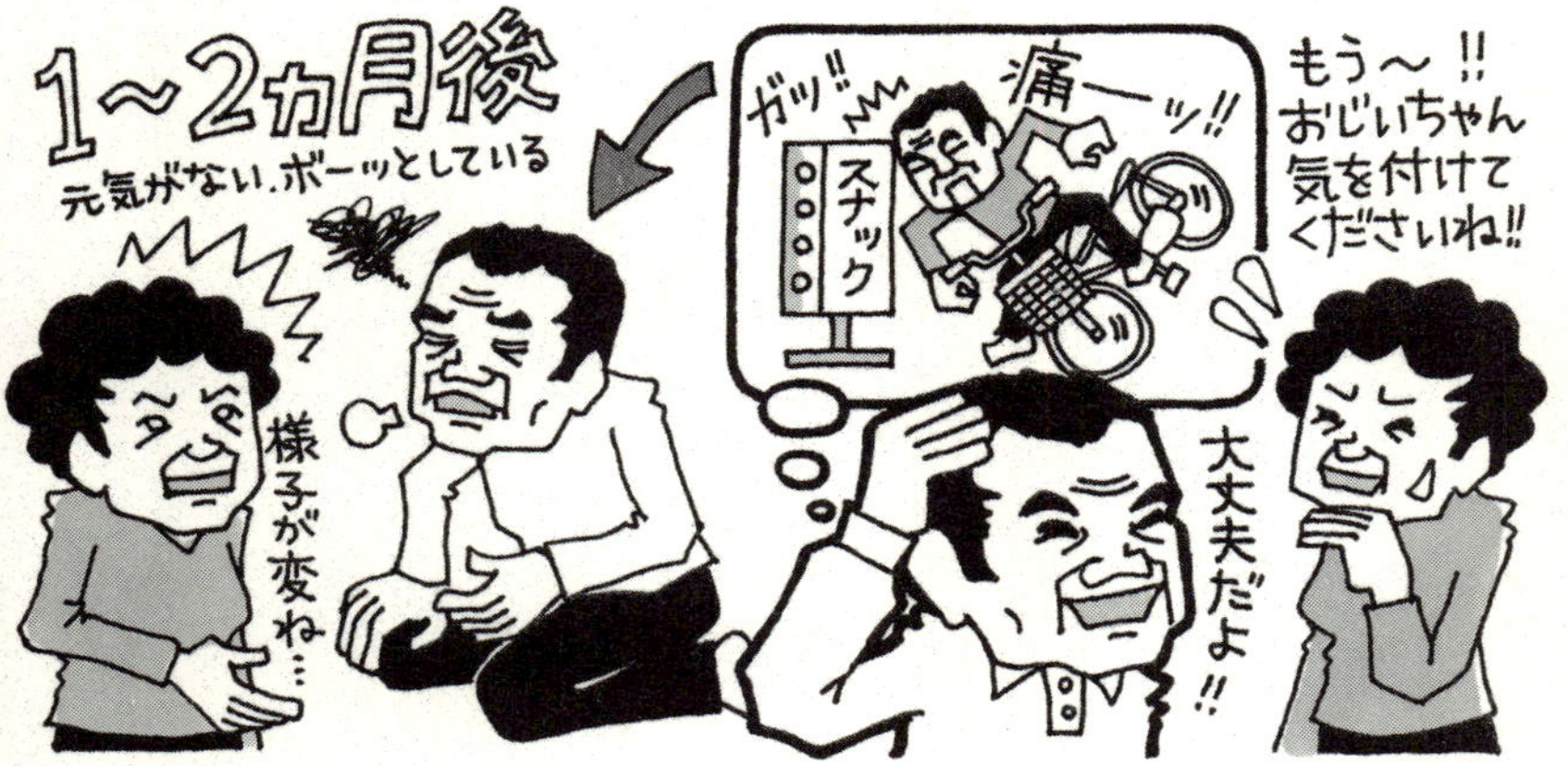
1～2ヵ月後
元気がない．ボーッとしている
様子が変ね…
ガッ!!
スナック
痛―ッ!!
大丈夫だよ!!
もう～!!
おじいちゃん
気を付けて
くださいね!!

「もの忘れ外来」の患者さん　9
――慢性硬膜下血腫《まんせいこうまくかけっしゅ》

鈴木さん（仮名）は、お酒が大好きな78歳の男性です。これまでに、飲み過ぎて羽目をはずしたことも何度もありました。先月も、町内の寄り合いで飲み過ぎてしまい、自転車で帰宅する途中に転んでしまいました。頭に大きなたんこぶを作ってしまいましたが、幸いほかにはどこにもこれといった変化はなく、毎日、普通に暮らしていました。ところが今月になって、なんだか鈴木さんの様子がおかしくなったということで、ご家族が鈴木さんを「もの忘れ外来」に連れてこられたのです。

「先生、おじいちゃんが急にボケちゃったみたいで困ってるんです。ちょっと前までは普通だったんですよ。それが、最近は毎日ボーッとしていて、なんだか全然元気がないし、昨日なんか、おしっこをもらしちゃって……ショックでした」

「おじいちゃんは、最近、頭を打ってませんか」と私は尋ねてみました。

「ええ、1カ月ほど前ですけど、打ってます。自転車で転んで」

「歩き具合も少しおかしいですね。頭のCTをとってみましょう」

CTの結果、私は、鈴木さんの病名は慢性硬膜下血腫であると診断しました。この病気は、硬膜——頭蓋骨《ずがいこつ》と脳の間にある膜——と脳の間に血液がたまる病気です。血液は多いときには牛乳瓶1本分もたまり、このたまった血液が脳を圧迫してさまざまな症状が出てくるのです。

この病気が比較的若い人にできた場合は、猛烈な頭痛や手足が動かない運動障害が出現するので、病名の特定・診断がしやすいのですが、鈴木さんのような高齢の方にできると、ボケ症状の形をとって現れることも多いのです。

この病気が不思議なのは、頭を打った直後に症状が出るのではなく、鈴木さんのように、1~2カ月経ってから症状が出ることが多く、頭を打った本人が、そのことを覚えていないこともあり、頭部打撲との因果関係がはっきりしないケースもよくあります。いずれにせよこの病気は手術——脳外科の手術というと恐ろしいイメージをお持ちかもしれませんが、慢性硬膜下血腫の手術の場合は、たまった血液を小さな穴から抜くだけなので短時間で終わります——によって劇的に治ります。入院期間も1週間程度です。

第5章でも説明しますが、この病気のほかにも、手術で治る認知症や、薬で治る認知症が数多くありますので、認知症の症状がある時には、なるべく早い段階で専門医の診察を受けるようにしてください。

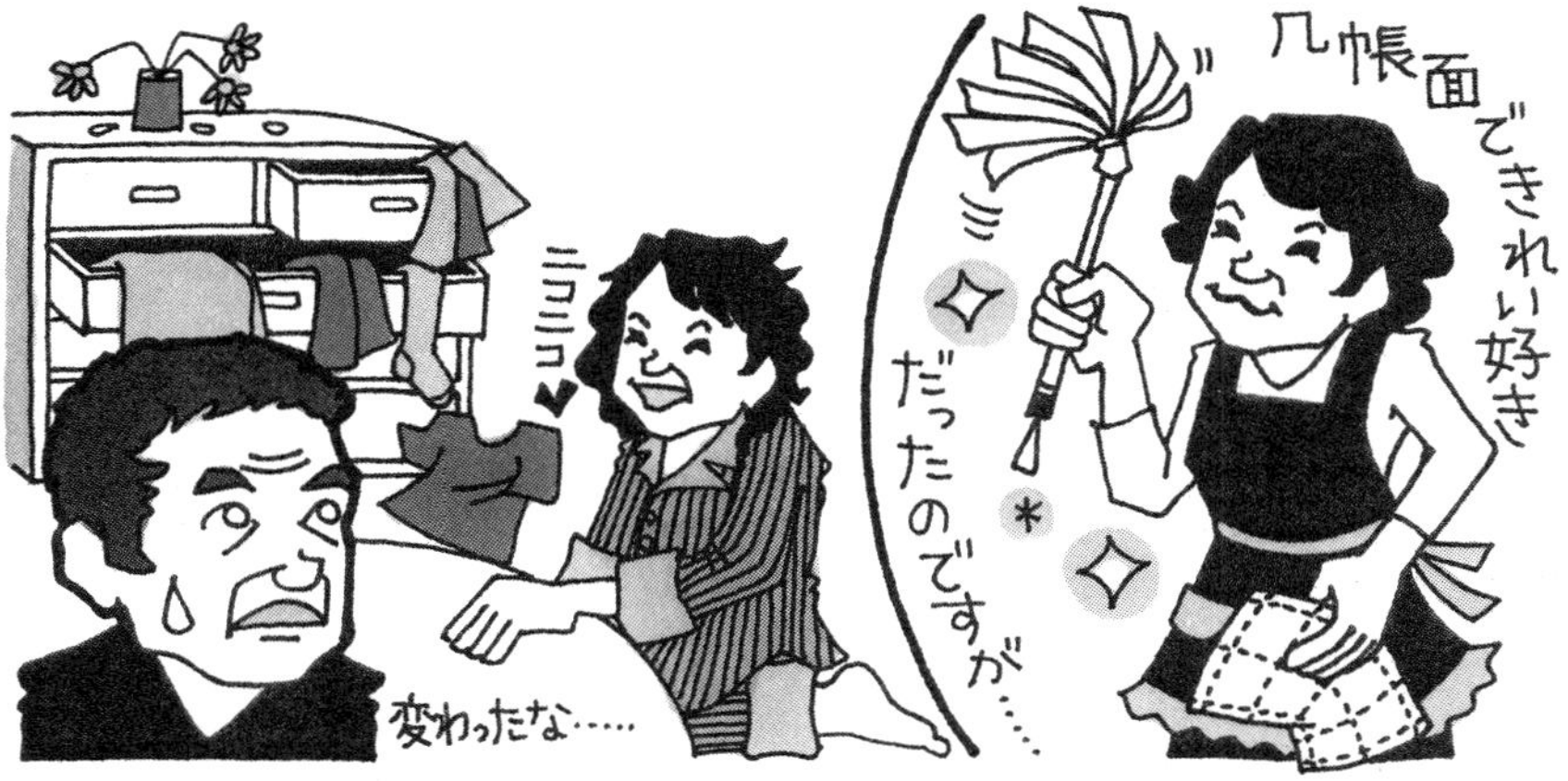

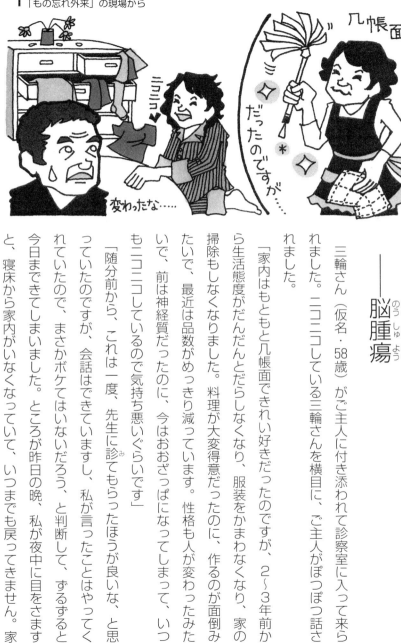

「もの忘れ外来」の患者さん10
——脳《のう》腫《しゅ》瘍《よう》

三輪さん（仮名・58歳）がご主人に付き添われて診察室に入って来られました。ニコニコしている三輪さんを横目に、ご主人がぽつぽつ話されました。

「家内はもともと几帳面できれい好きだったのですが、2〜3年前から生活態度がだんだんとだらしなくなり、服装をかまわなくなり、家の掃除もしなくなりました。料理が大変得意だったのに、作るのが面倒みたいで、最近は品数がめっきり減っています。性格も人が変わったみたいで、前は神経質だったのに、今はおおざっぱになってしまって、いつもニコニコしているので気持ち悪いぐらいです」

「随分前から、これは一度、先生に診《み》てもらったほうが良いな、と思っていたのですが、会話はできていますし、私が言ったことはやってくれていたので、まさかボケてはいないだろう、と判断して、ずるずると今日まできてしまいました。ところが昨日の晩、私が夜中に目をさますと、寝床から家内がいなくなっていて、いつまでも戻ってきません。家の中を探してもいないので外に飛び出して必死で探しまわっていたら、なんと、パジャマ姿で商店街をうろついていたんです」

発症後の三輪さんの、性格が変わるとか、だらしなくなるとか、料理ができなくなる、などという症状は、たしかにアルツハイマー病でもみられるものです。しかし、昨晩、夜中にパジャマ姿で町内を徘徊するといった強烈な症状が出現した割には、三輪さんの記憶の機能は良好に保たれていて、3語の遅延再生も問題なくできるのです。

私はすぐに三輪さんの脳のCTの撮影をしました。その結果、三輪さんの病気は脳腫瘍であることがはっきりと分かりました。三輪さんの両目と鼻の奥で発生した髄膜腫《ずいまくしゅ》という良性腫瘍が、前頭葉《ぜんとうよう》を圧迫していたのです。

三輪さんの脳腫瘍は8㎝もある巨大なものでした。この腫瘍は、おそらく何年もかけて大きくなってきて、前頭葉の機能を低下させ、三輪さんの性格や行動に影響を及ぼしたのでしょう。

この前頭葉の脳腫瘍は、発見されたときにかなり巨大になっていることがよくあります。その理由は、前頭葉が認知機能という、もし障害が起こったとしても、一見しただけでは障害が起きていることが分かりにくい、複雑な機能を担っているからなのです。

例えば、手足が動かなくなるとか、言葉がしゃべれなくなるとか、物が見えなくなるというような、一見してすぐに分かり、本人もすぐに異常に気づく症状が現れた場合の脳腫瘍は、腫瘍が小さくても早めに見つかる傾向があります。しかし、前頭葉の脳腫瘍の場合は、分かりやすい症状が現れず、徐々にボケ症状が出てくるという、認知症のような症状を呈することがあるのです。

私は、三輪さんの脳腫瘍に対して脳神経外科手術を行いました。脳腫瘍が巨大だったために、摘出するのに約8時間ほどかかりましたが、手術は無事に終了しました。

手術後、三輪さんは次第に、本来のご自分の性格と認知機能を取り戻されました。

第2章
セルフチェックでわかる自分のボケ危険度

ボケる病気の中で最も発症率が高いアルツハイマー病は、その発症が生活習慣と密接に関係していることが、欧米を中心とした大規模な「前向き研究」（「前向き研究」については第4章3項で詳述します）によって明らかになってきました。そこで本書では、近年のこれらの研究結果を踏まえて、次の5つの項目について、あなたに生活のセルフチェックをしていただき、ボケる危険度を予測します。以下のそれぞれの質問に対してyesなら□欄にチェックを入れてください。そして、各項目毎にチェック数を合計して、「ボケ危険度診断」を確認してみてください。

❶余暇の過ごし方
❷食生活
❸あなたの考え方
❹社交性
❺持病の有無

1. 余暇の過ごし方

- □ 朝はできれば遅くまで寝ていたい
- □ 休みの日は家でごろごろしている
- □ 趣味は？と訊《き》かれると言葉に詰まる
- □ 中高年になって始めた趣味はない
- □ 読書よりテレビが好きだ
- □ 最近、日記や文章を書いたことがない
- □ 人と囲碁やトランプをするよりも一人でパズルをするほうが好きだ
- □ 音楽を聴いたり楽器を演奏しようとは思わない
- □ 徒歩よりタクシー、階段よりエレベーターを使う
- □ 散歩はしない
- □ 運動はほとんどしない
- □ いつも同じ種目の運動しかしない
- □ 本屋ではいつも同じコーナーにしか行かない
- □ 旅行はパックツアーでしか行かない
- □ 海外旅行はおっくうだ

●ボケ危険度診断（チェックの入った数）

0〜5　：安全ゾーン
6〜10：中間ゾーン
11〜　：危険ゾーン

★危険ゾーンと中間ゾーンだった人は、以下のチェックポイントを読んで余暇の過ごし方を見直してください。

チェックポイント

ボケないための余暇の過ごし方は、「知的活動」「有酸素運動」「社交性」の3つがキーワードになります。というのは、アルツハイマー病を予防する効果が高いとされている余暇の過ごし方には、この3つの要素がうまく重なり合っているものが多いことが、大規模な統計研究から分かってきたからです。

例えば、知的活動の一つであるゲームにしても、一人でクロスワードパズルをするよりも、対戦相手がいる囲碁やチェス、将棋、トランプのほうが、より「ボケ予防」の効果があることが分かってきました。

音楽に関しても、CDを聴いて受動的に楽しむというだけでなく、歌ったり、手を使って楽器を演奏したりして能動的に楽しむほうが「ボケ予防」の効果があることも分かってきました。さらに、合唱団に参加したり、エアロビクスやダンス教室に通ったりすれば、音楽、運動に加えて、人と関わり合う要素がプラスされますので、より効果的であるといわれています。

それから、近年かなり知られてきて、既に実践している人も増えている有酸素運動ですが、やはり、少し汗ばむ程度の運動――この運動の良いところは、しっかり息を吸いながらリラックスしてできる点――がボケ予防にも健康増進にも最善であるといわれています。週に3度、1回30分くらいのペースで散歩やサイクリングをするのが最適です。

私たちはなかなか自分の殻を破ることができない生き物です。新しい刺激を求めているようでいて、気づくといつもと同じ行動をしています。例えば、本屋さんに行っても、いつも新刊書と文庫

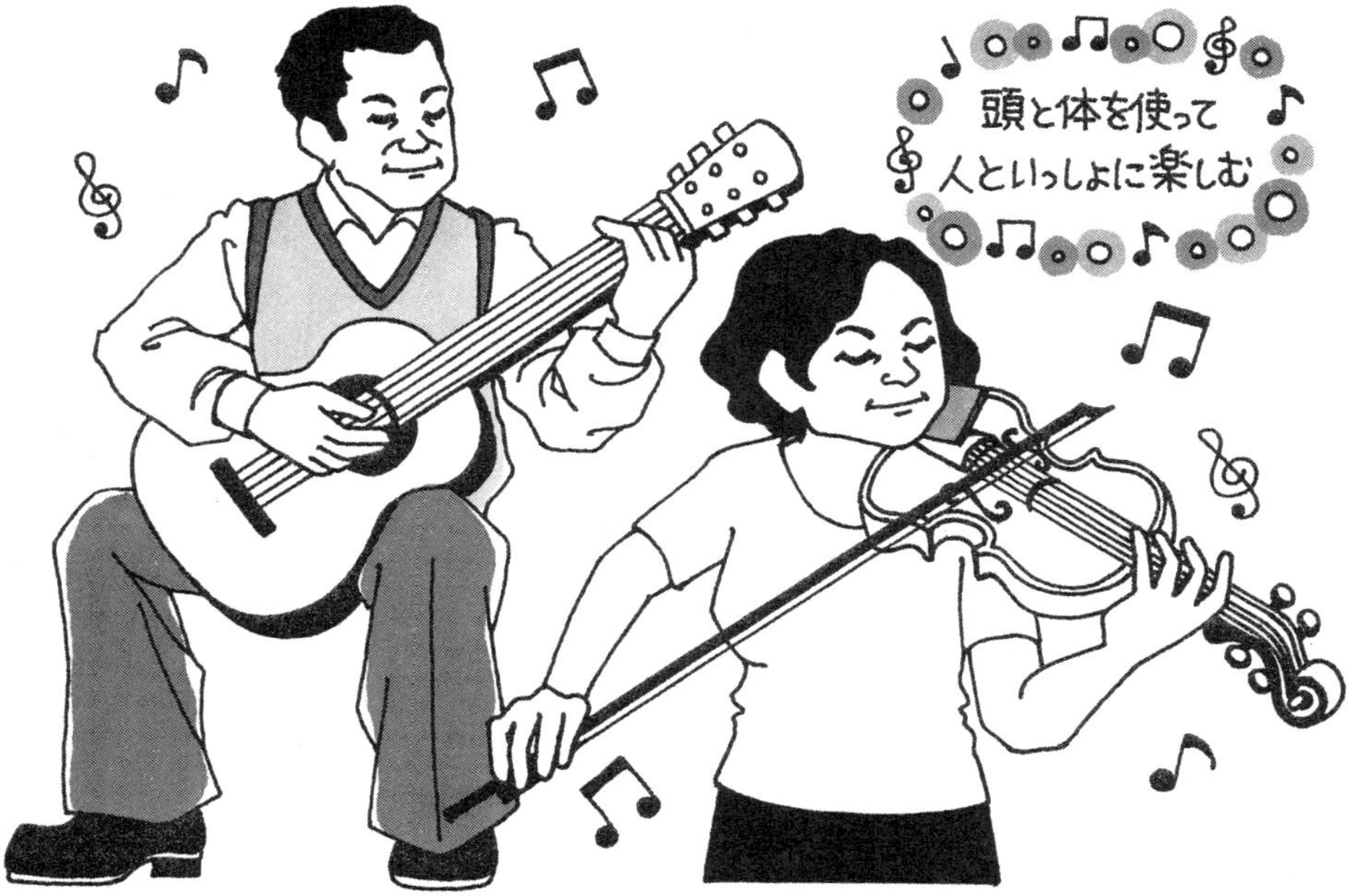

本のコーナーにしか立ち寄らないというように、若い頃からの習慣はなかなか変わらないものです。今度、本屋に行ったら、意識して、いつもは立ち寄らないコーナー巡りをして、気になった本を手にとってみてください。

旅行は、自分で旅行プランを全部立てて、宿やレストランを予約したり、乗り換えの時刻を調べたりするのは面倒なので、たしかに、パック旅行が安全で楽かもしれません。しかし、たまにはオリジナルの個人旅行を楽しんでみてください。自分のイメージと感覚と決断で旅行プランを作り上げていく個人旅行は、判断力や創造力を高めることとなり、認知症予防の最強の知的活動となることでしょう。

中高年にとって、興味の対象をいきなりまったく知らないジャンルに広げるのは難しいことなのですが、本書ではこの殻を破って、最初の一歩を踏み出す具体的な方法を提案していきます。

2. 食生活

- □ いつもおなかいっぱい食べないと満足しない
- □ もったいないのでどんな料理でも残さず全部食べる
- □ どちらかというと魚より肉が好きだ
- □ サバやアジ等の青魚が嫌いだ
- □ 肉はほとんど食べない
- □ マーガリンや植物性油は身体に良いと思っている
- □ 揚げ物、特にてんぷらが好きだ
- □ 塩辛いものを好む
- □ 野菜を食べない
- □ 果物よりお菓子が好きだ
- □ 栄養不足をサプリメントで補っている
- □ 和食より洋食が好きだ
- □ 乳製品（牛乳やチーズ）はほとんど食べない
- □ 赤ワインよりウィスキー、ビール、日本酒、焼酎が好きだ
- □ タバコが好きだ

●ボケ危険度診断（チェックの入った数）

0〜5　：安全ゾーン
6〜10：中間ゾーン
11〜　：危険ゾーン

★危険ゾーンと中間ゾーンだった人は、以下のチェックポイントを読んで、食生活を見直してください。

チェックポイント

過食は老化を促進し、脳にも悪い影響を及ぼすことが近年の研究で明らかになってきました。また、「食べ過ぎても、よく体を動かして体重をキープすればいいのでは」という考えも「ボケ予防」にとっては間違いであることが分かってきました。つまり、高カロリーを摂取すること自体が脳と身体に良くないことが分かってきたのです。ボケないためには腹八分目がベストなのです。さらに、牛や豚などの動物性脂肪を摂り過ぎるとボケやすくなることも分かってきました。それとは逆に魚の脂肪、特にサバやアジ等の青魚には、著しいボケ予防効果があることが分かってきました。かといって肉をまったく食べないのも問題です。特に豚肉には全身の老化予防につながる脂肪やビタミンが豊富に含まれています。そこで、1週間のメインの料理としては魚7割、肉3割が最適であると考えられています。そして野菜は色とりどりのものをたくさん摂ってください。

和食が洋食よりも優れているのは、メニューが魚中心であり、サラダの形では量も種類も摂りにくい野菜を、煮物やおひたし等の形でおいしくたくさん摂取できることです。それに、洋食に比較して和食は総カロリーも抑えられる傾向にあります。

このように、健康の王道の和食ですが、塩分が多い——塩分の摂り過ぎはボケの危険因子となる高血圧を誘発する——ことと、カルシウムが足りない——カルシウムが不足すると骨が脆《もろ》くなるので、年をとってから足を骨折しやすくなり、骨折して寝たきりになると、それこそボケ一直線。和食だけを続ける場合は、牛乳・チーズ・ヨーグルト等からカルシウムを摂取する必要がある——こ

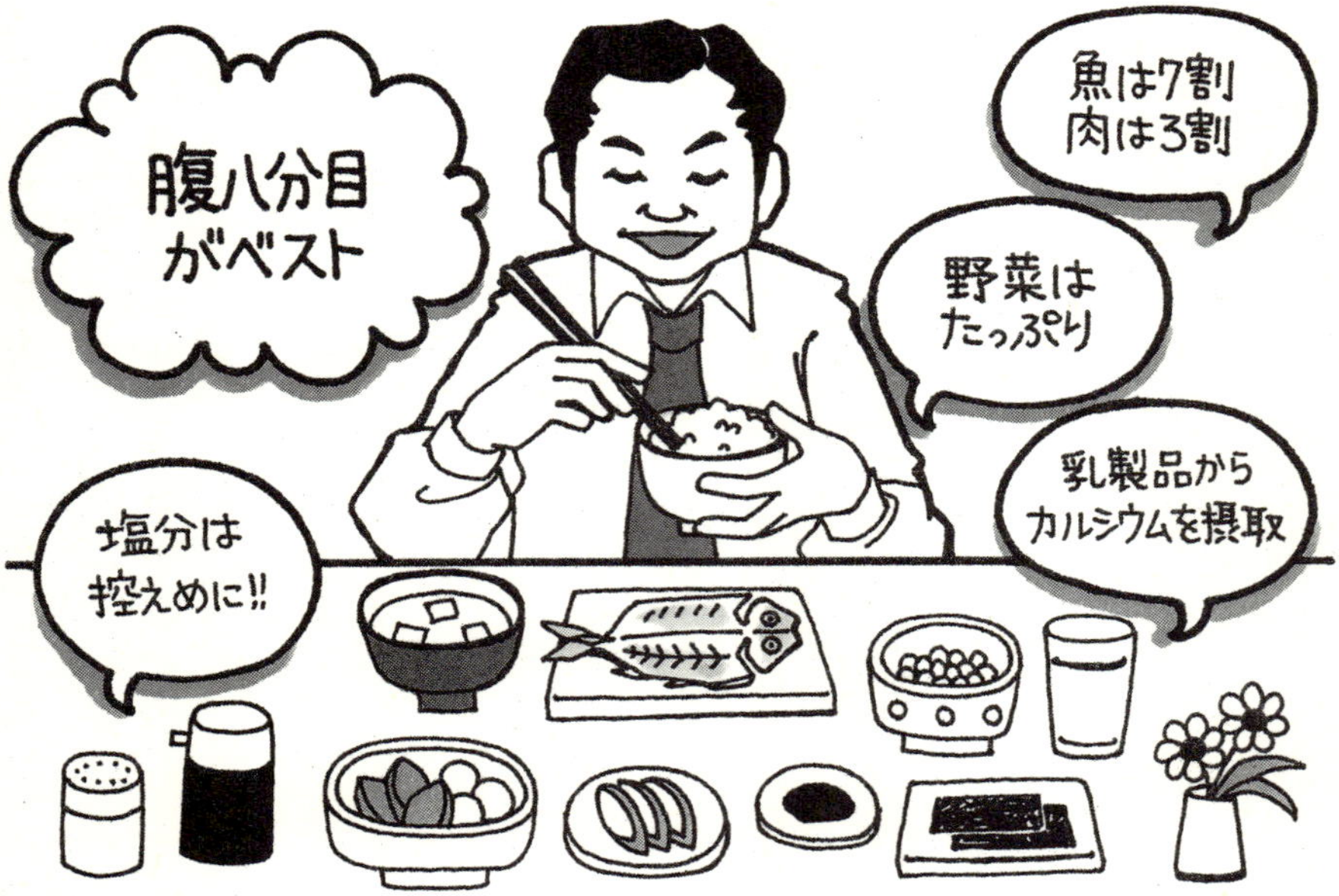
魚は7割
肉は3割
腹八分目
がベスト
野菜は
たっぷり
乳製品から
カルシウムを摂取
塩分は
控えめに!!

とだけは弱点です。

近年、植物性油のほうが動物性油よりも健康に良いことが常識になってきましたが、植物性油でも摂り過ぎると脳や身体に良くないことが分かってきました。天ぷら、ポテトチップ等の揚げ物やマーガリンの摂り過ぎには注意が必要です。

ビタミンC、Eや葉酸《ようさん》の摂取が「ボケ予防」に良いといわれています。野菜・果物・豆類などの食品からこれらのビタミンを摂取してください。

赤ワインはボケ予防に良いこともはっきりしてきました。どのような種類のお酒でも適量（ビールなら大ビン1本くらい）であればボケ予防に良いという研究もあります

タバコはボケだけでなく、脳卒中《のうそっちゅう》、心臓病、がんなど、すべての病気の危険因子とされていますので、やめるべきです。

❸あなたの考え方

3．あなたの考え方

- □ 人間の病気や怪我《けが》は運命だと思っている
- □ 自分の性格が分からない
- □ 白黒はっきりしないことは気に入らない
- □ 自分の思うようにならないとイライラする
- □ 思い込みが激しいほうだ
- □ 自分はしっかりしなければいけない、といつも思っている
- □ 周りで不都合が生じると自分の責任だと思ってしまう
- □ 物事の好き嫌いがはっきりしている
- □ どちらかというと悲観的だ
- □ 優柔不断だ
- □ 頭が堅いほうだ
- □「脳トレ本」や計算ドリルで「ボケ予防」ができると思っている
- □ 人間は変わらないものだと思う
- □ 自分の将来が不安だ
- □ ボケるのが怖い

●ボケ危険度診断（チェックの入った数）

0～5　：安全ゾーン
6～10：中間ゾーン
11～　：危険ゾーン

★危険ゾーンと中間ゾーンだった人は、以下のチェックポイントを読んであなたの考え方を見直してください。

チェックポイント

「まじめな人ほどボケやすい」とか、「ボケやすい性格・ボケにくい性格」というようなことをテーマにした本をよく見かけますが、これらの本は、その本の著者の経験則に基づいたことだけで書かれているものがほとんどではないかと思われます。その点、本書が提案している「ボケ予防」の方法は、近年の数多くの研究成果から抽出した方法であり、客観性にかなりこだわっています。ただ、人の性格と「ボケ予防」との関係、というような問題は、そもそも科学的な疫学的研究ができるような筋合いのものではありません。つまり、人の性格を科学的な方法で分析することはできないのです。人の心は、数字で表せるほど単純なものではないのです。ですから、科学がいくら進歩しても、人の心は分からないわけなのですが、人の考え方や行動によって人の心を把握することや、人の考え方や行動が変化すると、その人の心も変化する、というようなことについては、近年、かなり分析されてきました。

「3. あなたの考え方」のチェックリストの中には、いわゆる「まじめな人」によく見られる考え方で、なおかつ、社会的にも信頼されるタイプの考え方が多く含まれています。しかしこの考え方がエスカレートしていくと、時に袋小路に陥り、うつ状態になりやすい傾向があります。うつ状態になると、人生に前向きに取り組む気勢が削《そ》がれ、意欲が低下し、本書で提案する「ボケ予防」の実践法もできなくなってしまいます。さらに、うつ病にかかってしまうとアルツハイマー病にかかる危険性が非常に高まる、という報告があります。ですから、本書ではボケない方法と同時に、うつ状態になりにくくする方法についても考

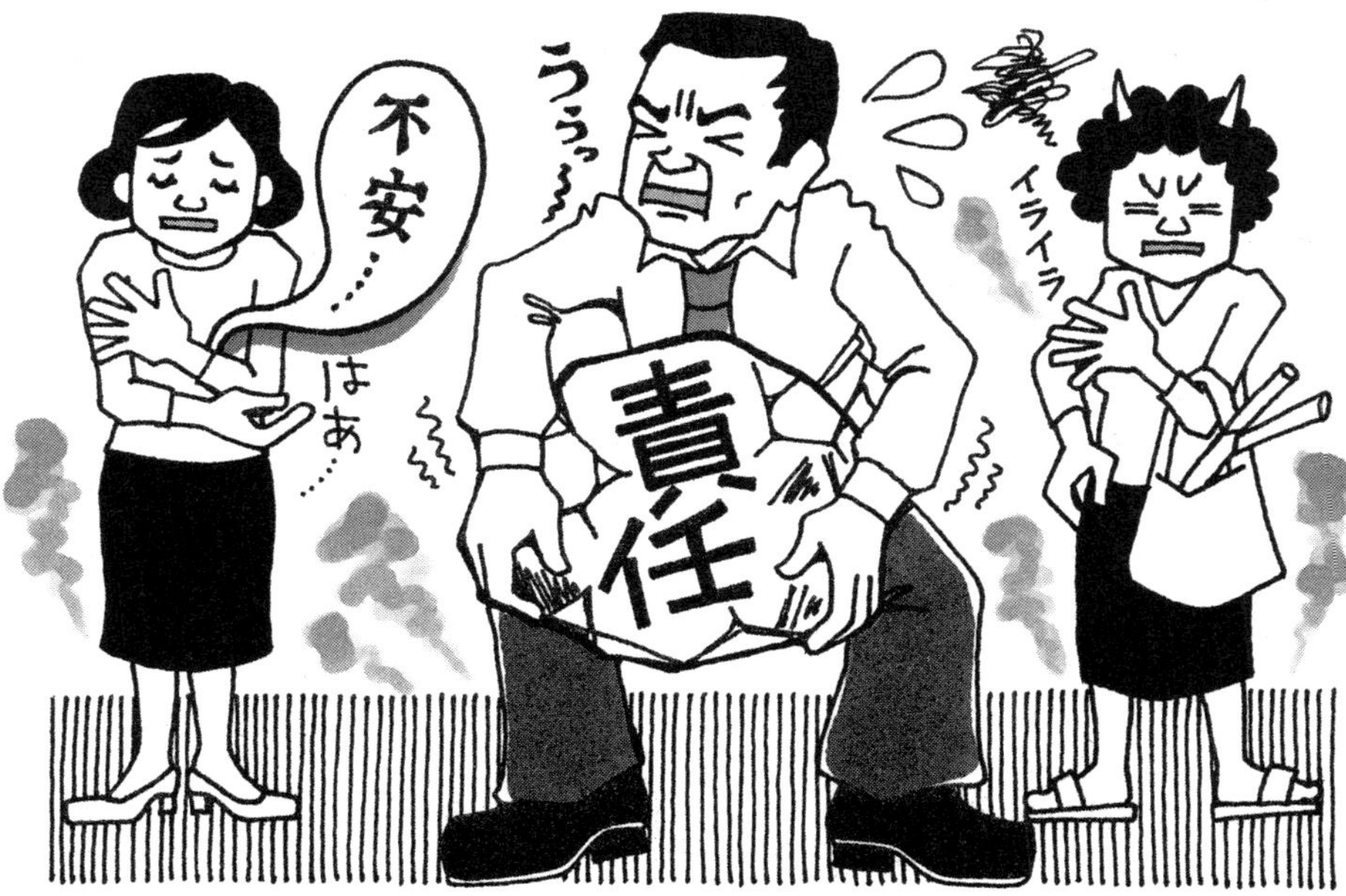

えていきます。

「ボケない」脳を作るためには、「結晶性知能」――人間らしく豊かで幸せな社会生活を営む上での、根本ともいえる知能・認知機能――を発達させなくてはなりません。これについては第5章3項で詳述しますので、ここではごく簡単に説明しておきますが、「結晶性知能」とは、情報を統合して理解する能力、分析力、判断力、コミュニケーション能力などの総体的な知能を指しています。「結晶性知能」は、計算ドリルなどで鍛えることはできません。本書では、計算ドリルを使う方法などではなく、人生そのものをもっと楽しむ方法で脳を鍛えることを提案していきます。

4. 社交性

- □ 仕事のストレスが多い
- □ ここのところ家族か職場の同僚としか話していない
- □ 夕食を一人で食べることが多い
- □ 長い間、息子や娘と話していない
- □ 人の好き嫌いがはっきりしている
- □ 酒は一人で飲むのが好きだ
- □ 自分を裏切った人間はいつまでも許さない
- □ 女（もしくは男）のことは分からない
- □ 人前に出るのが苦痛だ
- □ 最近、人と話して笑ったことがない
- □ 最近、好きな異性がいない
- □ 町内の人とは挨拶以外のことは話さない
- □ わが家に限って離婚はありえないと考えている
- □ 外国人が怖い
- □ 同窓会には出ない

●ボケ危険度診断（チェックの入った数）
0〜5　：安全ゾーン
6〜10：中間ゾーン
11〜　：危険ゾーン

★危険ゾーンと中間ゾーンだった人は、以下のチェックポイントを読んで、社交性を見直してください。

チェックポイント

よく、「人間は社会的な動物である」といわれます。前の項目で少し触れた「結晶性知能」は「私たちが幸せに生きていくために働く認知機能」の中核を占める脳機能なのですが、この知能は「人とうまくやっていく」時に最も必要とされるのです。私たちの個人の脳の仕組み自体が、社会との関わりにおいて最も充実するようにできているため、私たちが最も生きがいを感じたり、幸福感を持つのは、社会との関わりである人間関係においてですが、逆に最もストレスを感じるのも人間関係である場合が多いのです。

人間は自分側が警戒すると、相手側も警戒する性質を持っています。ですから、「人とうまくやっていく」ためには、まず自分から心を開く、という第一歩を踏み出すことが必要になります。人間嫌いの人でも人間好きの振りをすることが必要になります。

初めての人との出会いは、新たな情報が学習できると共に、自分自身の考え方の癖を見つめ直すきっかけにもなります。自分が考えていることや思考パターンをもう一人の自分が認識することを「メタ認知」（認知心理学用語の「metacognition」の日本語訳）といいますが（第5章3項参照）、人と関わることは「メタ認知」を冷静に行うことにつながり、「メタ認知」を意識することで、結晶性知能を伸ばすことができるのです。

認知症の症状というと「もの忘れ」等の記憶障害が中心だと思うかもしれませんが、実は認知症で最も深刻な症状は「もの忘れ」ではなくて、この「メタ認知」の崩壊なのです。認知症になると、「自分が、何が分かっていて、何が分かっていないか」が分からなくなってしまうのです。

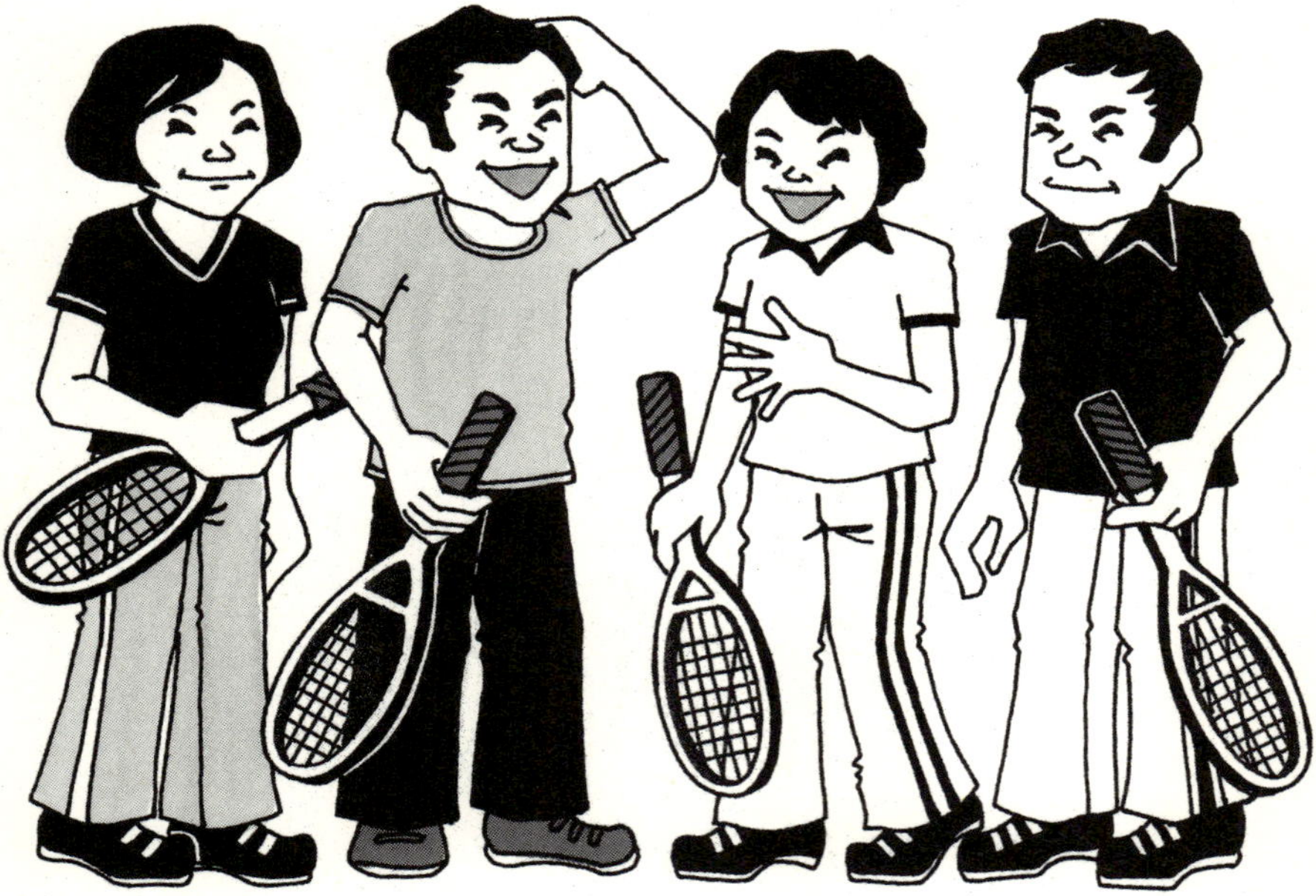

ただの「もの忘れ」であれば、自分が何かを忘れたことを覚えていますし、自分がもの忘れをしやすいことを理解しているので、メモをとったりすれば生活をする上で特に問題にはなりません。しかし、「メタ認知」の崩壊が起こってしまうと、「覚えていた何かを忘れてしまった」ということ自体を認知できなくなるので、その人らしく生きていくことは困難になります。

認知症になりにくい脳を作るには、「メタ認知」を含めた結晶性知能を高めることが最善なのです。この結晶性知能は、人とのコミュニケーションによって高められるため、社交性が重要になります。社交性のボケ予防効果を数字で表すのはなかなか困難なことですが、第4章で詳述するように、その効果を加味した研究報告もなされています。

5．持病の有無

- □ ホームドクター（かかりつけ医）を持っていない
- □ 定期健康診断を受けていない
- □ 健康診断で異常を指摘されても放置する
- □ 30分以上歩くのは無理だ
- □ 心肺機能が低下していると思う
- □ 肝臓に障害がある
- □ タバコを吸っている
- □ うつ病になったことがある
- □ 頭部打撲で意識を失ったことがある
- □ 高血圧である（収縮期血圧130以上）
- □ 糖尿病がある（空腹時血糖値110以上）
- □ 高コレステロール血症がある（総コレステロール値220以上）
- □ 医者に軽い脳梗塞《のうこうそく》があると言われたことがある
- □ 腰痛や膝《ひざ》痛がある

●**ボケ危険度診断**（チェックの入った数）

0～5　：安全ゾーン

6～10：中間ゾーン

11～　：危険ゾーン

★危険ゾーンと中間ゾーンだった人は、以下のチェックポイントを読んでください。

チェックポイント

人間が心身の健康を維持するのに、私たちの脳の認知機能が大きな働きをしています。逆に、私たちの脳の認知機能というのは心身の状態に大きく影響を受けています。心身の不健康が「ボケ」に直結してしまうのです。身近な例でいえば、風邪を引いて2～3日寝たあと、仕事に復帰すると、しばらく「頭がまわらない」ということを多くの人が経験しているでしょう。お年寄りでは、腰や膝《ひざ》を悪くして歩けなくなり外出できなくなると、急激にボケが進行することもあるのです。

現在、アルツハイマー病の発症の危険性を増すといわれている生活習慣病には、高血圧、高コレステロール血症、糖尿病などがあります。アルツハイマー病の発症の危険が高まる病気や怪我《けが》としては、うつ病、脳梗塞《のうこうそく》、頭部打撲等がありますが、心臓、肺、肝臓など、すべての臓器の病気が間接的にはボケにつながってくるので、医者嫌いの人もそういわずに医者を上手に利用してください。血圧や血糖値、コレステロール値や内臓の状態チェック等は地域の住民健診等でも測定・診断してもらえるので利用してください。

自分の健康は自分で守ることが大原則ですが、健診だけではなく、良いホームドクターを持つことをお勧めします。勤勉な医師は、病気の予防に必要な最新で幅広い知識を持っています。これからは、病気になってから医者にかかるのではなく、病気にならないようにする予防の観点から、医者を利用する時代だと思います。

第3章

ボケ予防術——最新・最強8つの技術《テク》

この章では8つの「ボケない技術《テク》」を提案します。この8つの技術には、欧米で発表された認知症予防についての200本以上の研究科学論文——世界の「ボケ予防」の研究状況については第4章で詳述しています——から抽出された「知的活動」「運動性」「社交性」「食生活」「医療性」といった観点からの「ボケ予防」の要素を反映させています。

私たちの脳は、計算ドリルのようなワンパターンな訓練を繰り返すだけで鍛えられるような単純な仕組みにはなっていません。「ボケ予防」のために脳を鍛えるには、環境の予期せぬ変化に対応する柔軟な脳を育てることが必要になります。本書を熟読し、脳の仕組みと認知症の本質を理解した上で、最終的にはご自分のオリジナルの「ボケ予防」の方法を持ってください。

「ボケない技術」では、「メタ認知」（第5章3項参照）と呼ばれる、自分自身の脳の中で起きている意識や感情を、もう一人の自分が観察しているかのように、客観的に自分を認知する脳の働きを高めることが重要になります。「メタ認知」の能力を高めて、自分をもう一人の自分が観察し続けられれば、何歳になっても自分を変えることができます。つまり、「メタ認知」を強化することにより、「ボケ予防」のキーワードになる「知的活動」「運動性」「社交性」「食生活」「医療性」をバランスよく伸ばすことができるのです。

以下に8つの技術をご紹介しますが、ここで大切なことは、これらの技術を気軽に楽しく実践し、人生を豊かにすることによって効果を得る、ということです。

■8つの技術《テク》

1. 坐禅術
2. プラスアルファ散歩術
3. 読書会術
4. ながらモーツァルト術
5. 赤ワインパーティー術
6. 2種類の旅行術
7. 思考パターンの修正術
8. 腹すっきりボケ予防術

【1】坐禅術

お釈迦様は坐禅によって初めて悟りを開いたといわれています。この坐禅を修行し、内観・自省によって心性の本源を悟ろうとする禅が日本に伝来したのは鎌倉時代です。それ以来、禅は、いかなる事態にも即応できる心身を作り上げ、それを維持するための術として日本の風土に溶け込みました。日本の伝統的な文化である茶道、華道、武道などは、この禅から大きな影響を受けています。しかし、現代の日本では、生活に禅を取り入れている人は非常に少ないと思います。ここでは、「ボケない技術」として、心身の健康に有用で、手軽にできる坐禅に取り組んでみましょう。

坐禅を始めるにあたって、まずは形から入りましょう。用意するものは、畳1畳分の空間と座布団2枚と線香です。用意ができたら、リラックスできる服装に着替えてください。トレーニングウエアのようなものがなければ寝間着でもかまいません。靴下は脱いでください。時計やネックレス等もはずしてください。そして、床に1枚の座布団を敷き、もう1枚の座布団は二つ折りにして、床に敷いた座布団の上に置きます。つまり、二つ折りにしたほうの座布団を尻の下に敷いて座るわけです（二つ折りにした座布団の代わりにクッションを尻の下に敷いてもかまいません。要は、坐禅をするには、お尻の位置を少し高くしたほうが、足が組みやすくなりますし、体のバランスが安定するのです）。

坐禅の本格的な坐り方は「結跏趺坐《けっかふざ》」といいます。「結跏」は両足を組むことで、「趺坐」は足の裏を天井に向けて見せることを意味します。では実際に坐禅を組んでみましょう。

まず、二つ折りにした座布団に尻をのせ、あぐらをかきます。次に、右足を持ち上げて左足の大腿《だいたい》の上にのせます。この時のポイントは、右足の踵《かかと》が左大腿の付け根のところまでくるように右足を左足に深くのせることです。

次に、今度は左足を同じ要領で右足の大腿にのせます。ただ、この「結跏趺坐」を初めからいきなり完成させるのはかなり困難ですから、まずは、裏を見せるのは片足だけ――どちらの足でもOKです――にして組む「半跏趺坐《はんかふざ》」を目指してください。ちなみに、半跏趺坐を組む時に、右足を上にのせることを「吉祥坐《きっしょうざ》」といい、左足を上にのせることを「降魔坐《ごうまざ》」といいます。

ここで一つアドバイスですが、坐禅初体験の方は、半跏趺坐とはいえ、おそらく数分であなたの足や腰が痛みで悲鳴を上げるでしょうから、「吉祥坐」を

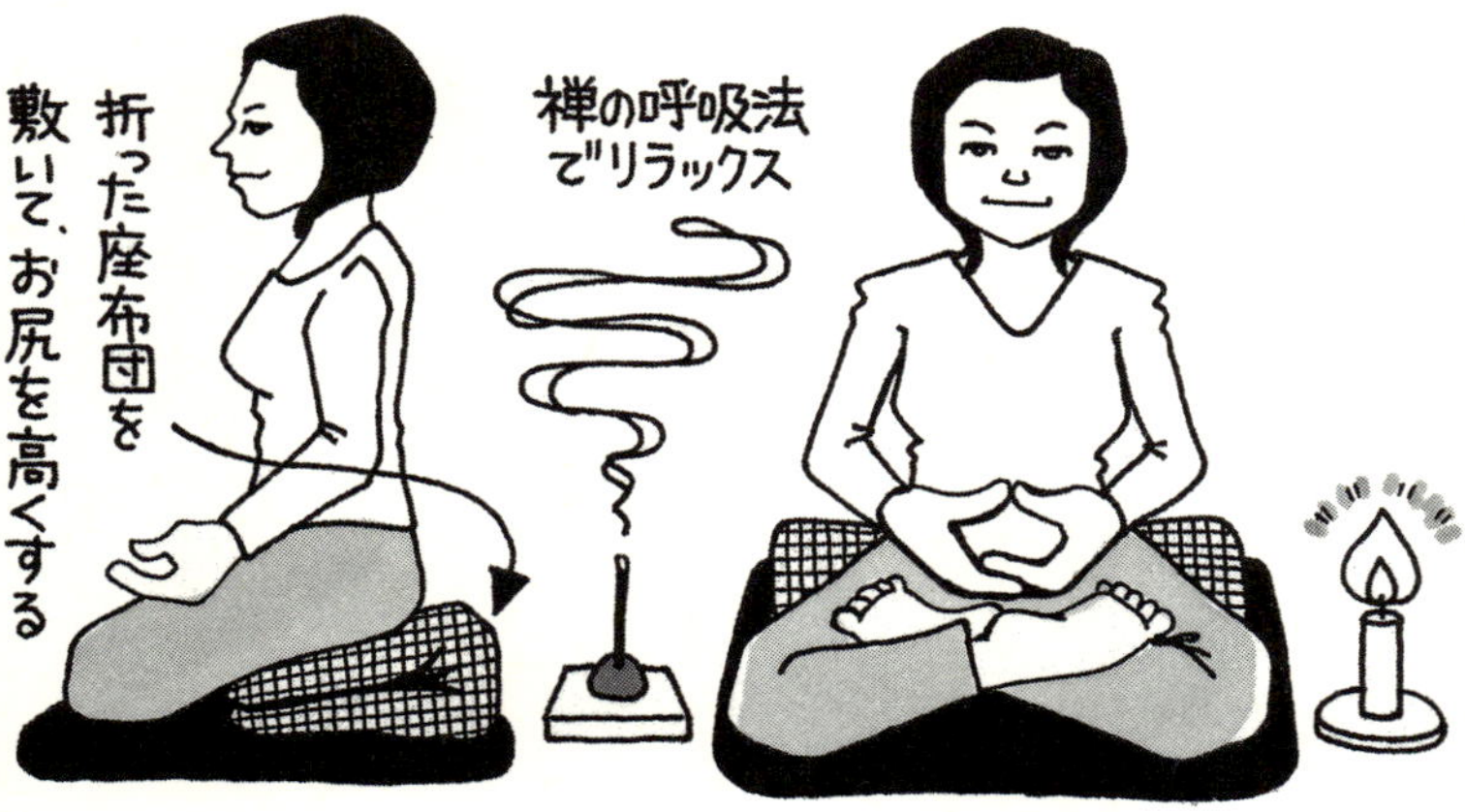
禅の呼吸法でリラックス
折った座布団を敷いて、お尻を高くする

5分、「降魔坐」を5分というように交互に足を組み換えると良いでしょう。

足の組み方が分かったら次は手の組み方です。手の組み方は、宗派によってさまざまですが、本書では、最も多くの宗派が取り入れていて、お釈迦様が悟りを開いた時の手の形とされている「法界定印《ほっかいじょういん》」を紹介します。右手の掌《てのひら》に左手の甲をのせ、両手の親指の先を軽くつけて、楕円の輪を作ってください。両手で作ったこの形が「法界定印」です。その状態の手を、組んだ足の上にのせてください。

足と手が組み終わったら、次は姿勢を意識します。姿勢は、尻を突き出すようにして背筋をまっすぐにして、顎《あご》を引いて首を伸ばします。目線は45度下に落とした状態をとります。背筋と首が伸びている正しい姿勢なら、約1m先を見つめる感じになります。そして、肩や胸などの余分な力を抜きながら、今、自分の体の中心を1本の棒が貫いている、とイメージして、それによって姿勢がしゃきっとしている感覚をつかんでください。

次は、坐禅を組んだ時の呼吸法です。

坐禅を組んで呼吸する時には、臍下丹田《せいかたんでん》――臍《へそ》の少し下のところ――に気を集めておなかで呼吸します。呼吸の基本は鼻呼吸で、ゆっくり時間をかけて鼻から息を吐き、吸う時は、吐く時よりも短い時間で鼻から吸います。

そして、この鼻呼吸をしている時に、もし鼻の前に1枚の薄いティッシュがあったとしたら、そのティッシュがまったく揺れないくらいに、ゆっくりと穏やかに呼吸してください。この呼吸法に慣れてくると、やがて、1分間に1回吐いて吸えばいいだけの呼吸が可能になります。

いい添えますが、私たちの日常生活でも呼吸は非常に大事で、私たちがストレスを感じたり、喜怒哀楽に行動が振り回されている時には、大抵は呼吸が乱れています。ですから、そのような状況になってしまった時には、禅の呼吸法を思い出して実行すれば、心に落ち着きを取り戻すことができるのです。

坐禅をするために用意する道具の一つに線香をあげましたが、この線香は、坐禅の場合には、昔から、香りによって心を鎮めるためだけでなく、時間を計る手段として用いられてきました。坐禅をする時間の長さは、線香1本が燃え尽きるまでの40分位が基本とされてきたのです。しかし、たとえ「半跏趺坐」でやっても、最初から40分はきついので、まずは20分を目指して、20分用線香を用意してみてください。最近はアロマテラピーブームなので、種々の芳香の線香が売られています。ご自分のお気に入りの香りを見つけ、楽しみながら坐禅を続けてください。

坐禅を続けると、「調身、調息、調心がもたらされてくる」といわれています。これは心身の安定ということを意味しますが、坐禅によって呼吸が安定することと、心が澄んで安定することとがつながっていることも意味しています。

「ただ坐れば、心の奥の輝きが見えてくる」との教えもあるように、坐禅によって、自分の心の奥底にある、この社会や自分自身に対する恨み・つらみ等を理解し、その囚《とら》われからの解放を目指すわけですが、そうすることがメタ認知の能力を鍛えてくれるのです。

私たちはお坊さんではないので、悟りを開くまでの努力は必要ないでしょう。坐禅で徹底的に自分のことを見つめ直して、自分のことが少しでも分かれば成功だといえます。坐禅は今までの生活とこれからの「ボケない生活」に思いを巡らす機会にもなり得るのです。

いずれにしても、坐禅を自分のものにするためには、まずは、しっかりと形と呼吸を作ってください。規則正しい呼吸や修練は、脳の状態を整えている神経伝達物質のセロトニンの分泌に良好の作用を及ぼすともいわれています。坐禅が、うつ状態からの脱却にも効果があるのはそのためなのです。

【2】プラスアルファ散歩術

散歩は「ボケない生活」を続けるための王道です。ボケを予防するための最高で最強の方法である、といっても過言ではありません。散歩の仲間であるウォーキングが、高血圧や糖尿病などの生活習慣病の予防や治療に極めて有効であることは従来から示されてきていましたが、欧米での近年の「前向き研究」で、ウォーキングがボケ予防に効果があることがはっきりと実証されました（第4章6項で詳述しています）。

散歩がボケ予防の王道である理由は、有酸素運動であることによる体への効果と、散歩を通じて四季折々の花鳥風月に触れることによる心への効果（＝好奇心の刺激）、そして、その2つによる心身への相乗効果が大いに期待されるからです。

本書では、ボケ予防の技術として、単なる散歩ではなく、ボケ予防効果を最大限に引き出すことができる「プラスアルファ散歩術」を提案します。この散歩術になぜプラスアルファという言葉が付いているかといえば、せっかくの散歩を有酸素運動のみの効果で終わらせてしまわず、散歩に何かをプラスして、

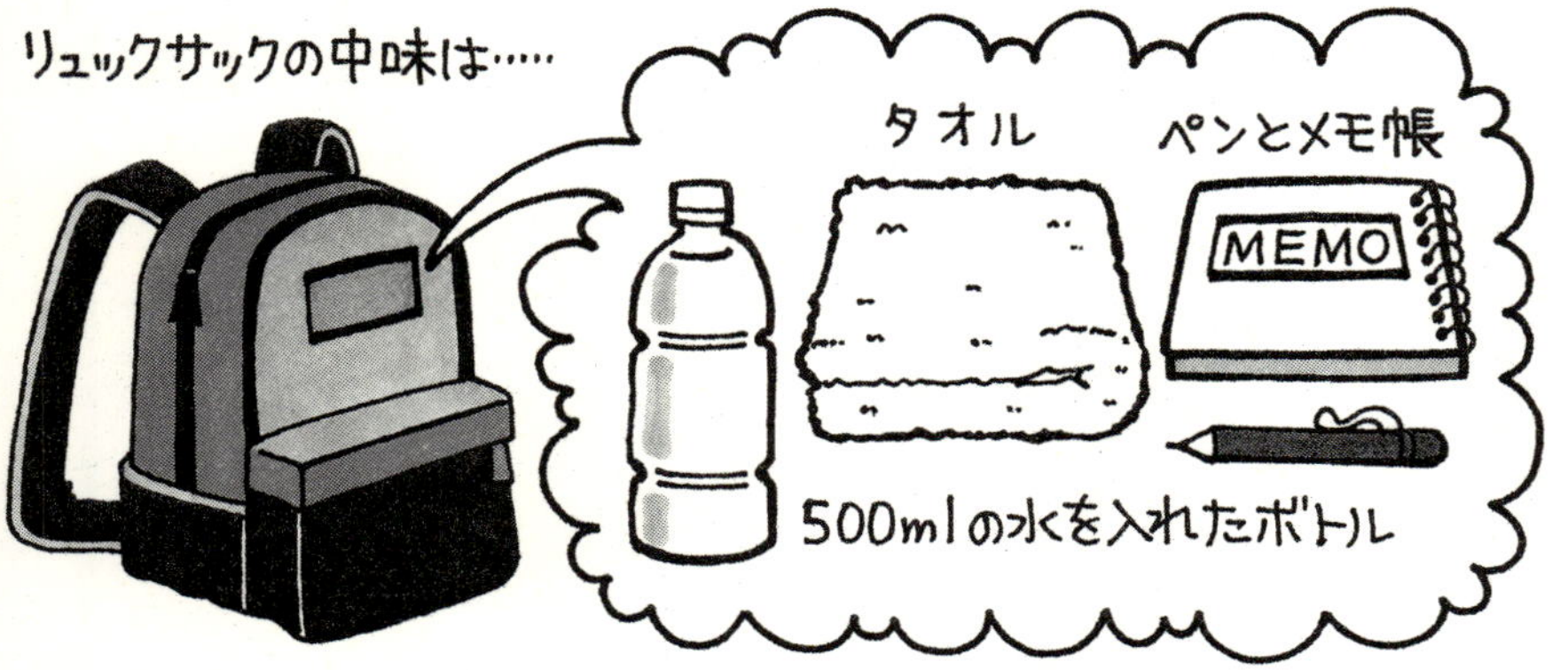

より有意義で効果のある散歩にしましょう！と提案しているからです。

では、プラスアルファ散歩術を説明します。そして、散歩に出かける前に、まず、小さなリュックサックを用意してください。そして、リュックサックの中には、500㎖の水を入れたペットボトルか水筒、タオル、そしてメモ帳とペンを入れてください。このくらいの量の荷物なら背負ってもほとんど苦にならないはずですし、リュックサックを背負うことで、背筋が伸びて、姿勢良く歩くことができます。それに、散歩の時は両手には何も持たないことがポイントなのです。なぜなら、何かにつまずいて転倒した場合でも両手を使うことができるので、骨折などの危険が激減するからです。そういう理由で散歩にはリュックがお薦めです。

リュックサックを背負い、はきなれたスニーカーをはいたら、さあ、散歩に出かけましょう。まず、歩き方ですが、背筋を伸ばすことを意識してください。坐禅の時のことを思い浮かべて、お臍《へそ》の下の臍下丹田《せいかたんでん》に重心を意識すると、背筋がピンと伸びるはずです。次は腕です。手を軽く握り、腕を90度に曲げて、呼吸を意識しながら、2本の腕をリズミカルに交互に振ります。

その次は足です。これまでは自己流で歩いていたことでしょうが、散歩をするときには、次のことを意識しながら歩いてください。足の裏を地面に着ける時の着け方がポイントなのです。足の裏全体で一気に地面を踏みしめないで、踵《かかと》を先に地面に着けて、足裏の重心を次第につま先に移します。そして最後につま先を強く意識して足を地面から離してください。

歩くスピードは、軽く汗ばむ程度にしてください。暑すぎる時間帯や寒すぎる時間帯は避け、少し汗をかいた場合は、リュックサックの水を飲んでください。

さて、リュックサックのメモとペンは何に使うのでしょうか。それは、日記のネタの記録用なのです。詩、短歌、俳句、川柳を作っている人の場合は創作メモ用となります。行動日記（心情的なことよりも、一日の行動を簡単に記録する日記）を付けている人は別ですが、一日の中の印象に残ったことを日記に書くことにしている人の場合は、毎日の生活の中で日記に書くネタを見つけるのはなかなか大変です。夜、日記を書こうとして机に向かっても、ネタのない日もあるでしょうし、なかなか、良い文章も浮かばない日もあるでしょう。ところが歩きながらだと、散歩の脳活性効果で、良いフレーズや文章やアイディアが浮かんでくるのです。この効果を利用しない手はありません。散歩の最中に頭に浮かんできたことを、忘れないようにメモっておけば日記を書くときに大いに役立つのです。

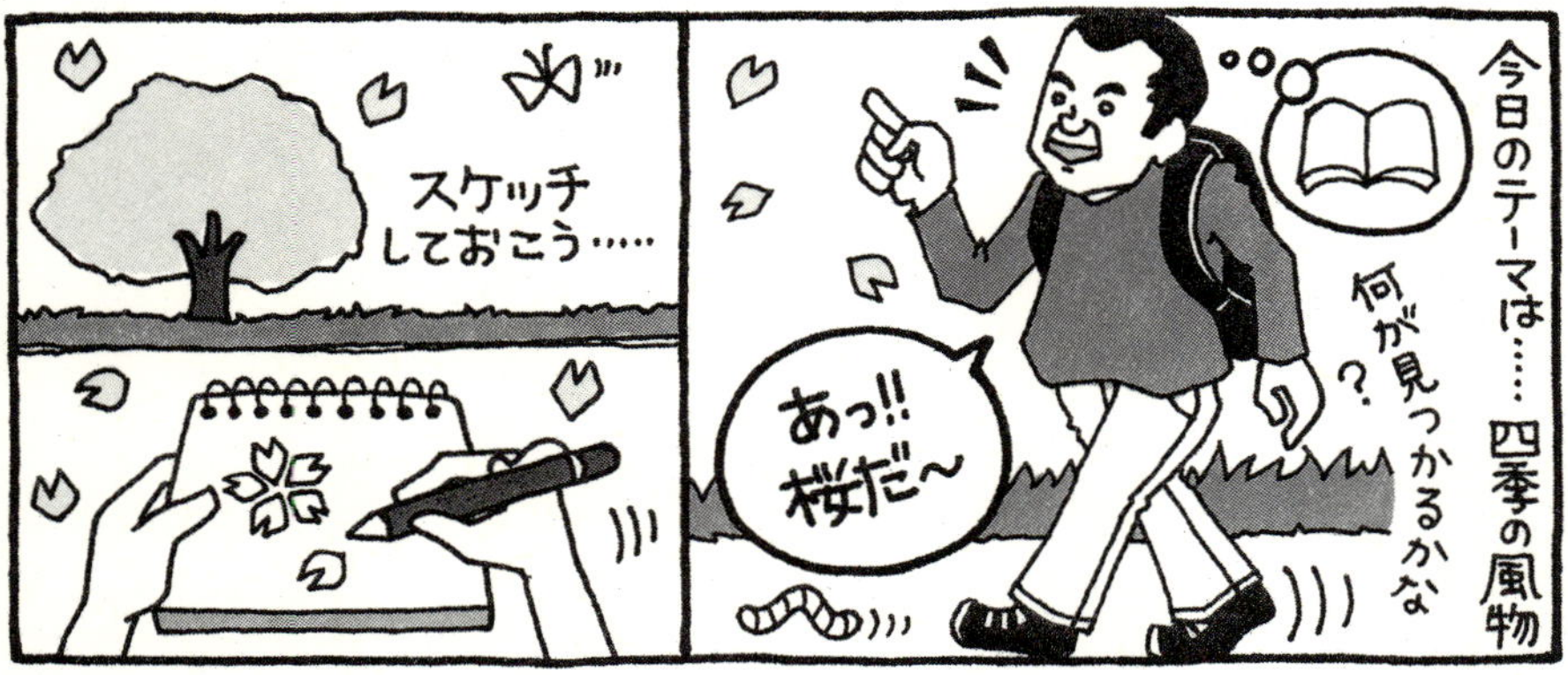
今日のテーマは…… 四季の風物
何が見つかるかな
?
あっ!! 桜だ〜
スケッチしておこう……

また、出かける前から日記のテーマを決めておくやり方もあります。例えば、今日は「四季の風物」、明日は「コミュニティセンターのわが街写真展」、明後日は「踏切りのそばに建ったマンション」……というように。そして、今日の散歩のテーマを「四季の風物」にした場合は、四季の移り変わりを表す象徴的なものを見つけて描写するのです。自然を描写したメモのそばにスケッチを添えておくと効果的です。スケッチする場合、視野に入っている全風景を描くのは大変なので、春なら桜の花びら、秋なら道に落ちている紅葉など、簡単に描けるものでかまいません。絵を描くのは苦手だ、という人はデジタルカメラで撮影してください。ここでのポイントは、散歩をただの有酸素運動としてとらえるのではなく、日記のネタを仕入れるために、五感をフルに研ぎ澄ませながら歩くことなのです。

さて、夜になって日記に向かったら、散歩の時の光景や散歩中に考えたことを思い出してください。日記を書くために一日を振り返ることだけでも回想による記憶のトレーニングになります。いろいろなことを思い出すことができて、文章がスラスラと進む時はそれで良いのですが、そうでない時は、散歩に持参したメモ帳やスケッチをチェックしてみてください。メモ帳のスケッチを切り抜いたり、写真を紙焼きして日記帳に貼り付けてみるのも良いでしょう。

人間は文章を書くことで、冷静になれます。頭の中だけで考えていた時には混沌としていた事柄が、書くことによってだんだんと整理されてきます。

日記に書く内容は自由です。その日の自分が経験したことや自分に起きたことから離れて、例えば、日頃から気になっている社会問題について書いても良いのです。「今日の日記はいつもと違って、社会問題の中のAというテーマについて、小論文的なものを書いてみよう」と思った場合は、散歩をする時に、Aというテーマを頭の中心に置いて歩き始めるのです。そして、散歩の間にAをテーマにした小論文の構成を考えます。例えば小論文を4部構成にしたいのであれば、第1部はテーマについての問題の提起で始めます。第2部はその問題に対して自分は「yes」か「no」かの立場を明らかにし、同時に、どのような意見を持っているのかを述べます。第3部では自分の主張の根拠を展開して掘り下げていき、最後の第4部は自分の主張を改めてまとめた結論にするのです。

日記は誰かに見せる必要がないし、気兼ねなく自分の考えを自由に主張できるので、ストレスの解消にもなります。さらに、小論文風に文章を書くためには、客観性が必要になるために、自分の思考パターンをもう一人の自分が眺めてモニターする「メタ認知」能力が鍛えられます。また、自分の主張や考えを持っていても、それを展開するための客観的証拠がまだ不十分であると感じられた時は、調べものをしたりして、知的ネットワークを広げることもできます。

【3】読書会術

良い本を読み終えて、その作品の余韻を一人でそっと味わうのはなんともいえず素敵なものですが、読んだあとに、その内容を人と語り合うことによって、自分とは別の感想や意見を知ることができると同時に、自分の考えをいっそう深められることがあります。

メンバーが同じ本を読んで、その本について語り合う、いわゆる読書会では、「要約力」と「メタ認知能力」を磨くことができます。ですから、読書会は、ボケ予防には最適な試みであるといえるのです。しかし、実際に読書会を開催するとなると、どのような進行にすれば有意義な読書会になるのだろうか、と考え始めた途端におっくうになってしまうことでしょう。そこで本書では、出席者が気楽に参加できて、要約力とメタ認知能力が伸ばせる、3色ボールペンを使った読書会の技術をご紹介します。なお、この項を書くにあたっては、明治大学教授・齋藤孝氏の著書を参考にさせていただきました。

読書会のメンバーが決まったら（3、4人くらいからスタートするのがベストです）、まず、読書会で取り上げる本を決めます。取り上げる本は、最初は

ボールペンの
色をリズミカルに
切り替える
黒
赤
青
メタ認知能力
が増強
カチッ!!
重要な部分に黒線を引く

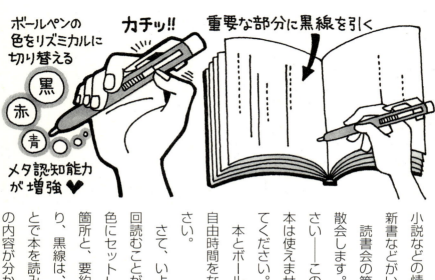

小説などの情緒的なものよりも、論理的な思考が反映されている本——つまり、新書などがいいでしょう。

読書会の第1回目の会合では、取り上げる本を決め、あとは談笑などをして散会します。その後、各自、取り上げることにした本を自分用に購入してください——この方法は、本にボールペンで線を引くので、図書館や人から借りた本は使えません——。そして、同時に、黒・赤・青の3色ボールペンを用意してください。

本とボールペンの準備ができたら、次回の読書会がある日まで、一日の間の自由時間をなるべく読書に割くようにして、今回取り上げた本に集中してください。

さて、いよいよ読書のスタートです。この読書術は、同じ本を繰り返して2回読むことが基本となるのですが、1回目に読む時には、3色ボールペンを黒色にセットしてください。そして、「ここがこの本のポイントだな」と思えた箇所と、要約になっていると思えた重要な箇所に黒線を引いてください。つまり、黒線は、その本の肝になっているところに引かれているわけですから、あとで本を読み返した時に、黒線が引かれた箇所だけを拾い読みしても、その本の内容が分かる、ということになります。

黒線を引くことは、読書していて自分の中に自然に生まれてくる「おもしろい」とか「分からない」とかいう気持ち・感情を排除して、著者の気持ちになって、本の内容を客観的に抽出することになるのです。そして黒線を引くことに慣れることによって、読者は要約力を高めることができます。

2回目の読書の際には、赤色と青色を使います。まず、3色ボールペンを赤色にセットしてください。赤線は「いいことが書いてあるな、分かる分かる」と思ったところに引きます。要約や話の筋とはまったく無関係に、著者の意見に共感した箇所、へぇーっと感心したところに引くのです。もちろん、1回目の時に引いた黒線と重なってもかまいません。とにかく共感・感心した箇所に赤線を引きながら読み進めていくのです。

読み進めていくうちに、「あれ、ちょっと待てよ。変だな。知らないな。分からないな」という箇所が出てきたら、ボールペンを青色に切り替えて、青線を引いてください。もし、青線を引いた箇所が黒線と重なった場合は、その箇所は著者が力説しているが自分は違和感を持った文章、ということになるのです。

ボールペンの色を、赤から青、青から赤、と「カチカチ」と切り替えることによって、既知の領域から未知の領域に意識が切り替わる様が、視覚や聴覚、

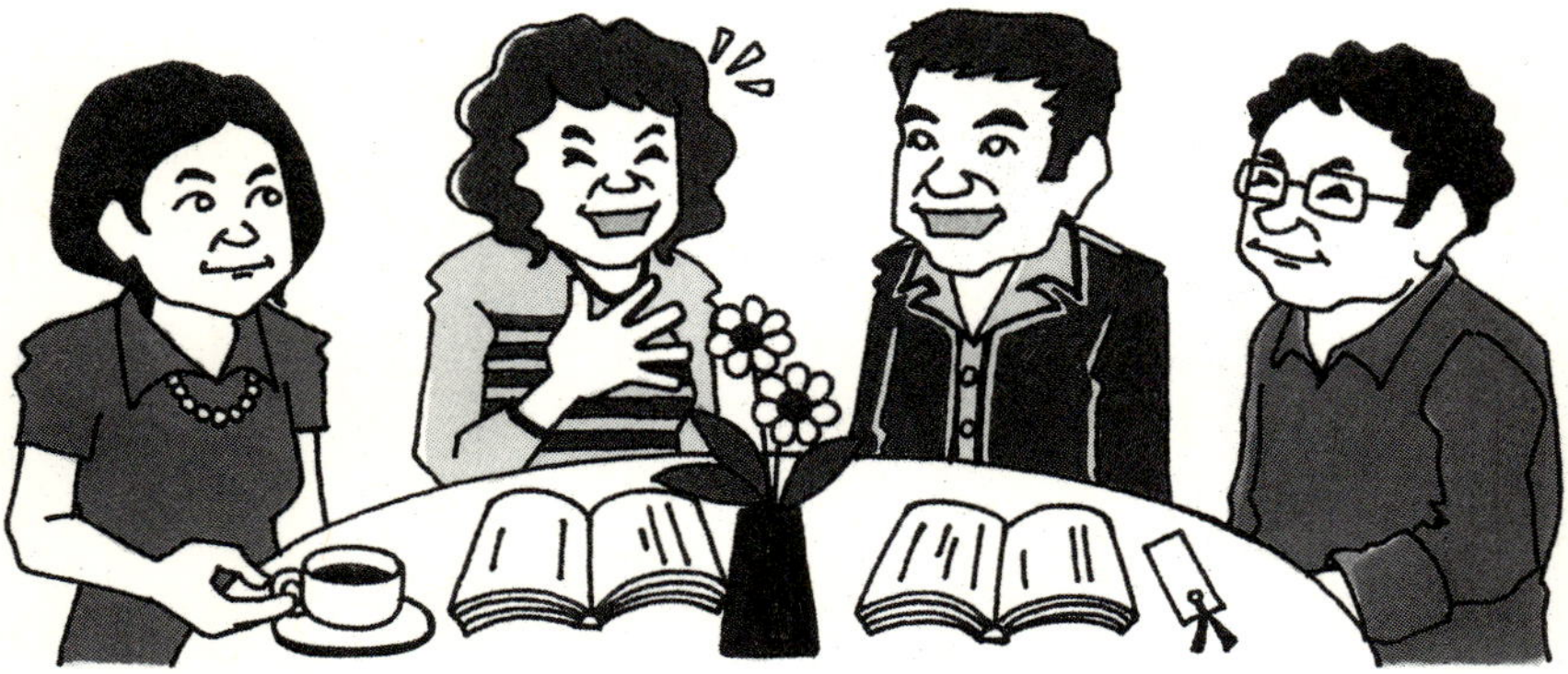

触覚で実感され、メタ認知能力が増強されていきます。ボールペンを「カチカチ」とリズミカルに切り替えることによって、不思議なことにこれまでの読書よりも集中力が継続されることに気づくことでしょう。

さて、いよいよ読書会の本格的なスタートです。2回目の会合には、黒・赤・青の3色の線がたくさん引かれている自分の本を持って臨みましょう。

読書会の進行は極めて簡単です。まずは、黒線を引いた箇所の発表です。この黒線箇所の発表は緊張の一瞬です。なぜなら、一種の答え合わせ的な要素があり、自分の読解力や要約力をさらけ出すことになるからです。しかし、勇気を持って発表してください。人が黒線を引いていなかった箇所に、自分は自信を持って黒線を引いていた場合、自分が黒線を引いた理由・根拠を一生懸命に人に説明することにより、よりいっそうコメント力やコミュニケーション能力を養うことができるのです。

もちろん、黒線を引かなければならない絶対的な正解箇所、というものは存在しませんが、黒線はその本の最大公約数的な箇所であるべきなので、傾向としては、参加者それぞれが黒線を引いた箇所が、読書会を重ねるごとにだんだんと一致してくるのが望ましいでしょう。

黒線の発表の次は、赤線を引いた箇所の発表です。赤線は個人の好みで「いいことが書いてあるな、分かる分かる」と思ったところに引けば良いので、気楽に発表できるはずです。

この赤線にはその人のこだわりや個性が表れています。しかも、当の本人は思いのままに適当に赤線を引いているつもりでも、他の人から見れば、その人の赤線箇所にある種の一貫性が見えてくることがあります。「あの人はおそらくこの箇所に赤線を引いてくるぞ」と分かるようになれば、そのメンバーに対するあなたの人間観察力は本物です。

さらに、赤線を引いた箇所、つまり、共感したり関心や興味を持った内容・対象等が必ずしもバラバラではなく、一定の傾向に沿っていることに自分で気づくことができれば、自分の個性を自分で理解する「メタ認知能力」を高めることができるのです。

最後は青線の発表です。青線箇所の発表は、自分が分からなかったこと、理解できなかったことを明らかにすることなので、恥ずかしく感じるかもしれませんが、青線を発表する頃になると、会が始まってからかなりの時間が経っていて、和気あいあいとした雰囲気になっているでしょうから、身内に自分のことを話すような感じで、抵抗なく発表できるはずです。

青線箇所の発表は、もちろん、自分では理解できなかったところを人に教えてもらうためではありますが、メンバーから学んだことが、今までの自分には興味がなかった領域を開拓するきっかけにもなるはずです。

本を一人で選ぶと、いつも似通ったジャンルの本ばかりになっていると思います。本屋さんでも、ふと気づくと、いつも同じコーナーの本を手にしていることが多いでしょう。しかし、人と交わることによって、自分とは縁のなかったジャンルの本、すなわち青線がたくさん引かれた、自分が知らない世界に足を踏み入れることができるはずです。自分が未知の世界は、初めは違和感がありますが、この読書会をきっかけにして、なんとか自分の殻を破ってみてください。

手あかにまみれ、3色の線がぎっしり入った、さまざまなジャンルの本が、自分の本棚に増えていくことは、自分の脳の分身が本棚に整理されていくことでもあるのです。この読書会によって、あなたの結晶性知能にはいっそう磨きがかかることでしょう。

【4】ながらモーツァルト術

人類が喜怒哀楽を表現する根源的な方法の一つが音楽です。人々は日常生活の中で、音楽が持っているさまざまな効用を利用してきました。例えば、癒やしの効用を利用して、イライラしている気持ちを鎮めたり、心を鼓舞する効用を利用して、競技前に聴いて闘争心をかきたてたり、というように。さらに、音楽は人と人を結びつける社会性も持っています。結婚式のウェディングマーチは、人々を儀式に集中させますし、オリンピック等での国歌演奏は人々に愛国心を意識させます。

日常での音楽は空気のように私たちの生活の中に自然な形で存在しているので、改めてその恩恵の度合いを数字に表すことは困難なのですが、モーツァルト研究で有名な物理学者のゴードン・ショウは、「モーツァルトを聴くと思考力や創造力が高められる」と述べています。実際に、研究者は大学生に協力してもらい、彼らにモーツァルトの「2台のピアノのためのソナタ」等を聴かせながら知能テストを受けてもらう、という実験をしています。その結果、モーツァルトを聴かせながら知能テストを行うと、そうでない時よりも明らかに知

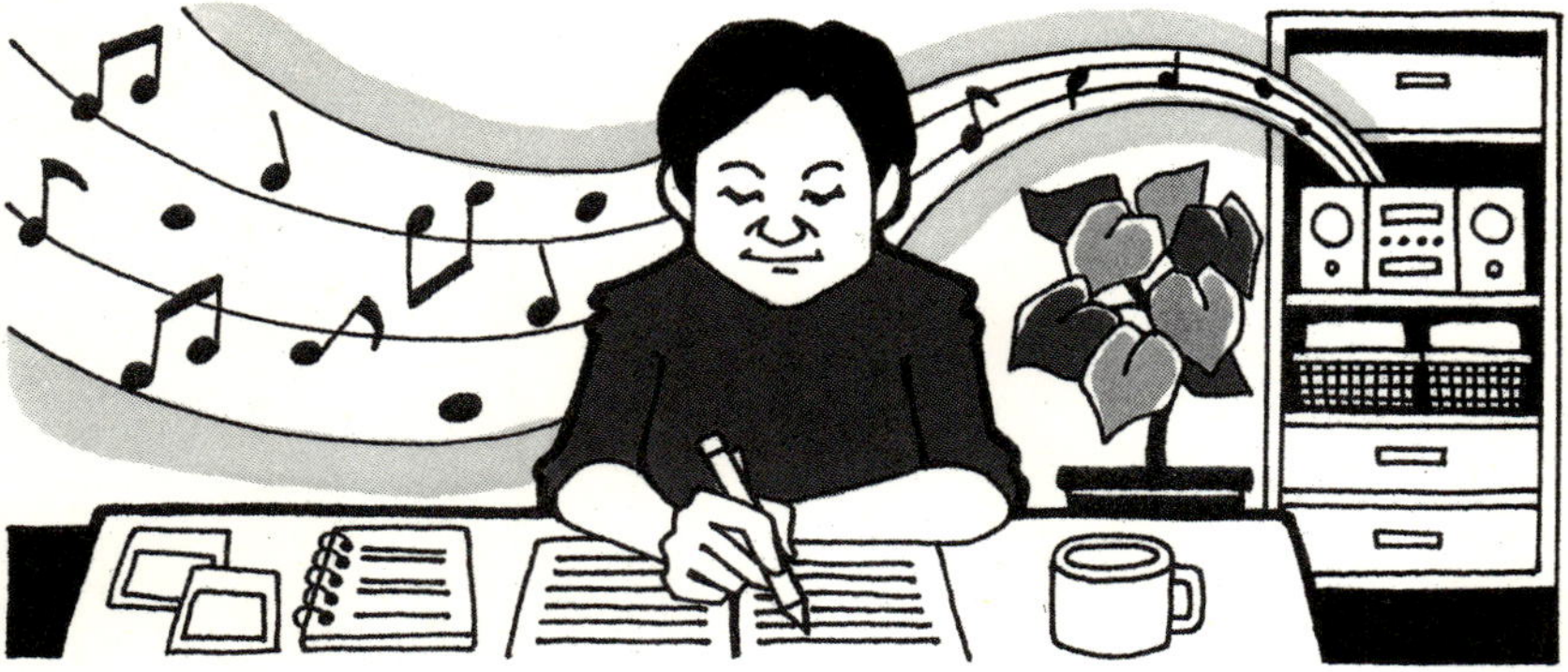

能テストの成績が上がったということでした。この効果は「モーツァルト効果」と呼ばれてかなり有名になりました。私自身、大事な論文を書いたり、手術を行う時にモーツァルトを流すことがありますが、たしかに「モーツァルト効果」はあるように思います。

認知症の予防を目的にモーツァルトを聴くとなると、自然な形で音楽に接するだけでなく、能動的にモーツァルトの音楽を体験する、という姿勢が必要になってきます。しかし、この場合に、音楽に没頭する特別な時間を一日の中で作る必要はありません。〝ながらモーツァルト〟で良いのです。モーツァルトの音楽は、私たちが使っている思考機能、言語機能、運動機能の妨害をしないどころか、それらの機能を高めてくれる可能性があります。

モーツァルトのCDを用意して、坐禅にモーツァルト、散歩にモーツァルト、読書にモーツァルト、そして日記にモーツァルトと、これまでに説明したボケ予防の実践法にモーツァルトの音楽を併用することによって、それぞれの効果をより高めてください。

ボケ予防に音楽の力を利用することに対してさらに意欲的な方は、楽器の演奏にチャレンジしてみてください。実は、「今まで音楽は好きだったけど、楽器演奏には興味がなかった」という人のほうが、楽器演奏によるボケ予防効果は大きい可能性があるのです。

要は、楽器の演奏が脳に与える刺激の度合いのことなのですが、ミュージシャンのような、楽器に慣れ親しんだ人が楽器を演奏しても脳はあまり刺激されません。脳画像の研究で、脳がよく刺激されるのは、楽器演奏に初めて挑戦した人が四苦八苦しながら演奏方法を覚えているときであることが明らかになっているのです。

この研究は、楽器を演奏している最中の脳の活性化を調べたものですが、今まで弾けなかった楽器を弾けるようになるという達成感は、前頭葉《ぜんとうよう》（第5章を参照）を強く刺激するのです。実は、この「前頭葉への刺激がさらなる意欲を呼び起こし、その人に新たな行動を起こさせる」というのが私たちの脳の仕組みなのです。まずは、ギターをポロンとやってみることからすべてが始まるのです。

すでにご存じかもしれませんが、近年、音楽が持っているこのような力・効用に着目し、脳の病気の治療に音楽を計画的に用いて、特定の効果を引き出そうとする「音楽療法」が注目されています。この音楽療法は、認知症予防の観点からも研究されていて、第4章の「ボケ予防に最適な趣味は」の項でも説明していますが、楽器演奏やダンスなどの音楽活動が、認知症予防にかなりの効果があることが示されています。

これらの音楽活動が、認知症予防効果を上げているのは、音楽自体が脳の創造性を高める刺激になりうる、ということに加えて、楽器のセッションや社交ダンスなどによって他人と交流することで生じる社交性と、手や身体を動かすことによる運動性とが加味されるためであると考えられます。

当院の「もの忘れ外来」でも、過去に音楽活動が持っている認知症予防効果に期待して、木沢記念病院と共に、「軽度認知障害（ＭＣＩ）を対象とする認知症発症予防を目的とする音楽療法」というプロジェクトを立ち上げ、音楽療法を実施していました。ここでは、1週間に1回1時間、音楽による前頭葉刺激／記憶法・歌唱・回想法・楽器演奏・社交ダンスなどを組み合わせた音楽療法を行っていました。このプロジェクトでは1年を経過した時点で、ＭＣＩから認知症になってしまう危険率は年間12～15％程度といわれているにもかかわらず、音楽療法施行群では10％以下に抑えることに成功しました。また、認知機能が低下する度合いも抑制されている傾向にありました。

【5】赤ワインパーティー術

料理を作るときは、イメージした種々の料理の完成に向けて、食材の調達から始めて、段取り良く事を運ばなくてはいけません。料理は、手先の機能だけではなく、企画性、計画性、遂行・実行機能といった、前頭葉をはじめとする脳の機能を駆使しなければできない大変な仕事なのです。

かつて、「男子厨房に入るべからず」という言葉がありましたが、脳の働きを高めるのに最適な方法の一つである「料理」を女性の特権にしておく手はありません。とはいうものの、今まで包丁を握ったことのない中高年の男性が、いきなり本格的な料理を作ることなど到底無理です。そこで、本書ではそういう方のために、赤ワインパーティーという方法を紹介します。

まず、1カ月に1日か2日、「赤ワインパーティーの日」を作ってください。パーティー参加者は家族だけでも良いのですが、毎回、3、4人の友達で集うことができればより効果的でしょう。

むろん、肩ひじ張らないパーティーにするわけですが、若干の決めごとを作ります。例えば以下のように。

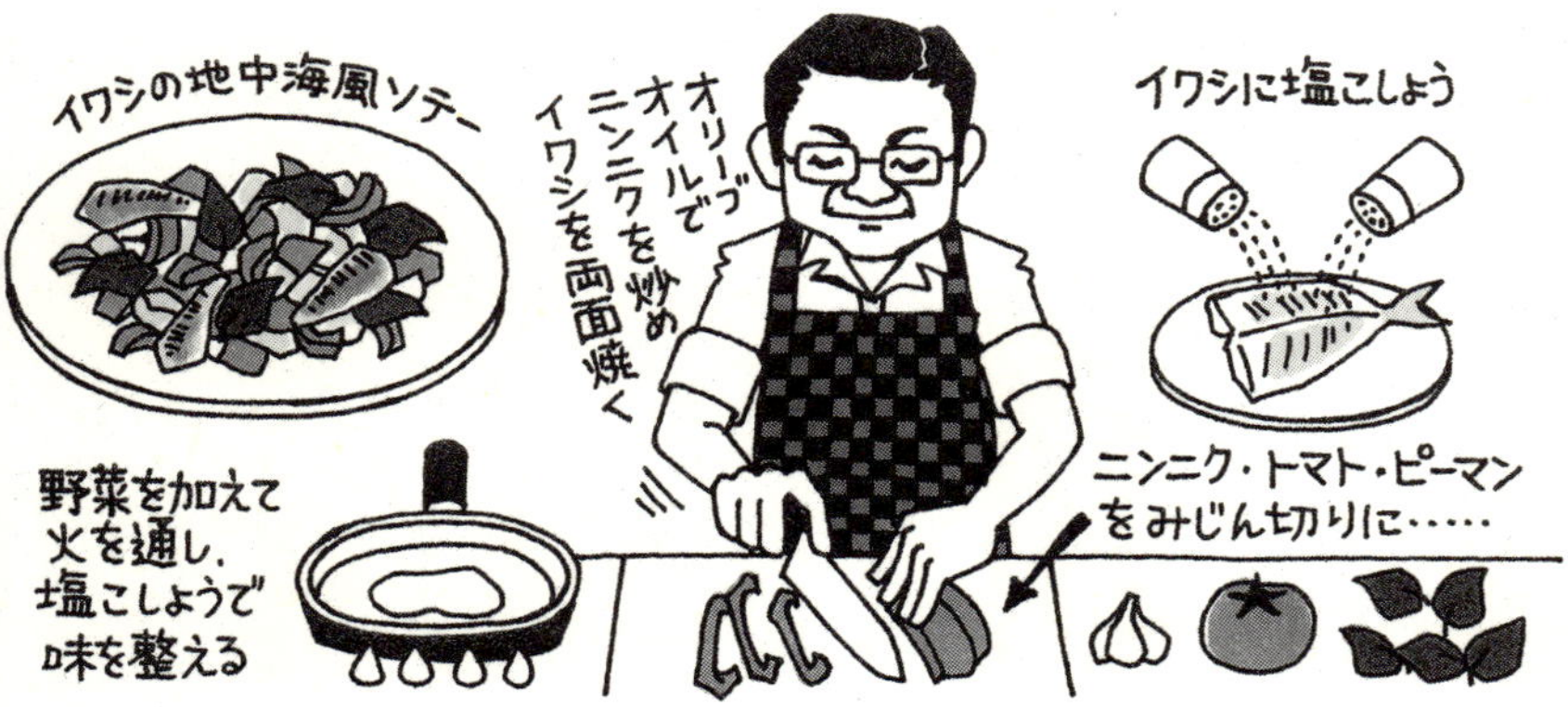
イワシの地中海風ソテー
オリーブオイルでニンニクを炒めイワシを両面焼く
イワシに塩こしょう
ニンニク・トマト・ピーマンをみじん切りに……
野菜を加えて火を通し、塩こしょうで味を整える

①パーティーのテーマを、ボケ予防効果があるといわれている「地中海風料理」（第４章11項で詳述）にする
②参加者それぞれが、パーティーに持参する一品は、このテーマに沿って自分で作らなければいけないことにする（でき合いのお惣菜を買って持参するのは厳禁）
③自分で作る料理の材料費は、４人分で千円以内とする

ここからは、赤ワインパーティーの様子や雰囲気をお伝えするために〝生中継〟風にご紹介してみましょう。

今日の佐藤さんは、近所の田中さんの家で夜7時から始まるワインパーティーに参加するのでウキウキしています。その佐藤さんが今回担当する料理の素材は「魚」――参加者それぞれが料理の素材を分けて担当します。田中さんは「炭水化物」、加藤さんは「野菜」――です。

佐藤さんが五十の手習いで料理を始めた頃は、「簡単にできる男の料理」という本に書いてある食材をスーパーで探して買う、というレベルでしたが、最近は、逆に、その日のスーパーに並んでいる食材から料理のメニューをイメージすることができるようになっています。

今日は子供に付き合ってもらって、自転車で、自宅から少し離れた大きなデ

パートまで買い物に行きました。デパートの食材売り場は楽しいものです。運良く、とても新鮮なイワシが入っていたので、店員さんに捌《さば》いてもらって、家路を急ぎました。パーティーまであと30分しかありません。

帰宅後、すぐにフライパンを火にかけてオリーブオイルを流して、即座にまな板でニンニクとピーマン、トマトをみじん切りにします。ニンニクを炒めてイワシを焼き、野菜もフライパンに入れてソテー。佐藤さんが作った今晩の料理は、「イワシの地中海風ソテースペシャル」です。できたてを紙の大皿にのせてラップをまいて、再び自転車で田中さんの家に急ぎます。

友人たちはすでに赤ワインの栓を抜いていました。このパーティーでは、自分が持ってきた料理の作り方を簡単に発表しなければなりません。「炭水化物」の担当だった田中さんが、「かたくなった食パンを1斤そのまま、大きなボウルに入れて水に浸します。その間に鍋にオリーブオイルをひいて、熱くなる前に、ニンニクとタマネギのみじん切りを入れて、焦げ付かないように炒めます。それから、ホールトマト（缶詰の、丸ごと水煮にしたトマトのこと）を鍋に放り込んでから、水がしみ込んだ食パンを手で一口サイズにちぎって、軽く握って水を絞ってから鍋に入れます。煮立ったら弱火にして、ホールトマトとパンをよくかき混ぜます。最後に生のトマトとバジルを加え、塩、こしょうを少々

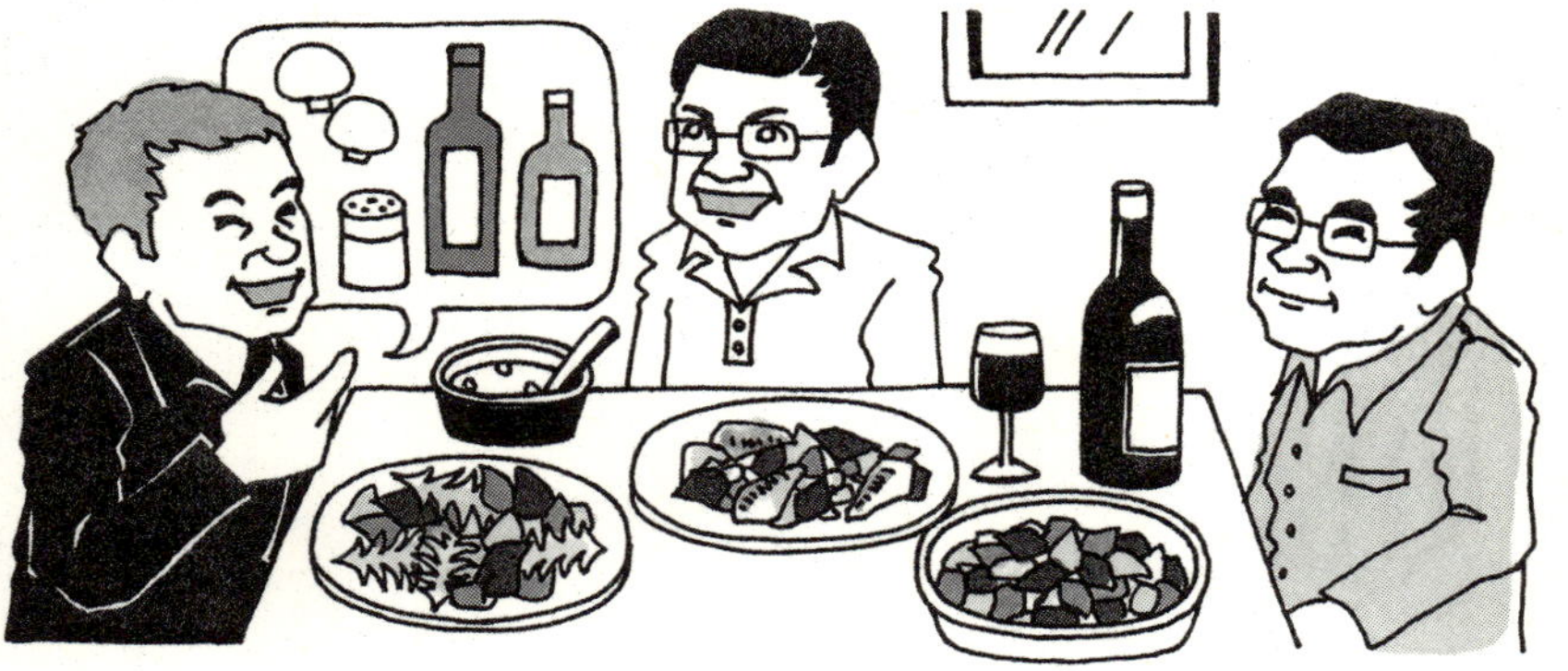

入れてでき上がりです」と説明しました。

田中さんがホールトマトとパンで作った、この自家製パッパ・アル・ポモドーロは、見た目に反して非常においしいのですが、先月はパンの代わりにペンネが、先々月はタイ米が入っていただけで、その他の材料は全部同じ料理であることに誰もが気づいていました。

「野菜」担当だった加藤さんは、イタリアンサラダを作ってパーティーに出席しました。種々の野菜と豆類にチーズを混ぜて、スーパーでは見かけない変わった野菜も入れたのですが、仲間に、「たしかに珍しい野菜が入ってはいるが、要は、野菜を切って混ぜただけだろ」と言われてしまいました。加藤さんはすかさず、「ドレッシングは自家製で、エキストラ・バージン・オリーブオイルに酢とマッシュルームとスパイスを混ぜて作ったし、野菜のアンディーブとタマネギは、火を通して味付けしてからミックスしたんだ」と説明しました。

気づくと2本目の赤ワインも残り少なくなりました。楽しい時間はあっという間に過ぎてしまいました。田中さんの奥さんが、しらけた顔つきでお茶を出してくれたので、パーティーは9時にはお開きになりました。

なお、このパーティーで登場した赤ワインや食材のボケ予防効果の研究状況は、第4章11、12項を参考にしてください。

【6】2種類の旅行術

人間が幸せに生きるために使われる前頭葉《ぜんとうよう》（第5章を参照）は、一見すると相対するような脳機能を同時に担っています。一方は計画通りに物事を遂行していく機能であり、もう一方は予期せぬ出来事に対応していく機能です。ボケない夕フな認知機能を作り上げていくには、この相対する2種類の前頭葉機能に刺激を与えていかなければなりません。

この項では、前頭葉機能を高めてくれる2種類の旅行スタイルについて説明します。1種類目は「綿密計画スタイル」です。このスタイルでは、旅先を海外のようなおおげさなところにしないで、隣町や通勤の途中駅の町などにしましょう。

この「綿密計画スタイル」で、最初にやることは情報収集です。インターネットや図書館などを使えば、対象が隣町であってもかなり詳しい交通・地図の情報が入手できます。目標とする町のエリアの中で、見てみたいと感じた町並みや史跡、公園や街角の季節の草木花、そして、食べてみたいメニューがあるレストランなどをピックアップしていきます。インターネット上の書き込み情

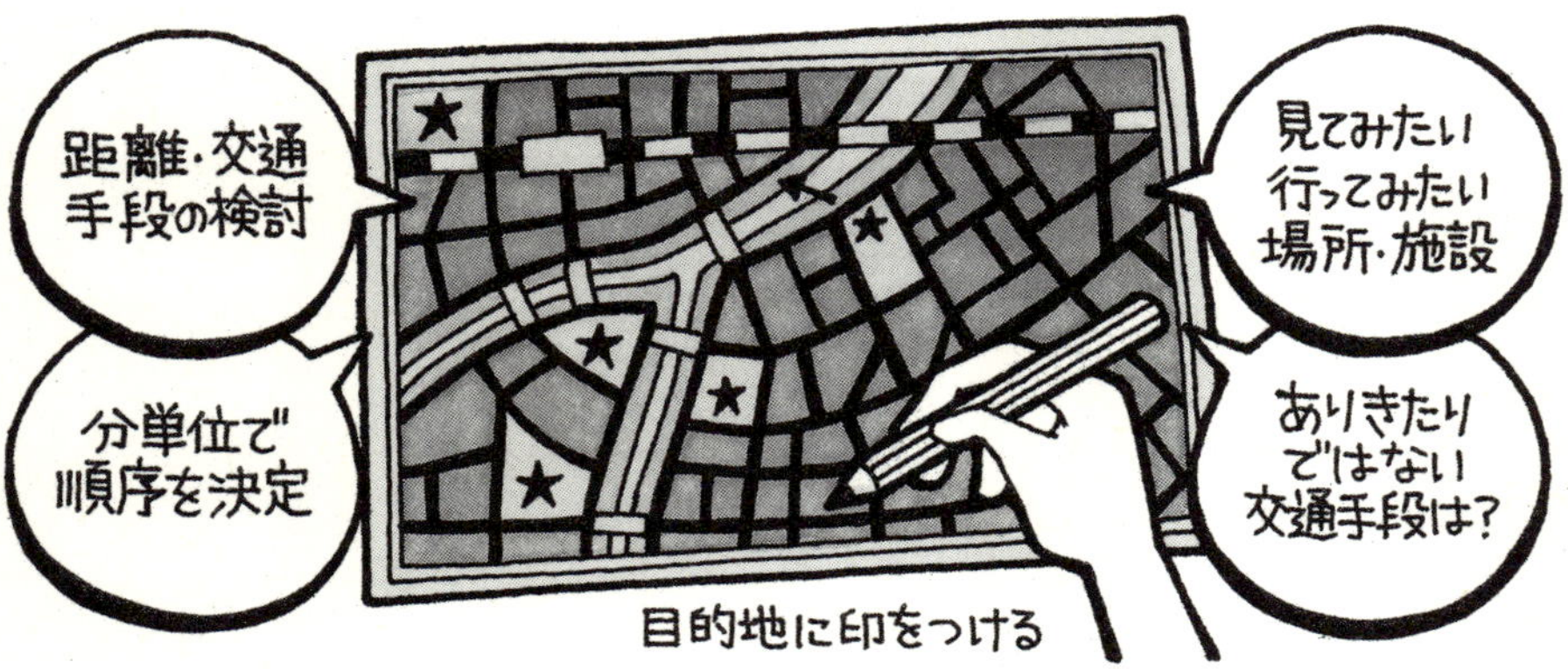

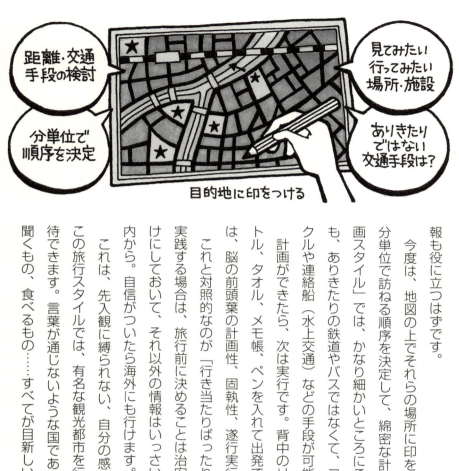

報も役に立つはずです。

今度は、地図の上でそれらの場所に印をつけ、距離や交通手段の検討をし、分単位で訪ねる順序を決定して、綿密な計画を錬り上げていきます。「綿密計画スタイル」では、かなり細かいところにこだわってください。使う交通手段も、ありきたりの鉄道やバスではなくて、コミュニティー・バスやレンタサイクルや連絡船（水上交通）などの手段が可能かどうかもチェックするのです。

計画ができたら、次は実行です。背中のリュックサックに、地図、ペットボトル、タオル、メモ帳、ペンを入れて出発です。この「綿密計画スタイル」では、脳の前頭葉の計画性、固執性、遂行実行機能が鍛えられます。

これと対照的なのが「行き当たりばったりスタイル」です。このスタイルを実践する場合は、旅行前に決めることは治安がいいことを前提にした行き先だけにしておいて、それ以外の情報はいっさい仕入れないでください。まずは国内から。自信がついたら海外にも行けます。

これは、先入観に縛られない、自分の感性が勝負の旅行スタイルなのです。この旅行スタイルでは、有名な観光都市を行き先にすると、よりその効果が期待できます。言葉が通じないような国であればさらに効果的です。見るもの、聞くもの、食べるもの……すべてが目新しい見知らぬ土地で、旅行ならではの喜びを得るためには、あなたは五感を研ぎ澄まさなければなりません。

観光地の適当な場所で乗り物から降り立ったら、まずはその町の匂いを感じ取ってください。どんな人がその町に住んでいて、何を食べているのか、ということに目を光らせましょう。それから、観光名所を探すよりも、まずは今晩の宿の確保を優先しなければなりません。空港や駅や繁華街の観光案内所で宿の斡旋を依頼してもかまいませんが、ここはひとつ自分の足で探し歩いて、実際に目で見て、気に入った宿を見つけてください。

海外の「行き当たりばったりスタイル」の旅で、落ち着いて宿を探すためには、荷物を最小限にして、泊まる予定の町に午前中に入るのがポイントです。近くにきれいな建物やレストランがあり、治安が良さそうで、閑静な通りに面したこざっぱりとした宿を見つけたら、フロントで「Do you have a room tonight ?」（今夜部屋はありますか）と言ってみましょう。英語が流ちょうに話せなくても、手振りや筆談で宿の確保くらいはできるものです。

「OK！　部屋のご用意ができます」と言われても、すぐには決めないで、部屋の見学をさせてもらい、値段の交渉をしましょう。「May I watch your room ?」（部屋を見せてもらえますか）と「How much is this room ?」（この部屋はいくらですか）と言います。

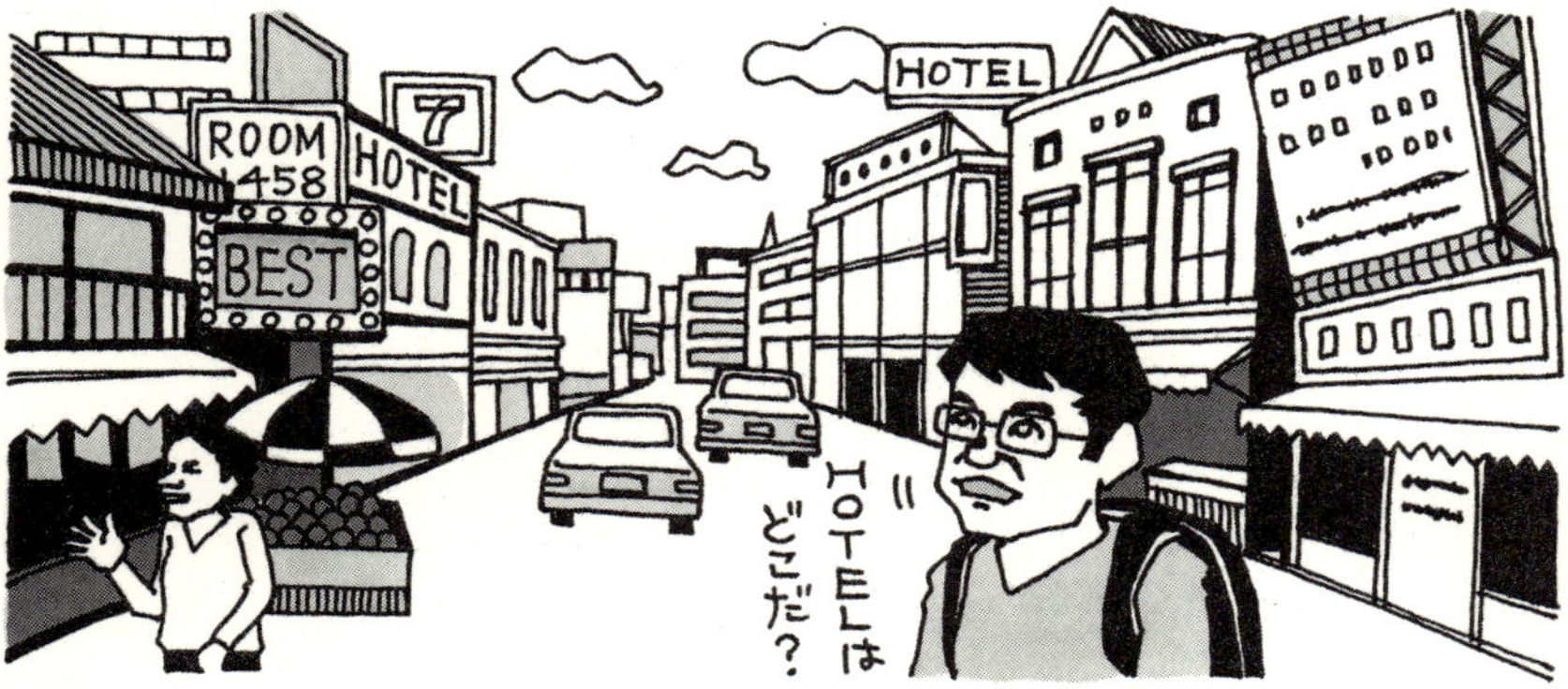

日本では宿は予約しておくのが常識ですが、アジアのタイやヨーロッパのフランス・パリ等、世界の有名な観光地では、「行き当たりばったりスタイル」で行っても、変な顔をされたり、宿がとれなかったりすることはまずありません。

今晩の寝る場所が決まったら、次はおいしいものを食べに行きましょう。東南アジアでは屋台で食べるのが最適です。屋台では直接、人々の活気に触れることができますし、視覚と嗅覚によって陳列されている食べ物を確認することができます。また、言葉が通じなくても指さしで、「これをください」と意思表示することができます。

屋台の少ないヨーロッパなどでは、まず市場に行くことをお勧めします。市場で食材を見て、ご当地のおいしそうなハムやチーズや魚などの名前を覚えるのです。覚えられそうになかったら、市場の人にメモに書いてもらっても良いでしょう。夜になったら、あたりをつけた食材の名前のメモを持って、地元で人気のレストランに出向きます。ビールでも注文したあとに、メモを見ながら食材の名前を伝えれば、たいていはうまいものを運んできてくれます。そして、次の日は、宿のスタッフが薦める観光名所を訪ねてみましょう。

楽しい旅行を終えて自宅に帰ってから、今回行ってきた旅行先のガイドブックを初めて開いてください。そして、自分が名所・旧跡や有名な繁華街や料理店などをはずしてしまっていることを楽しんでください。

この旅行術こそが、何が起こるか分からない人生に対して立ち向かう脳力を高める方法なのですが、旅先で本物の史跡を見るよりも、持参しているガイドブックを読む時間のほうが長くなる傾向にある私たち日本人には、少々難しい旅行術かもしれません。

※なお、前述の、宿屋での直接交渉スタイルに強い不安を感じる方は、到着した空港や駅で「hotel reservation counter」(宿泊予約案内所)を探してください。係の人が予算と希望の場所に応じてあなたの今晩の宿の手配を親切にしてくれるはずですし、その宿まで連れて行ってくれるタクシーの運転手に見せるメモなども書いてくれるはずです。

【7】思考パターンの修正術

長年の間に形作られ固まってきた自分の思考パターンや心を変えることはとても難しいものです。しかし、ボケ予防の一環として柔軟な認知機能を作り上げていくためには、堅い頭を少しでも柔らかくしていく必要があります。

ここでは、医療の現場で有効性が確認されている「認知療法」を応用して、自分が囚《とら》われている頑固なものの考え方を修正する実践法を考えます。その場合、まずは認知機能の発達を妨げてしまう、「良くない考え方のパターン」を知る必要があります。以下に、認知機能の発達にとって良くない3つの思考パターンを示します。

・良くない思考パターン1——決めつけ思考

決めつけ思考とは、物事の価値観を一つに決めつけてしまう思考パターンです。「過剰な一般化、単純化」と言い換えることもできます。この思考は、ある特定の出来事を「多くの出来事の中の単なる一つの出来事」として捉《とら》えられず、その出来事を人生における一般的な特徴であると捉えてしまうことをいい

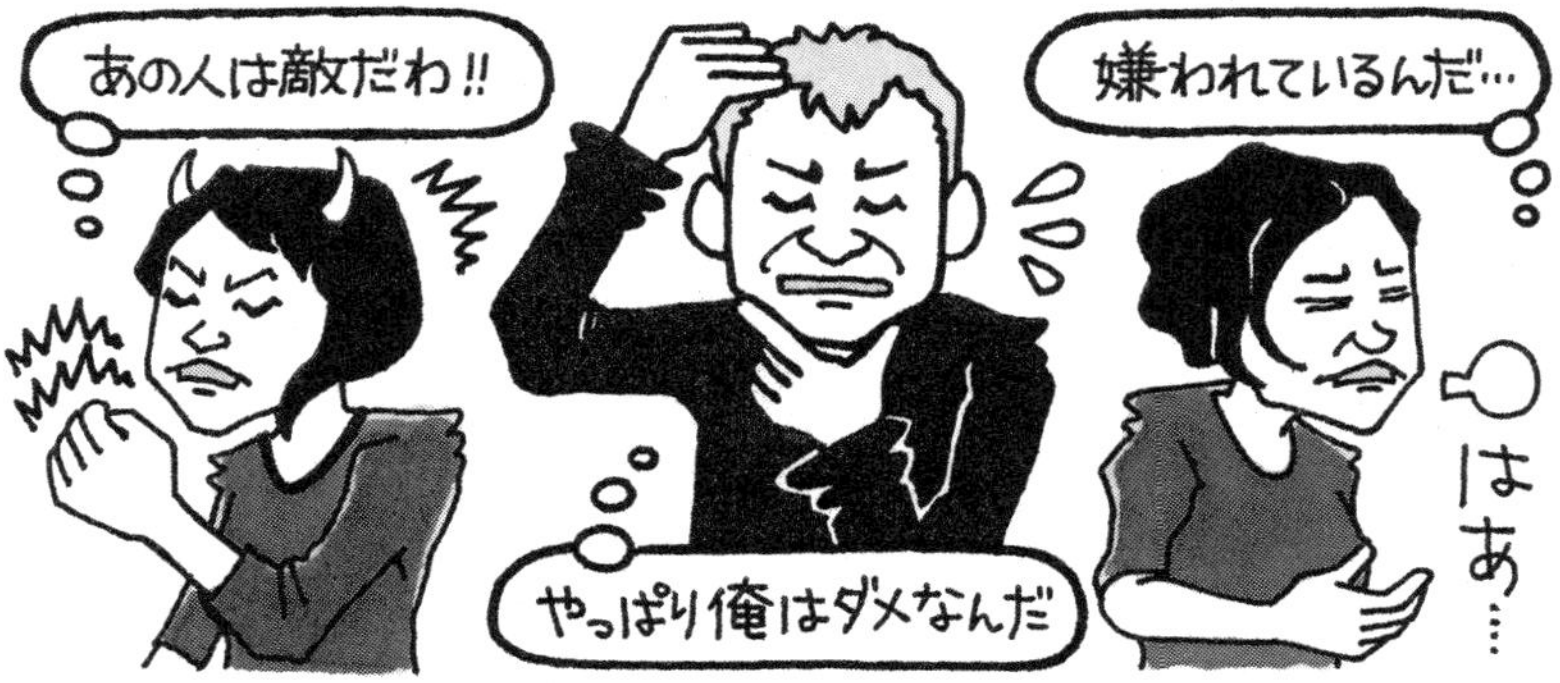
あの人は敵だわ!!
嫌われているんだ…
はあ…
やっぱり俺はダメなんだ

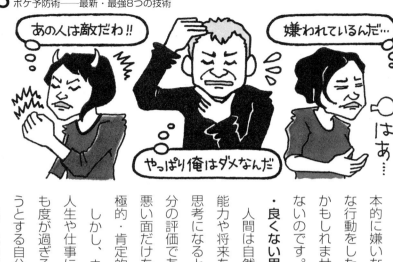

ます。例えば、Aさんが自分につらく当たったとき、Aさんは自分のことを根本的に嫌いなんだ、と決めつけてしまうことです。しかし、Aさんがそのような行動をしたのは、自分がたまたまAさんの気にさわるようなことを言ったのかもしれませんし、またはAさんがその時、ひどく歯が痛んでいたのかもしれないのです。

・良くない思考パターン2――ネガティブ思考

人間は自然の状態ではネガティブ（消極的・否定的）思考になる――自分の能力や将来を悪く捉えてしまう――傾向があるといわれています。ネガティブ思考になると物事を肯定的に捉えることができなくなり、自分自身に対する自分の評価であるメタ認知も正確さを欠き、自分には良い面もたくさんあるのに、悪い面だけを見てしまうのです。うつ病の人の場合も、物事のポジティブ（積極的・肯定的）な面に鈍感で、ネガティブな面には敏感な傾向があります。

しかし、ネガティブ思考という思考パターンは、実は短所ばかりではなく、人生や仕事に対して慎重になれるという長所も持ちあわせています。ただこれも度が過ぎると、人生の楽しみを半減させてしまいますし、認知機能を高めようとする自分の可能性をつぶすことにもなりかねません。

・良くない思考パターン3――白黒型思考

良くない思考パターンの修正法

事実（出来事）	自分の気持ち	自己分析	良くない思考パターン	別の考え方	自分の気持ちの変化
毎日、夜遅くまで仕事が終わらない	憂鬱（90%）	(a) 自分に能力がない	決めつけ思考	会社が悪い	憤り
			ネガティブ思考	自分に向いてない	諦め
		(b) 残業より酒を飲みたい	白黒型思考	今の仕事は自分にプラスになる	希望
					↓ 憂鬱90%→50%

白黒型思考とは、物事に対する評価が、白か黒かのどちらか一方に極端に偏りがちになる思考パターンのことです。『認知療法入門』の著者として著名な心理学者のアーサー・フリーマンはこの思考パターンを「二分割思考」と呼んで、うつ病に陥りやすい思考パターンであるともしています。

この思考は、例えば、人に対する評価も好きか嫌いかのどちらかで、自分にとって敵か味方かのどちらかである、と決めつけてしまいます。状況によって人は敵にも味方にもなりうるという考え方や、白でも黒でもない灰色だ、という考え方ができない思考パターンなのです。

さてこの3つの「良くない思考パターン」を知ったあとは、思考パターンの実践的な修正法について考えます。

まずは、出来事や状況に対する自分の感情や気持ちを知ることから始めましょう。例えば、毎日、仕事が終わるのが遅くなってしまうことが憂鬱《ゆううつ》である、という気持ちを自分が持っていることを意識したとして、その憂鬱な気持ちが今の自分の気分の中でどのくらいの割合を占めているかをノートに書いてみるわけです。

上の表は、思考パターンの修正法を具体的に示したものです。まず最初に、表の一番左側に「事実（出来事）」を記入します。参考例の表では「毎日、夜遅くまで仕事が終わらない」と書かれています。次に、事実の右隣に、そのことに対する「自分の気持ち」を書きます。もし憂鬱と感じているのであれば、その憂鬱さが自分の気持ちの中で何％を占めているかを書いてみましょう。この場合、今の気持ちは憂鬱以外の何者でもない、と思っていたとしても、実際に正確には何％だろうか、と考えると、100％とは書けないものです。表では90％と書かれています。

次に、憂鬱と感じる原因についての「自己分析」を「自分の気持ち」の右隣に書いてみましょう。表では、ⓐ自分に能力がない　ⓑ残業をやめて酒を飲みに行きたい　の2つであると書かれています。この時点で、この自己分析は、前述した3種類の「良くない思考パターン」――「決めつけ思考」「ネガティブ思考」「白黒型思考」――のいずれかに当てはまっていないかどうかを考えてください。

もし、自己分析の中に「良くない思考パターン」があった場合は、「自己分析」の右隣に書いてください。例えば、「自分に能力がない」という考え方はひょっとしたら、「決めつけ思考」と「ネガティブ思考」の産物なのかもしれません（表にもその2つの思考が書かれています）。「残業をやめて酒を飲みに

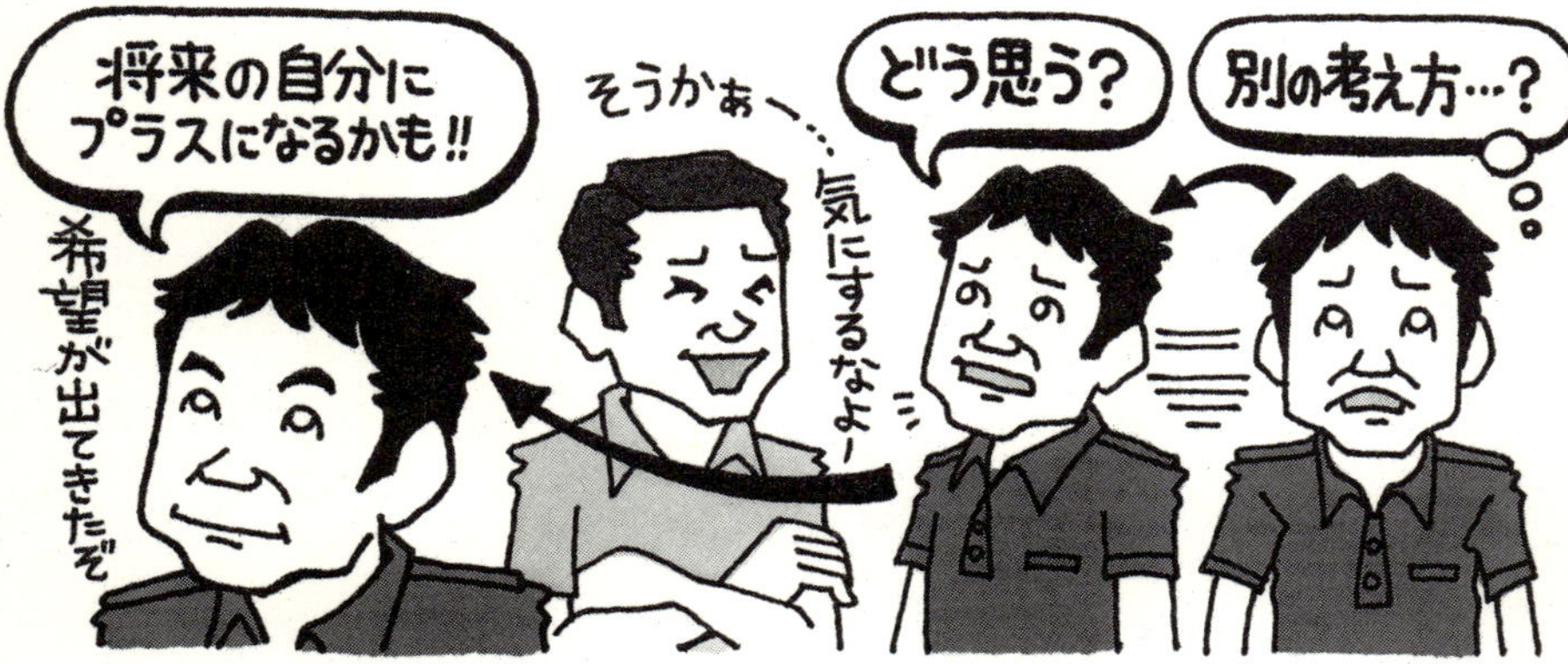
別の考え方…？
どう思う？
そうかぁ〜…
気にするなよ！
将来の自分にプラスになるかも!!
希望が出てきたぞ

行きたい」という考えは、ひょっとすると、残業はつらいことだから黒色、仕事を切り上げて酒を飲むことは楽しいことだから白色、という「白黒型思考」に陥っているのかもしれません。

今度は、「良くない思考パターン」を認識した上で、「自己分析」した時とは「別の考え方」をしてみます。例えば、「自分に能力がない」と考えるのは決めつけ思考で、ひょっとすると仕事が終わらない原因は、従業員が少なすぎるという会社の経営に問題があるのかもしれない、と考えるのです。あるいは、自分に向いていない仕事ばかりさせられていることが原因かもしれない、もし違う種類の仕事ならもっと円滑にこなしているのかもしれない、という考え方をしてみるのです。

「残業をやめて酒を飲みに行きたい」という自分の考えに対しても、「別の考え方」をしてみます。そうすると、例えば、酒を飲むことで一瞬の快楽を得られるかもしれないが、長い目で見ると、この時期は仕事に没頭するほうが将来の自分にとってはプラスになるのではないか、という考えもあることに気づくかもしれません。

そして、このように「別の考え方」が自分の中に出現してきた——どうしても「別の考え方」ができない場合は、人に相談して、一緒に考えてもらいましょう──あとに、「憂鬱90％」という気分がどう変化をしたかを、表の一番右側の「自分の気持ちの変化」の欄に書き記してみるのです。

「自分の気持ちの変化」についての補足説明ですが、「別の考え方」が出てくると、当然、自分の気持ちも変わるはずです。例えば、前述のように「会社の経営に問題があるのかもしれない」という考えが出てきた場合は、「憤り」といった気持ちが出てくるでしょう。また、「今の仕事は自分には向いていない」という考えに至れば、「諦め」という気持ちも出てくるでしょう。「今は苦しくても辛抱して仕事に没頭するほうが将来の自分にプラスになる」という考えが出てくれば、「希望」もわいてきます。

そして最後に、「別の考え方」を終えた時点で、憂鬱な気分は何％になっているかを自問してみます（表では、90％であったものが50％になったと書かれています）。

この修正法（セルフ認知療法）を試した人は、自分の考え方が変化したあとには自分の気持ちも変化していることに気づくはずです。セルフ認知療法では、自分の気持ちというものは、世の中に起こっている事実に直接反応しているのではなく、事実に対する自分自身の固有の考え方に反応しているのだ、ということに気づくことが一番重要なのです。

【8】腹すっきりボケ予防術

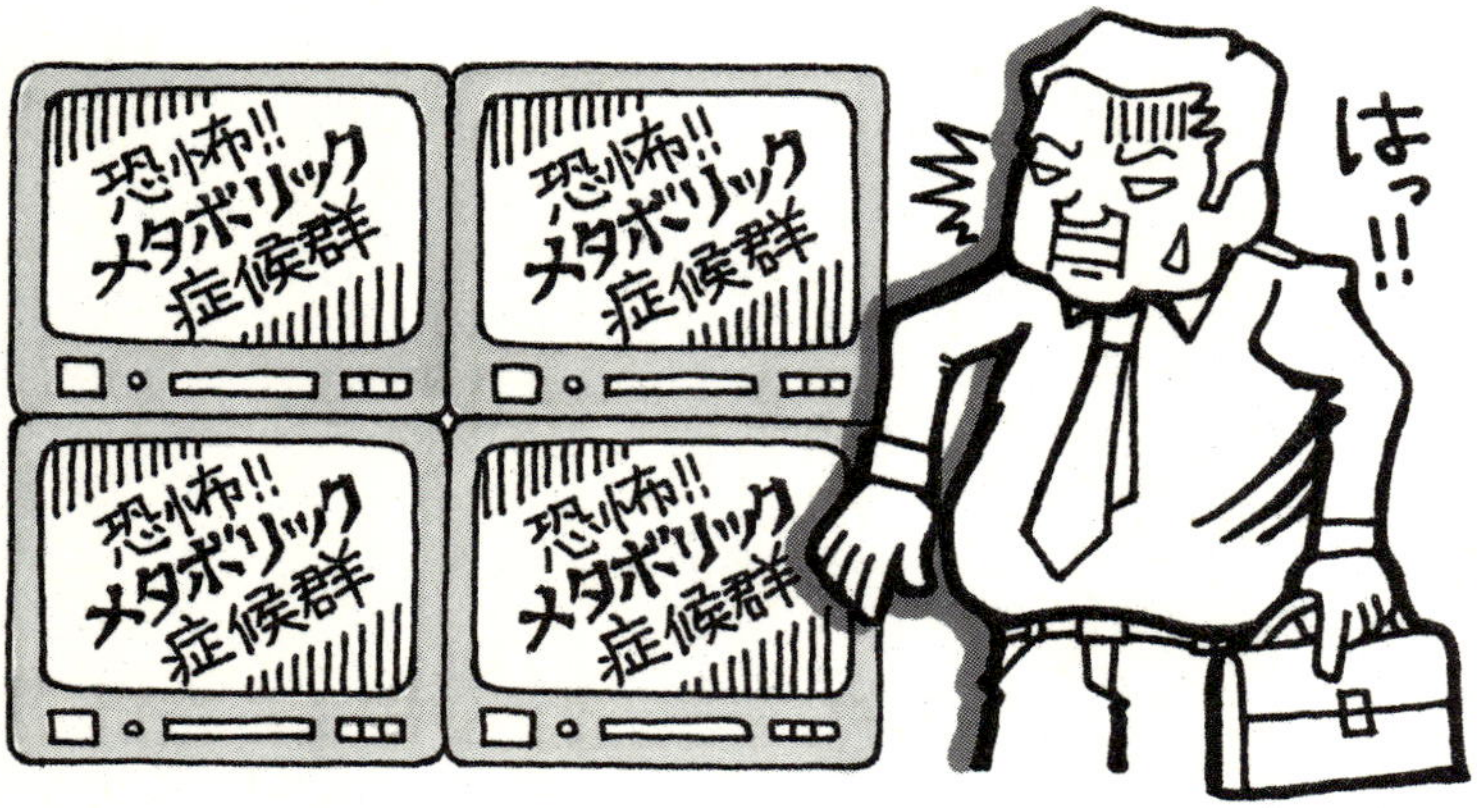

テレビがアメリカの大リーグの観客席を映すと、すぐにお気づきになる通り、アメリカでは肥満者の比率が半端ではありません。私は少々肥満気味なので、日本では肩身が狭いのですが、アメリカに行くと「きゃしゃだね」とよく言われました。ですので、私はついつい「日本人の中では太っているほうだけれど、外国人に比べたら全然たいしたことないので、無理して痩せなくてもいいや」と考えがちでした。

しかし、ぽっこりおなかが出た中年太りの日本人に耳の痛い情報が急速に広がりました。ここ十数年、目や耳にしない日はないくらいマスコミなどが取り上げている、あの「メタボリック症候群」という概念のことです。既にご存じの人が多いと思いますが、念のために改めて整理すると、これは、「内臓脂肪が蓄積したことによるおなかぽっこり型の肥満は、高血圧、糖尿病、高《こう》コレステロール血症《けっしょう》などを合併しやすく、これらの危険因子を合併することによって、脳梗塞《のうこうそく》や心臓病などの病気にかかる危険性が加速度的に高まる」という概念です。

私たち日本人にとって問題なのは、「日本人は軽度の内臓肥満でも危険が増す!」と警告されていることなのです。メタボリック症候群の診断基準の一つは、内臓脂肪の蓄積度を反映していると考えられるウエストのサイズなのですが、男性の場合、欧米が102㎝を異常と捉《とら》えるのに対して、日本人では85㎝を異常として捉えます。

なぜこのようにウエストのサイズの異常値に差があるのでしょうか? なぜ日本人はこのように肥満に対して過敏なのでしょうか? なぜならば、モンゴロイドという人種に属する私たち日本人は、農耕生活中心の長い歴史の中で、穀物中心の低脂肪低エネルギー食で生きてきたために、エネルギーや塩分の消費を節約してしまう体質を持っている割合が高く、この体質だと、軽度の肥満でも糖尿病などになりやすいからなのです。

さらに、内臓脂肪の蓄積は、糖尿病などを引き起こす危険が増すだけでなく、内臓脂肪自体が悪玉であることが最近の研究で分かってきました。内臓脂肪が分泌するTNF-αという物質は、血糖値を下げるインスリンの働きを妨害して、糖尿病を引き起こす作用があるのです。また、内臓脂肪はPAI-1(パイワン)という物質も分泌しているのですが、このPAI-1は、血管を詰まらせる作用があり、脳梗塞や心臓病の危険を高めるのです。

内臓脂肪自体が認知症の危険因子となっているという直接的なデータはまだ出てきていませんが、第4章で詳述するように、認知症と生活習慣病との因果関係からして、ぽっこりしたおなかがボケにつながることは自明であると考えられます。おなかがすっきりすればボケにくくなる、といっても過言ではありません。メタボリック症候群が招く生活習慣病は、いずれもボケることに直結します。

以上のことを踏まえ、すっきりしたおなかにするために、ここでは「禅の心で家事ながら運動」を紹介します。この方法はスポーツジム等の特別な環境に身を置いて運動するのではなく、掃除や台所仕事などの家事をするときに、本章の1項でお話しした禅の心と腹筋を意図的に意識することにより、おなかの内臓脂肪を燃焼させる方法です。この方法では、日常生活の活動をしながら自分に合った「ながら運動」を見つけて習慣にしていけばよいのです。具体的には、

① 皿洗い、換気扇掃除、浴室の掃除、窓ガラス拭き、床拭きなどを、人のためにやる雑用として考えないで、自分の身体と脳のためにする運動であると考えて、積極的に行う。

② 家事をするときに、本章の1項で修得した坐禅を組む時の禅の心を思い出して、背筋を伸ばして、臍下丹田《せいかたんでん》に気を集めて、ゆっくりとした腹式呼吸をする。身体の動きは意識的にゆっくりと大きく動かすことを心がける。

③ 拭いたり洗ったりする動作を行うときに、臍下丹田を中心に腹筋全体を意識しながら、上体のねじり動作を積極的に取り入れて家事をする。

同じ家事でも、無意識に行うのと、自分の腹筋・呼吸を意識しながら行うのとでは、おなかの脂肪燃焼効果には歴然とした差がついてきます。リズミカルに有酸素運動として家事を行うには、バックミュージックとしてモーツァルト等を流してもよいでしょう。家人に感謝されながら、楽しく自分のおなかを引っ込める一挙両得の方法が「禅の心で家事ながら運動」なのです。

第4章 ボケは個人の生活で予防できるのか

——世界のボケ予防の研究状況——

1．ボケは生活習慣病である――予防に勝る治療法はない！

アルツハイマー病に代表される、病的なボケの症状が出てきてしまう認知症は、生活習慣病の側面を大きく持っていることが近年の医学界で注目されています。つまり、認知症になるかならないかは、運命的なものだけではなく、余暇の過ごし方、運動性、社交性、食生活などの生活習慣によって大きな影響を受けるということです。

認知症の発症は、2つの図に示しているように、「運命的な因子」と「生活習慣の因子」とのバランスで決まるのです。運命的な因子によって発症するかしないか、また、いつ発症するかは生活習慣の質と大きく関わっています。

生活習慣病とは、食生活や運動習慣などのライフスタイルが病因の一つになる病気のことを意味します。皆さんも、塩分を摂り過ぎると高血圧になるとか、運動不足で太り過ぎると糖尿病になりやすい、ということはよく耳にされるのではないでしょうか。

生活習慣病が恐ろしいのは、生活習慣病が原因になって、新たな生活習慣病を生み出してしまう、という点なのです。つまり、生活習慣が改善されないまま高血圧や高《こう》コレステロール血症《けっしょう》、糖尿病の状態が続くと、心筋梗塞《しんきんこうそく》などの心臓病や脳梗塞《のうこうそく》などの脳卒中《のうそっちゅう》のような寿命を縮める

「運命的な因子」と「生活習慣」のバランス①
認知症発症

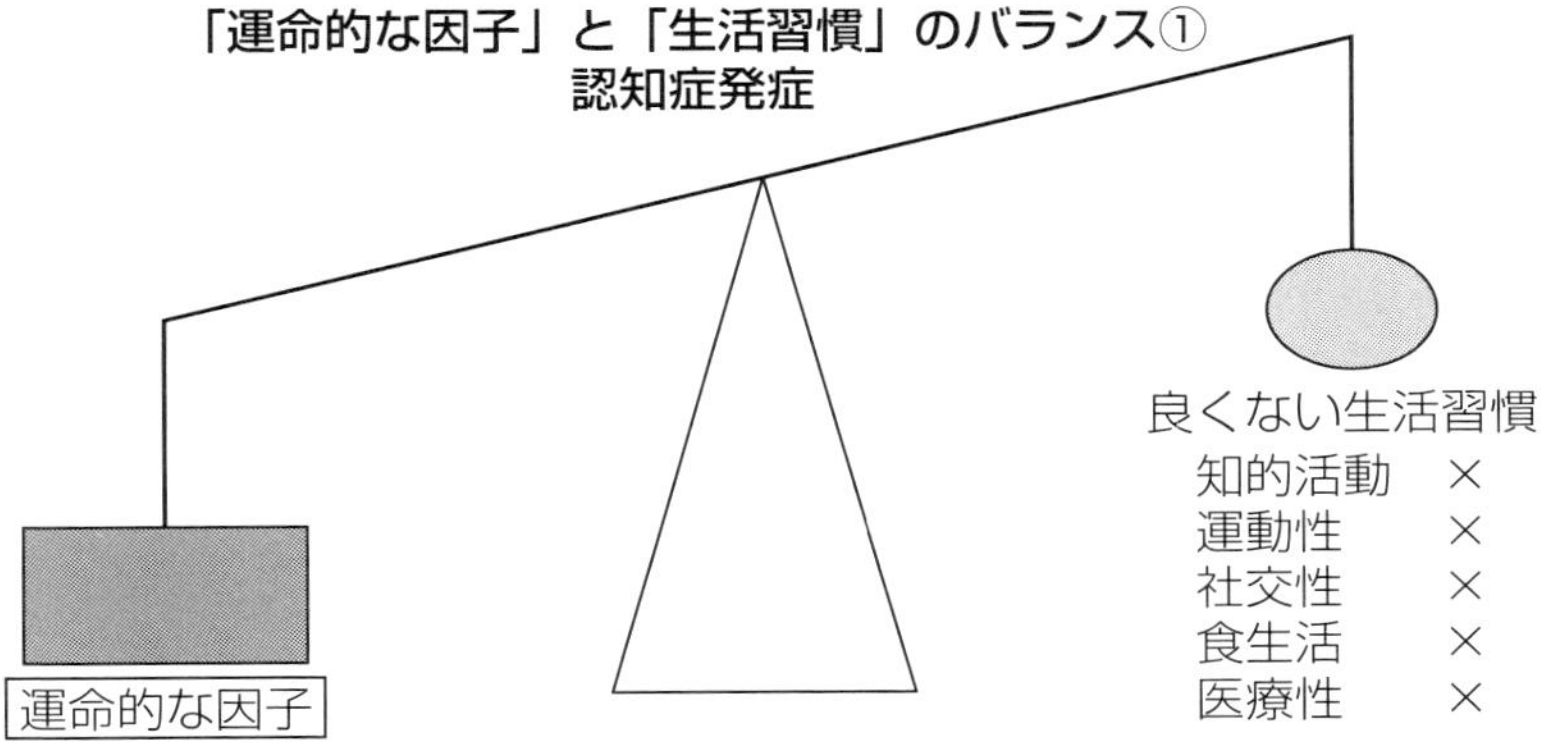

恐ろしい病気を引き起こしてしまうのです。

「生活習慣病」は、１００歳を超えても現役医師として活躍されていた故・日野原重明先生が提唱された概念です。日野原先生がこの概念を提唱されるまでは、高血圧、糖尿病や心臓病、脳卒中は「成人病」と呼ばれていました。日野原先生が、寿命を縮めるこれらの恐ろしい病気に対して「生活習慣病」という病名を付けたのは、自分のライフスタイルを見直して、悪しき生活習慣を改めれば、これらの病気にはかからないですむということと、自分で病気の予防をすることができる、ということを、ぜひ皆さんに強く意識して欲しい、と願われてのことだったのです。

日野原先生のこのキャンペーンは成功し、生活習慣病が原因で起きる心臓病や脳卒中などの病気については、「予防（＝悪しき生活習慣を改めること）に勝る治療法はなし」という考えがかなり浸透してきた印象を持ちます。ところが認知症に関しては、生活習慣との関係がこれまでは極めて曖昧《あいまい》な状況になっていました。その理由は、最近まで、人間の認知機能という繊細な脳機能を科学的・客観的に測定することがかなり難しかったからです。認知症と生活習慣との関係についての、科学的な

「運命的な因子」と「生活習慣」のバランス②
認知症予防

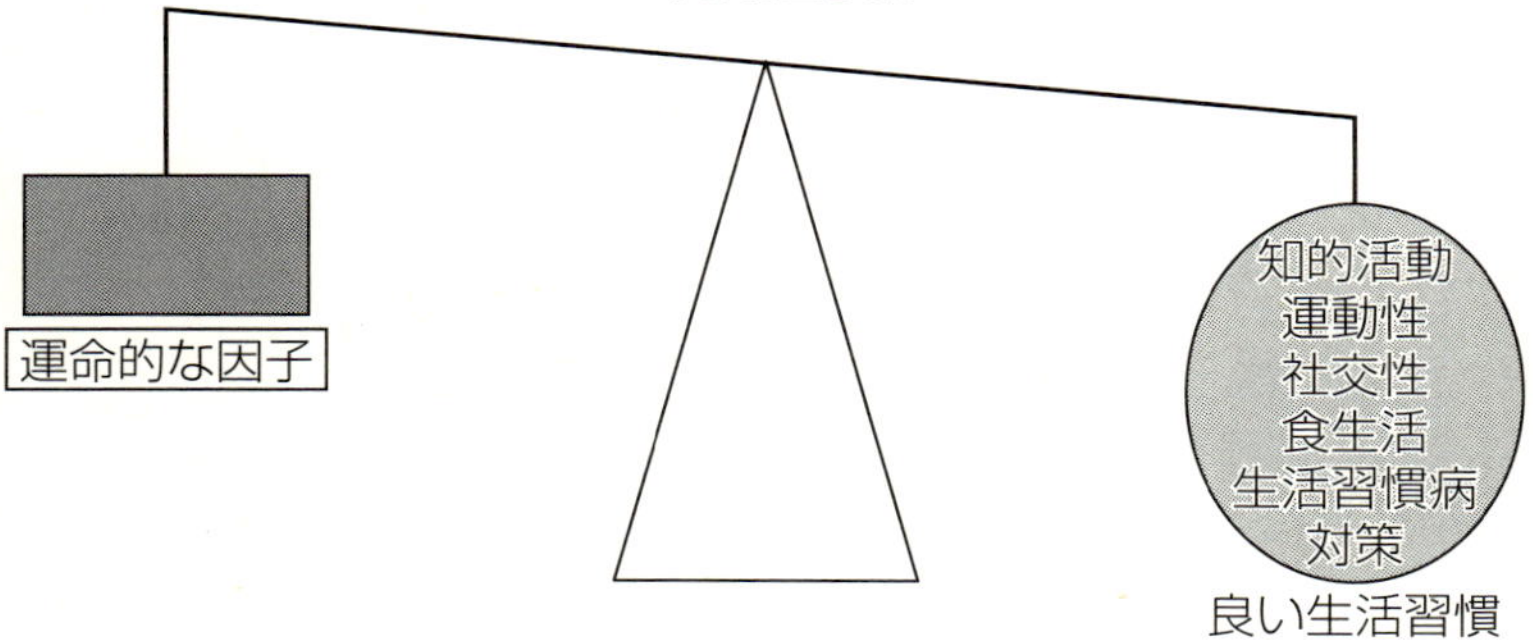

根拠がしっかりした質の高い研究が出揃ってきたのはまだ近年のことなのです。

　これまでにも「ボケ予防」についての本は数多く出版されてきましたが、現在の日本は、団塊の世代が定年を迎え、本格的に少子高齢化時代に突入したので、ここ数年は、特に〝脳を鍛える〟ということをテーマにした本の出版ラッシュになっています。これらの本でも、認知症と生活習慣について言及されてはいますが、「まじめな人ほどボケやすい」というような、科学的な根拠のない、著者の経験則だけで書かれたようなものが多数を占めています。本章では、認知症予防についての、近年の質の高い国際的な研究を踏まえた上で、「認知症は生活習慣病であり、予防に勝る治療法なし！　ボケは個人の生活の中で予防が可能である」ということを示していきます。

2. アルツハイマー病の研究に協力している678人の修道女

1986年に始まり現在も進行中の、678人ものアメリカの修道女が参加・協力している「ナン・スタディ」という有名な研究があります(「ナン」とは「修道女」の意味)。この研究は、老化と脳の関係を多角的に分析し、認知症と生活習慣との関係の解明に多くの成果――この研究の成果は科学的観点からの「ボケ予防」として、アメリカで20年くらい前から大きな話題となり、今も世界中のアルツハイマー病の研究者が注目しています――をもたらしているのです。

この研究では、修道女たちの人生の足跡と、晩年はボケが見られるかどうかという、認知機能を含めた脳機能が詳細に記録されています。そして、この研究の最もユニークなところは、彼女たちが亡くなったあとの献脳《けんのう》を解剖させてもらって、アルツハイマー病による変化などの病理所見と生前の脳機能や生活習慣との対応を検討している点にあります。それにより、解剖結果ではアルツハイマー病であることが明らかなのに、生前はアルツハイマー病(認知症)の症状がまったく見られなかった、ボケていなかった、という修道女の存在が明らかになったのです。

例えば、シスター・バーナデットの脳は、解剖ではアルツハイマー病の証拠である老人斑《ろうじんはん》と神経原線維変化《しんけいげんせんいへんか》が脳全体に広がり(第5章8項参照)、その病変は認知機能の中枢の前頭葉《ぜんとうよう》にまで達していたので、病理医には彼女は最も重度のアルツハイマー病だったと診断されました。ところがシスター・バーナデットは、心臓発作で死去するまで、精神機能、身体機能には衰えがまったく認められず、81歳、83歳、84歳の時に受けている認知能力テストでは、ボケているどころか、いずれも各年齢における標準値を上回る高得点をマークしていたのです。そして、このシスター・バーナデットの例は決して極端なものではなく、解剖された脳の病理では重度のアルツハイマー病の変化を認めても、なんと、その3分の1の修道女は、生前、健常な知的機能を維持していたのです。ですから、「ナン・スタディ」の関係者は彼女たちを、認知症から「逃げおおせた人」と呼んでいます。

「逃げおおせた人」たちとは逆に、死後の脳の解剖ではアルツハイマー病による変化はたいして認められなかったのに、生前に、医師からアルツハイマー病(認知症)の診断が下されていて、相当ボケてしまっていた修道女たちもたくさん存在しました。では、認知症になりにくい人となりやすい人の違いはいったいどこにあるのでしょうか? 「ボケる人とボケない人」の違いは何なのでしょうか?

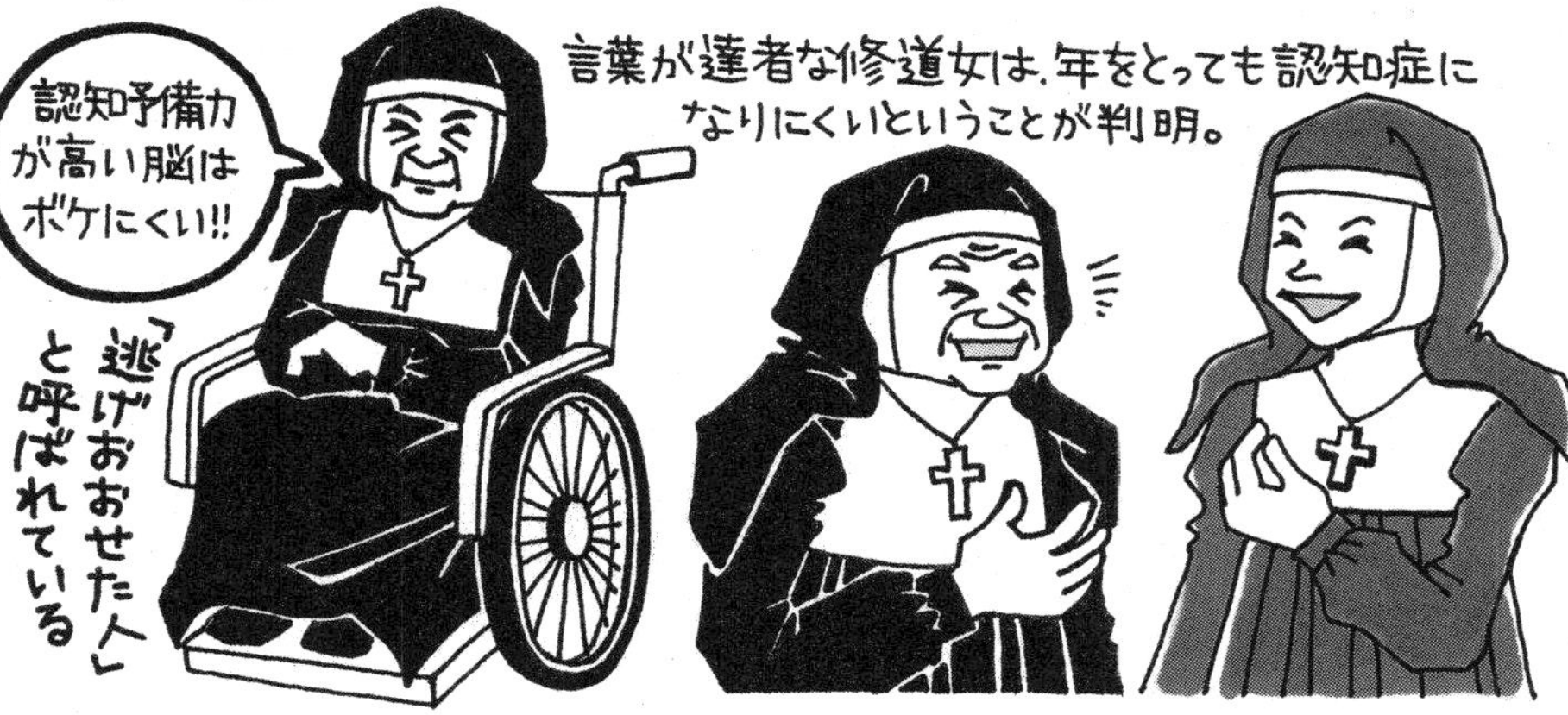
言葉が達者な修道女は、年をとっても認知症になりにくいということが判明。
認知予備力が高い脳はボケにくい!!
「逃げおおせた人」と呼ばれている

「ナン・スタディ」で明らかになったことはたくさんありますが、代表的なものの一つに、「言語能力が高い人は認知症になりにくい」ということがあります。そのように判断されたのは次のようなことがあったからです。

「ナン・スタディ」の修道女たちは、ほとんどの人が20歳代の時に、修道院の門をたたいているのですが、その時に課題として、それまでの半生記を書かされていました。若き修道女たちが書き記したその半生記が、なんと、修道院に古文書のようにして長い間大切に保存されてきたのです。そして、アメリカの言語心理学者が、半生記のそれぞれの書き手の教育程度や知識、語彙、読解力、短期記憶を反映する意味密度や文法的複雑さなどを分析して言語能力を点数化した結果、言葉が達者な修道女は、年をとっても認知症になりにくいということが判明した、というわけです。

アルツハイマー病の病理は認知機能のネットワークを破壊するように働くのですが、「言葉が達者な修道女は、年をとっても認知症になりにくい」という事実は、脳内ネットワークの機能を維持し、アルツハイマー病に打ち勝てる強い脳が存在すること――こういう、認知症に強い脳のことを「認知予備力」が高い脳という――を意味するのです。「ナン・スタディ」は、この「認知予備力」を高めることができれば、アルツハイマー病を発症しないですむ、ボケなくてすむ、という可能性を私たちに示してくれたのです。

3. ボケる人・ボケない人の「前向き研究」

「ナン・スタディ」のセンセーショナルな発表に大いに刺激されたこともあって、1990年代から欧米を中心に、ある地域を特定し、そこに住む高齢者を対象にした、アルツハイマー病発症についての「前向き研究」が行われてきました。調査対象の健常な高齢者の生活習慣に注目して、数年間の追跡調査を行い、どんな生活習慣をしていた人がアルツハイマー病にならなかったかを調べるのです。この項ではこうした「前向き研究」の中でも特に科学的根拠のレベルが高いとされている結果を紹介します。

病気と生活習慣を関連付ける研究を疫学的研究といいます。この疫学的研究には「前向き研究」と「後ろ向き研究」があります。「後ろ向き研究」とは、例えば、アルツハイマー病と診断された人が、過去にどういう生活をしていたかを調べるのです。アルツハイマー病の後ろ向き研究で明らかになったことの一つに、入院が必要なぐらいに頭部を強く打撲した経験がある人はアルツハイマー病になりやすい、ということがあります。この研究の結果、現在では、頭の怪我《けが》はアルツハイマー病発症の危険因子の一つに数えられるようになっています。このように、後ろ向き研究でも重要な事実が浮き彫りになることはありますが、この研究

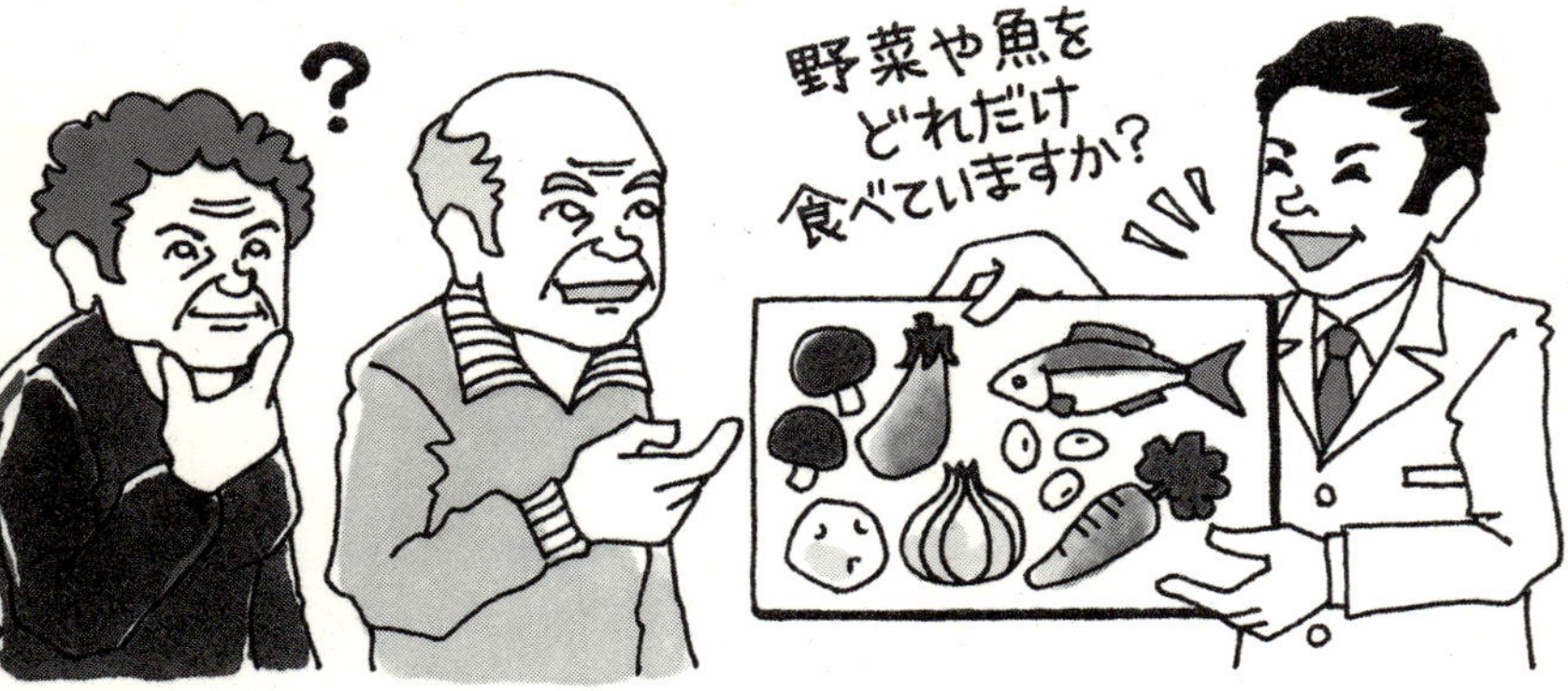

方法の大きな問題点は、過去の記憶を頼りにして追跡するために、正確さに欠けた曖昧《あいまい》な情報による間違った分析がなされる可能性が高い、ということです。

例えば、認知症の発症と野菜や魚をどのくらい食べているかという食生活習慣との因果関係を調査するとしましょう。後ろ向き研究では、認知症になってしまった人の家族に、「この3年間に、患者さんはどんな野菜や魚を週に何回食べていましたか？」とアンケートすることになります。頭を怪我して入院したことがある、というようなエピソードは患者の家族も正確に記憶しているでしょうが、野菜や魚を週に何回食べていたかというような、食生活習慣の細かなところまでは正確には記憶していないのが普通でしょう。

それに対して、前向き研究では、経過観察中の生活習慣を見ていくことが可能なので、より確かな調査ができるのです。例えば、認知症になっていない高齢者グループを登録して、ヨーイドンで研究をスタートして、各高齢者がどんな野菜や魚をどれだけ食べているかを定期的に調べて、3年後のゴールの時点で、食生活習慣と認知症の因果関係——どんな野菜や魚をどれだけ食べていた高齢者が認知症になっていないか、と

認知症に関係する生活習慣
(前向き研究で明らかになった因子)
1. 余暇の過ごし方(知的活動・運動性・社交性)
2. 食生活
低カロリー・低飽和脂肪酸摂取
魚・植物性脂肪の摂取(多価不飽和脂肪酸・DHA・EPA)
野菜・果実の摂取(ビタミンC・E、ポリフェノール)
適度な飲酒
3. 生活習慣病(高血圧・糖尿病・高コレステロール血症)の治療

いうような――を調べるわけです。
疫学的研究では、前向き研究は後ろ向き研究に比較してエビデンス・レベル（科学的な根拠のレベル）が高いといわれていて、信頼度が高い研究ということになります。

4．ボケ予防に最適な趣味は

生活習慣とボケ予防の関係についての前向き研究のトップ・バッターとして、２００３年に発表された、余暇の過ごし方とアルツハイマー病発症との関係を調べたものを紹介しましょう。これはアメリカのニューヨークで行われた前向き研究で、ブロンクスの75歳以上の住民４６９人を対象に実施されました。この４６９人は、研究開始の時点で、医者に「全員、脳は正常でまったくボケていません」とお墨付きをもらった人たちでした。この人たちを5年間にわたって追跡調査したのです。その結果、５年後にはなんと１２４人もの人が認知症になっていて、その70％はアルツハイマー病だったことが分かりました。

このアルツハイマー病になってしまった人の5年間の余暇の過ごし方を分析したところ、左上のグラフに示したように、アルツハイマー病の発症と知的活動としての余暇の過ごし方との因果関係が明らかになりました。例えば、余暇に活字を読むかどうか、という調査では、余暇にはこれといって何もしない、と申告した人々のアルツハイマー病の発症を1とすると、本や新聞、雑誌を週に何回も読む人の発症は0・65になっています。つまり余暇を無為に過ごさずに、読書するだけでアルツハイマー病の発症が約3分の2に減らせる、という解釈ができるのです。

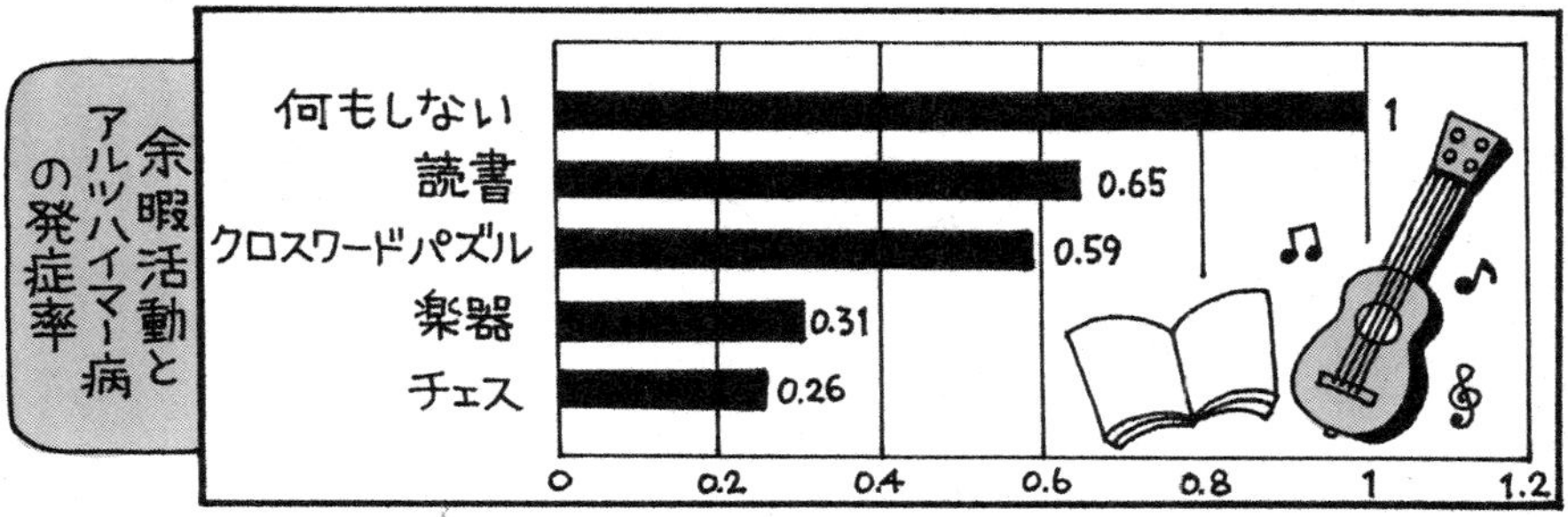

また、クロスワードパズルをよくする人もアルツハイマー病の発症が約3分の2に減っています。さらに、楽器を演奏する人や、チェスの趣味を持つ人は、アルツハイマー病の発症がなんと3分の1以下に抑えられています。

ところで、余暇をどう過ごすかということとアルツハイマー病発症との関係についてのこれらの研究は、ボケ予防と知的活動との関係のみを明らかにしようという目的で行われています。知的活動以外で、ボケ予防に明らかに有効であると考えられている要素の一つである運動の因子などは、これらの研究対象から排除するように意図されているのです。

しかし、余暇活動の中の知的活動の効果のみを純粋に抽出するのは困難です。例えば、映画や博物館等に行くためによく外出しているとボケにくい、という研究がありますが、映画や博物館に行くために、電車やバスで外出すること自体、かなりの有酸素運動にもなりますし、外出すると人目も気にするので社会的な刺激も受けることでしょう。つまり、その効果は映画館や博物館の中での知的活動によるものだけではないのです。そういう目で、グラフの「余暇としての知的活動とアルツハイマー病発症率の関係」を以下のように見つめ直してみましょう。

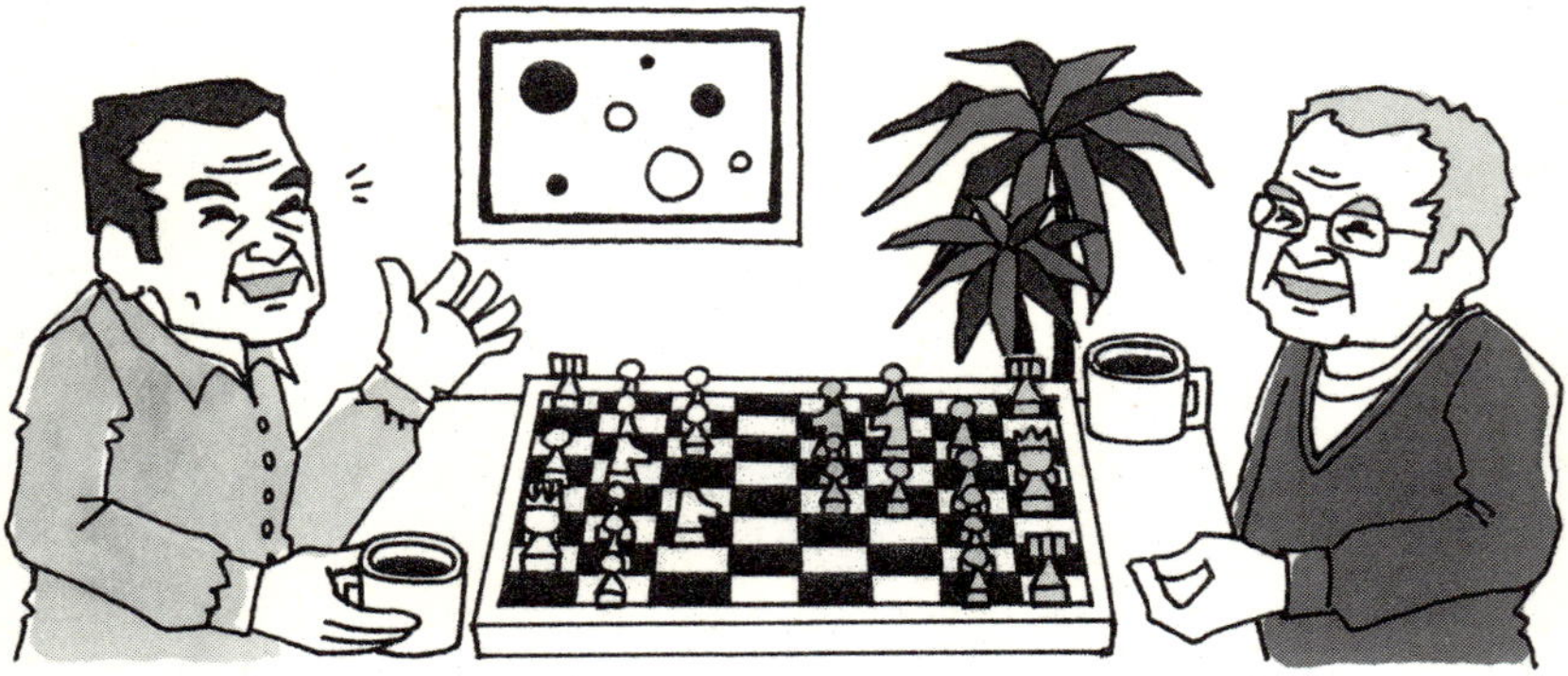

クロスワードパズルとチェスを比較してください。チェスをすることがクロスワードパズルをすることよりもボケ予防に有効である、という結果が出ていますが、この差は、一人でやるゲームと相手があるゲームの違いから生じているのかもしれません。知的活動としてはチェスもクロスワードパズルも大差はないように思われますが、チェスは対戦相手とのかけひきがあるので、知的活動だけではなく、社会的な刺激も受けていることになります。さらに、楽器を演奏するといったような趣味は、知的活動とはいっても、細やかな手の動きなども必要となるので身体活動も兼ねている、ということができます。

余暇の過ごし方と認知症予防というテーマに対して、研究者たちは、知的活動のみの認知症予防効果を抽出しようと努力していますが、以上のようなわけで、現実的にはなかなか困難なのです。しかし逆に考えると、ボケ予防には、知的活動のみに分離できないような、運動性や社会性をあわせ持った活動をして、余暇を過ごすのがベストなのかもしれません。そのような観点から、次の項では運動と認知症予防との関係について考えてみましょう。

5．身体を動かす人はボケない

この章の始めで生活習慣病のことを書きましたが、適度の運動は血圧や血糖値、コレステロール値に良い影響を与え、心臓病や脳卒中《のうそっちゅう》などを予防するということはよく知られています。運動が健康に良いことは常識といってもいいかもしれませんが、近年の研究では適度の運動は身体だけではなく脳にも良く、ボケ予防にも効果があることが分かってきました。

運動のボケ予防効果について、まずは、カナダの前向き研究を紹介しましょう。カナダ全土より、65歳以上の健康な市民６４３４人に参加してもらい、５年間の追跡調査——驚くべきことに、なんと5年後には２８５人が認知症になっていました——をして、日常の運動活動と認知症の発症率との因果関係を前向き研究したのです。

この研究では、参加した人々の日常生活の運動量を、

①まったく運動しない
②運動はしているが週2回以下で、運動強度はウォーキングより下の低レベル群
③週3回以上のウォーキング程度の運動をする中レベル群
④週3回以上のウォーキングよりきつい運動をする高レベル群

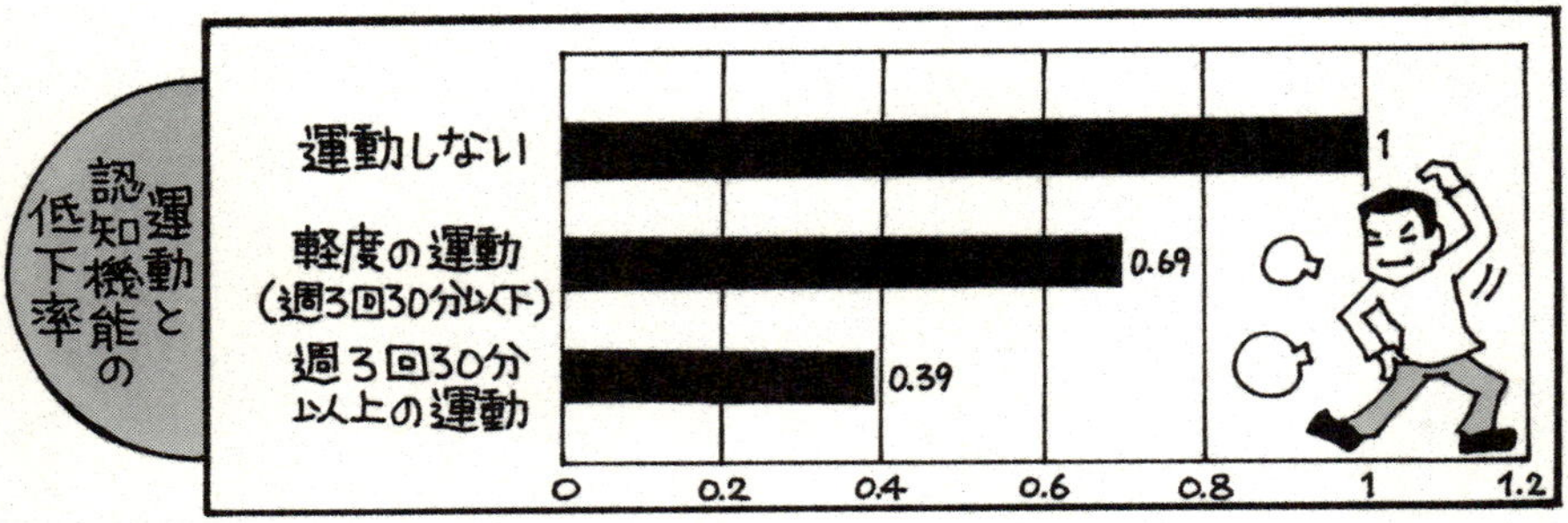

の４群に分類しました。

そして、解析の結果、中レベル以上の運動をするとアルツハイマー病の発症がかなり抑えられることが分かりました。

さらに、この研究では、ウォーキングよりもきつい運動のほうが、よりアルツハイマー病の発症を抑制するという結果が出ました。しかし、運動がいくらボケ予防に有効だといっても、久しく運動らしい運動をしていない人や高齢の人が運動を始めるには注意が必要です。一気に筋力を使ったり、胸が苦しくなるほどの、重量挙げや全力走といった運動は心臓などに大きな負担がかかり、ボケ予防のつもりが突然死ということにもなりかねません。

お薦めの運動は、自分の体力の半分ぐらいでできる、しっかり酸素を吸いながら、比較的長時間（軽く汗ばむくらい）行う「有酸素運動」と呼ばれるウォーキングやサイクリングなどです。この有酸素運動が認知症予防に有効であるというデータも揃ってきています。例えば、アメリカのピッツバーグでの、運動と認知機能の維持との関係を調べた研究でも、上のグラフに示されているように、30分以上の運動を週3回以上する人は、まったくしない人の老化などによる認知機能の低下に対して、

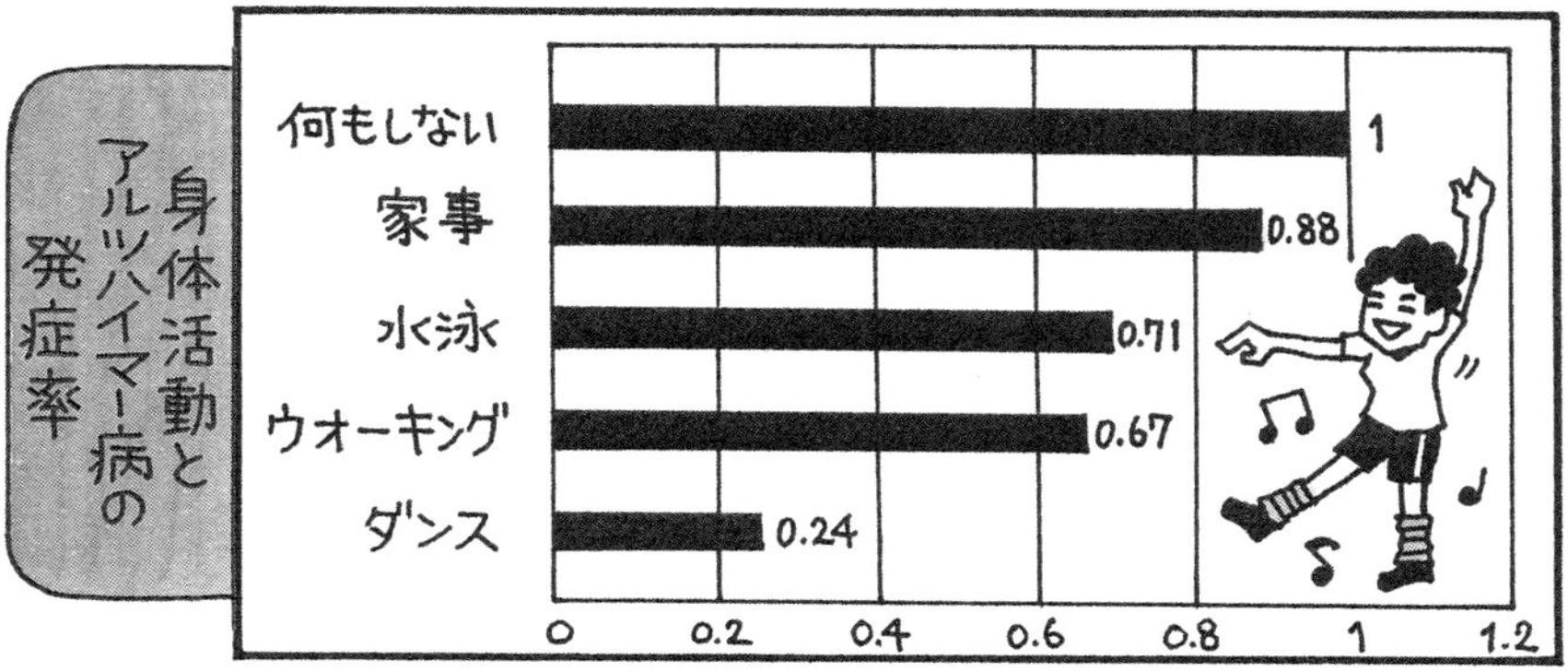

約40%の低下に抑えられたということです。

このピッツバーグの研究がユニークなのは、ボケないための最適運動量を割り出したことです。つまり、1回の運動時間が30分より短い場合や、週に運動する日が3日より少ない場合は、認知機能保持の効果は半減してしまうことと、週に5日以上運動しても、その効果は週に3日の効果と大きくは変わらない、ということが分かったのです。実は、この研究が根拠になって、「週に3日、1回30分の有酸素運動」を患者さんに薦める医者が多いのです。

さらに、前の項で紹介したニューヨークの前向き研究では、知的活動に加えて、身体活動とアルツハイマー病の発症率との関係についても調べられていて、上のグラフに示しているようにウォーキングや水泳によってアルツハイマー病の発症が3分の2に抑えられていることが分かります。そして、この研究では、特に社交ダンスが非常に高い効果があることが示されています。社交ダンスは単純な身体活動ではなく、相手があるという社会性や音楽を楽しむ要素などがあるからかもしれません。

ただ、運動することが身体やボケ予防に良い、といくら分かっていても、現実的にはなかなか継続できないのが私たち人間です。そこで、そ

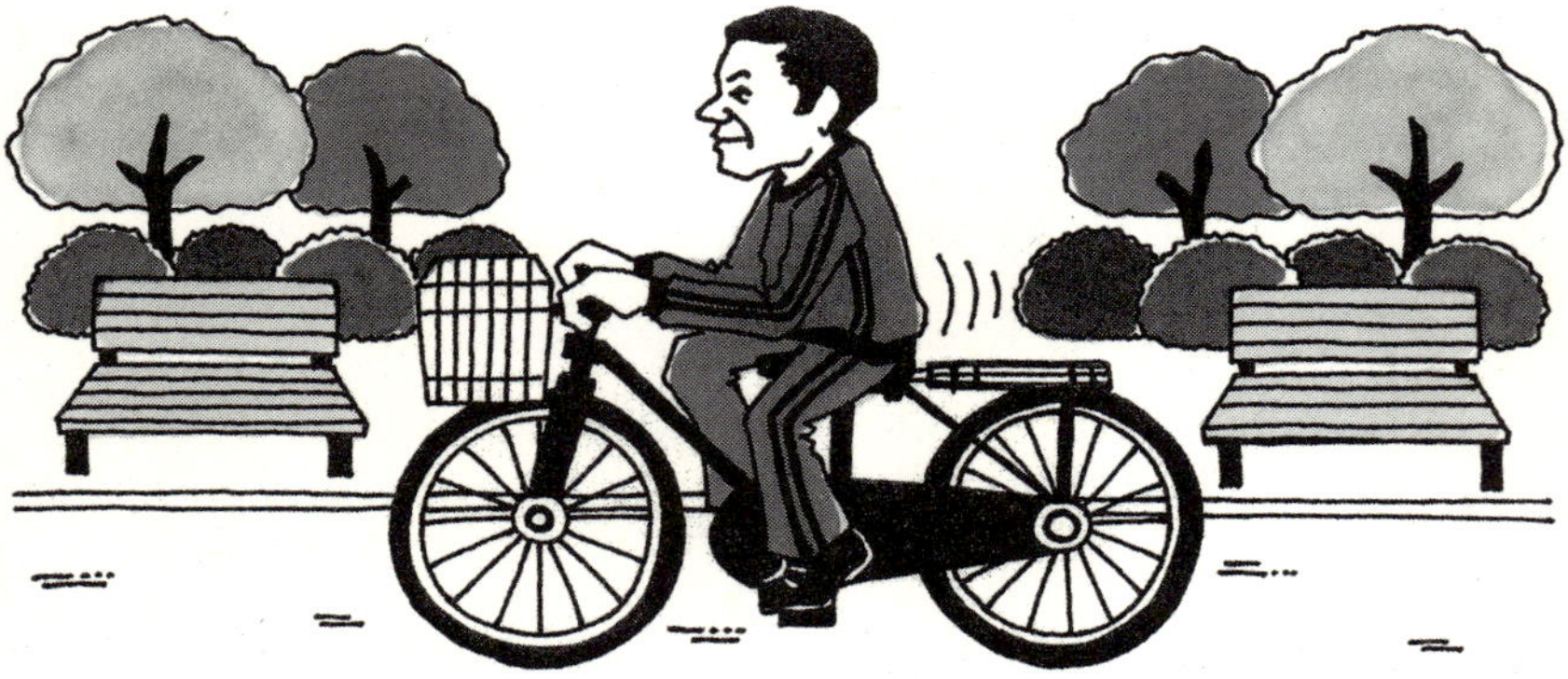

の人その人に合った、有酸素運動を継続して行うための工夫が必要になるわけです（本書ではそのことを踏まえて、第3章で、意識しなくても楽しく自然に有酸素運動ができる方法を紹介しています）。

若干付け加えますが、他の研究報告の中には、一種類の運動ではなく、多種類の運動を多く行ったほうがボケにくいといったものもあります。

6．散歩がボケ予防の王道なのはなぜか？

ウォーキングのボケ予防効果のことを調べるために欧米の研究論文を読んでいて、いつも不思議に思うことがあります。というのは、どの論文も「30分のウォーキング等」と書いてあるだけで、具体的にどこをどうやって歩いているかは書かれていないのです。前出のニューヨークでの研究に基づいた論文に書かれているウォーキングは、ひょっとするとすべて室内のルームランナーの上での「ウォーキング」なのかもしれません。その点、私たち日本人の場合は、「散歩」とルームランナーでの「ウォーキング」とをはっきりと区別しているように思います。私たち日本人にとっては、散歩は単に歩くだけでなく、春は桜の花びらが舞う中で、夏はせみしぐれを浴びながら、秋は紅葉に華やかさと哀れを感じ、冬は突然の雪に心ときめかすというように、日本の豊かな四季の移り変わりを肌で感じることができる五感刺激療法でもあるのです。

散歩にはさらに、次のような長所があります。ルームランナーであればパジャマでもOKかもしれませんが、散歩となると、ご近所さんに挨拶もしなければならず、あまり変な格好で出かけるわけにもいきません。最近は私の町内でも、皆さんそれぞれが、〝散歩グループ〟からの脱落者にならない工夫——おそろいのジャージとスニーカーを着用したり

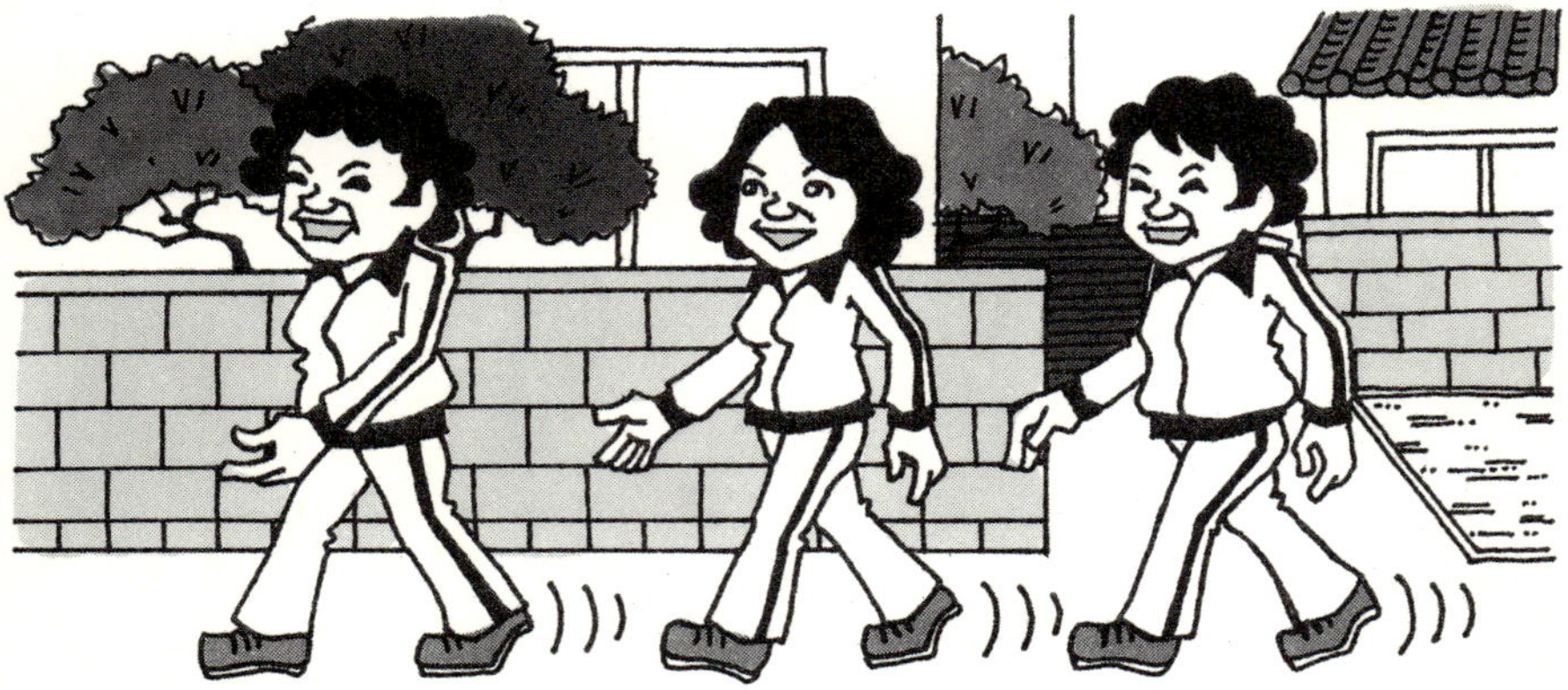

（同じスポーツクラブの中年女性の3人組）、交通安全運動期間はたすきを身につけたり（団地仲間の4人組）――をしているのを帰宅時に目撃します。仲間と誘い合っての運動は素晴らしい工夫だと思います。

散歩仲間を持っている人の場合、仲間と「週3回、毎回21時スタート、散歩時間は30分」と決めておくと、もし、一人で散歩をやっていた場合なら「今晩は気がのらないからサボろう」と思ってしまうような夜でも仲間が誘いにきてくれるので、自然に歩き始めることになります。仲間と歩き始めればしめたもの。15分も歩いて汗ばんでくると、いつの間にか気分も良くなり、おしゃべりに花を咲かせ、散歩が終わる頃には「あー、楽しかった。ではまた、あさって！」ということになります。

第5章の2項では脳の働きとしての認知機能と意欲との関係について説明していますが、私たちの脳は初めの一歩を踏み出す時が一番大変なのです。まず一歩を踏み出す、という行動を起こしてしまえば、その行動自体が前頭葉《ぜんとうよう》の中枢を刺激してやる気を生み出すのです。ある行動（散歩とか寝る前のストレッチとか）が習慣になってしまうと、行動を始めるいつもの時間が来たのにじっとしていると気持ち悪くなって、行動せずにはいられない、という性質を私たちの脳は持っているのです。

さきほどご紹介した3人組の中年女性の夜間散歩は習慣になったようで、今でも3人揃って歩いています。

医者の間でも、「散歩」はすべての健康法の王道である、と実感されていて、「ボケ予防」の効果においても、前向き研究の「ウォーキング」の効果をはるかに上回るものであると考えられています。その理由は、散歩は単なる有酸素運動ではなく、五感で季節を感じたり、歩きながら仲間と語らうことによって心を豊かにしたり……というように、社会性の要素が盛り込まれた運動だから、ということにあると思います。

7．ボケないためにも腹八分目

以前、「長寿の秘密を探る」ということをテーマにしたテレビ番組で、100歳を超えても元気溌溂《はつらつ》と現役医師を続けられていた故・日野原重明先生の一日の食生活の様子が紹介されていました。当時、患者さんの診察のほかに、講演や著作など、毎日、精力的に活動を展開されていた日野原先生ですが、一日の摂取カロリーは驚くほど少なめでした。先生はその番組の中で、「僕はね、腹八分目のほうが長生きできることを自分の身体で実験しているんですよ」と話されていました。

近年は、アンチエイジング・ブームということで、老化予防についてずいぶんいろいろな研究がなされてきていて、ネズミの実験でも、カロリーを摂り過ぎるネズミは早死にする傾向が分かっています。しかも、カロリーを摂り過ぎて肥満になることが、間接的に老化を早めてしまうだけではなく、カロリーをたくさん摂ること自体が老化を促進する、というデータや実験結果があります。つまり、過食によって体内の活性酸素——活性酸素は「酸素」という名はつくものの、酸化的ストレスを引き起こしてしまうので人体にとって極めて悪玉であると考えられています——が増えて、体内の細胞やDNAを傷つけ、害を及ぼし、そのことが老化を促進すると考えられているのです。

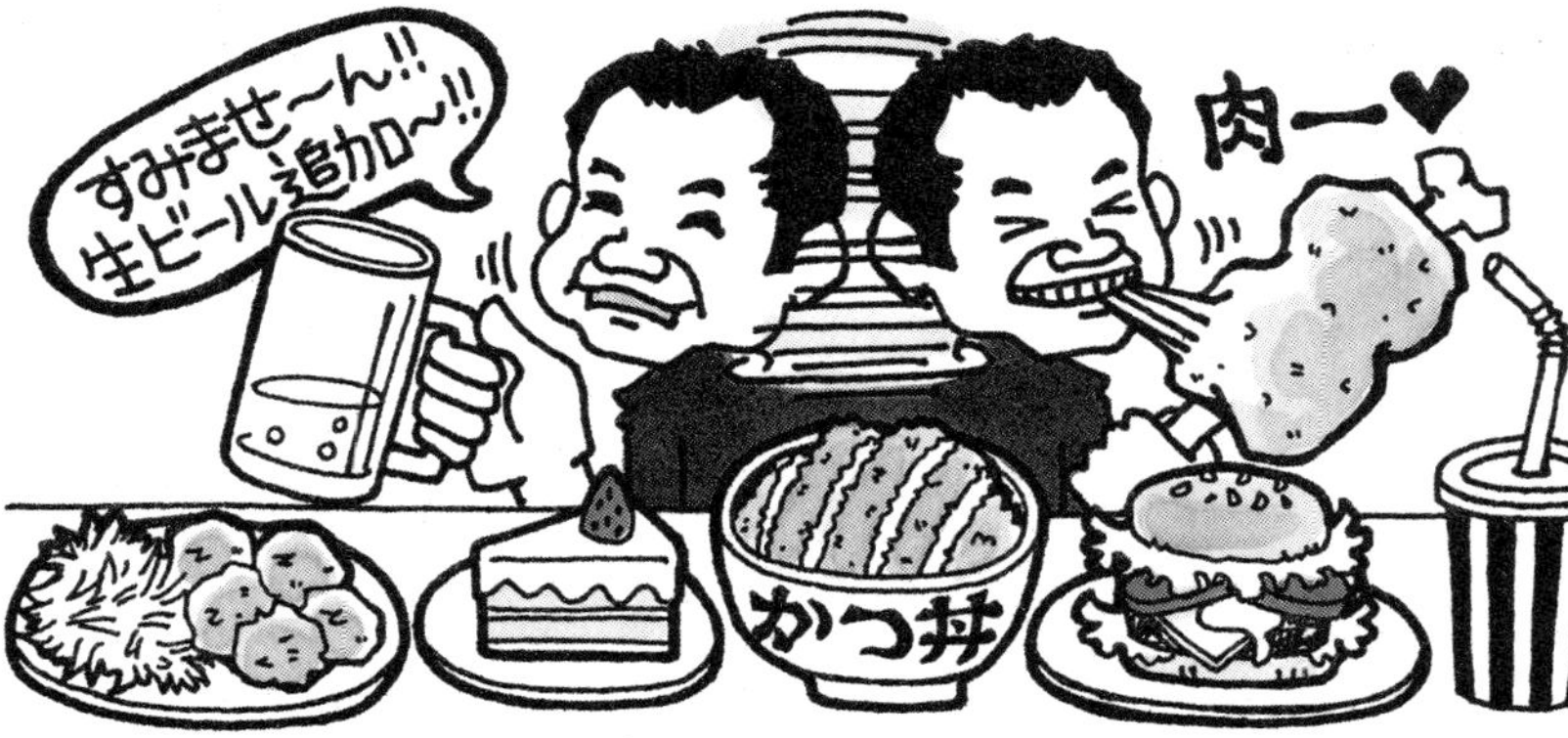

前述したように、もし過食自体が人体に有害である、ということであれば、たくさん食べて、たくさん運動してカロリーを消費して、体型を維持したとしても、食べる量を減らさない限り長生きはできないという理屈になります。

長寿という観点から見れば、どうやら食べ過ぎる傾向がある人は旗色が悪そうですが、食事の量と認知症発症との関係についても次のような前向き研究がなされています。

アフリカのナイジェリアのヨルバ族を対象にした有名な疫学的研究がそれです。なぜ有名かといえば、この研究は、ナイジェリア在住のヨルバ族と、ナイジェリアからアメリカに移住してきて、現在、アメリカのインディアナ州に在住しているヨルバ族とのアルツハイマー病の発症率を比較するという画期的なものだったからです。

比較研究してみると、アメリカ在住のヨルバ族はナイジェリア在住のヨルバ族に比べて、約2倍もアルツハイマー病になりやすかった、という結果になりました。同じ民族、同じ出身地でありながら、住む場所の違いによって差が出たことに対して、食習慣の差がアルツハイマー病の発症に関係している、と判断されたのです。アメリカ在住の人は、摂取

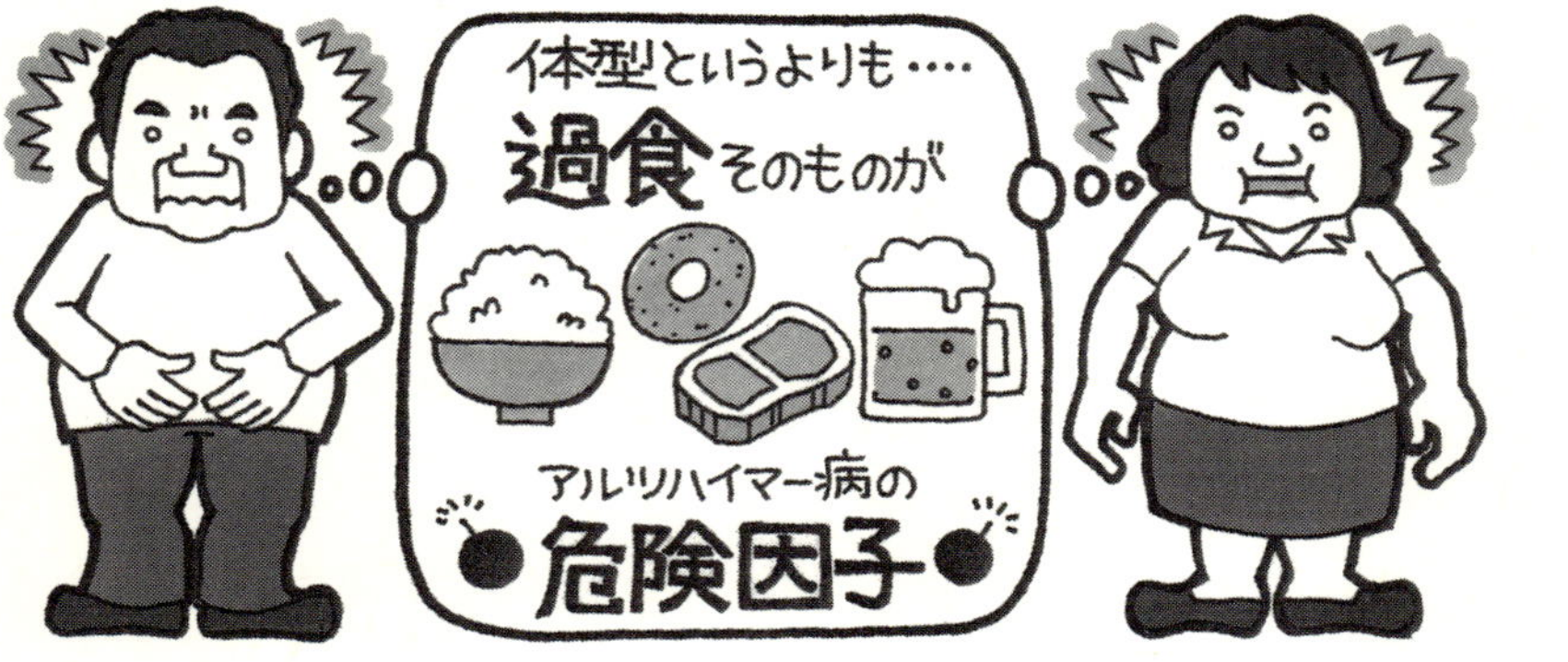
体型というよりも‥‥
過食そのものが
アルツハイマー病の
危険因子

カロリーが高いことと脂肪の摂取量が多いことが特に関係して、アルツハイマー病になりやすいと分析されました。

飽食と、アルツハイマー病の発症率が高いことが問題になっているアメリカでは、食生活とアルツハイマー病との関係を調べた前向き研究がたくさん報告されています。ニューヨークでの研究では、マンハッタンの65歳以上の住民980人の摂取カロリーとアルツハイマー病の発症率との関係を調べたものがあります。それによると、4年の経過観察後には、驚くべきことに242人もの人がアルツハイマー病になっていました（なんと約4人に1人の割合です!）。これらの人々を摂取カロリーの高低で4群に分けたのですが、最も摂取カロリーの高い群の人たちは、最も摂取カロリーが低い人たちに比べて、アルツハイマー病になる危険度が1・5倍にもなるという結果が出ました。

シカゴからは、飽和脂肪酸（牛や豚の食肉やバター等のいわゆる動物性脂肪に多く含まれています）の摂取量とアルツハイマー病発症との関係を調べた研究があります。65歳以上の健康な住民を約4年間追跡したこの調査では、飽和脂肪酸の摂り方の多い人は少ない人に比べて1・2倍アルツハイマー病になりやすいという結果が出ました。

肥満大国アメリカのこれらの研究を踏まえると、高カロリーや高脂肪の食事がアルツハイマー病に直結するという結果になっているので、どうしても、太っているとアルツハイマー病になりやすいのでは、という印象を持ってしまいます。しかしながら、今のところ、太っていることがアルツハイマー病発症の危険度を増すという根拠を示した研究はありませんし、私の患者さんを診ていても、体型とアルツハイマー病に因果関係がありそうな印象はありません。現状ではアルツハイマー病の危険因子は肥満自体にあるというよりも、カロリーや飽和脂肪酸を多く摂る過食そのものにあるのだと考えられます。食べたとしても、運動等を多くすれば一定の体重に維持できるかもしれませんが、多く食べること自体にアルツハイマー病を発症しやすくする危険が潜んでいそうなのです。「ボケ予防」の観点からは、「腹八分目」が最善といえそうです。

8．魚は身体だけでなく脳にも良い

前の項で、飽和脂肪酸を多く含む牛や豚の肉を多く摂り過ぎるとボケやすくなる、というデータを示しましたが、皆さんも、牛や豚などの動物の肉より魚のほうが身体に良い、というイメージをお持ちだと思います。実際、私たち日本人が世界一位の長寿を誇るのは、国土の周りが海に囲まれているために、魚を好んで食べる食生活をしていることが関係しているのではないかといわれているのです。

健康をテーマにしたテレビ番組などで「血液サラサラ」とか「血液ドロドロ」ということがよく話題になっていますが、血管を流れる血液はまさに、人間の脳や心臓を含めた全身の臓器に、酸素や栄養等の「生命の泉」を運んでいます。だから、その血液の流れに問題があると、人間の心や身体にはひずみが生じてしまいます。そのため、血液の性状が「サラサラ」か「ドロドロ」かということが、寿命に関わる重要なポイントになるのです。血液の流れが極端に悪くなると、脳梗塞《のうこうそく》や心筋梗塞《しんきんこうそく》といった大変な事態になってしまうわけですから。

ところで、牛や豚等の動物の脂肪は「血液ドロドロ」につながるので身体に悪く、魚の脂肪は「血液サラサラ」につながるために身体に良いといわれていますが、どうしてなのでしょうか？　それは、脂肪の種類

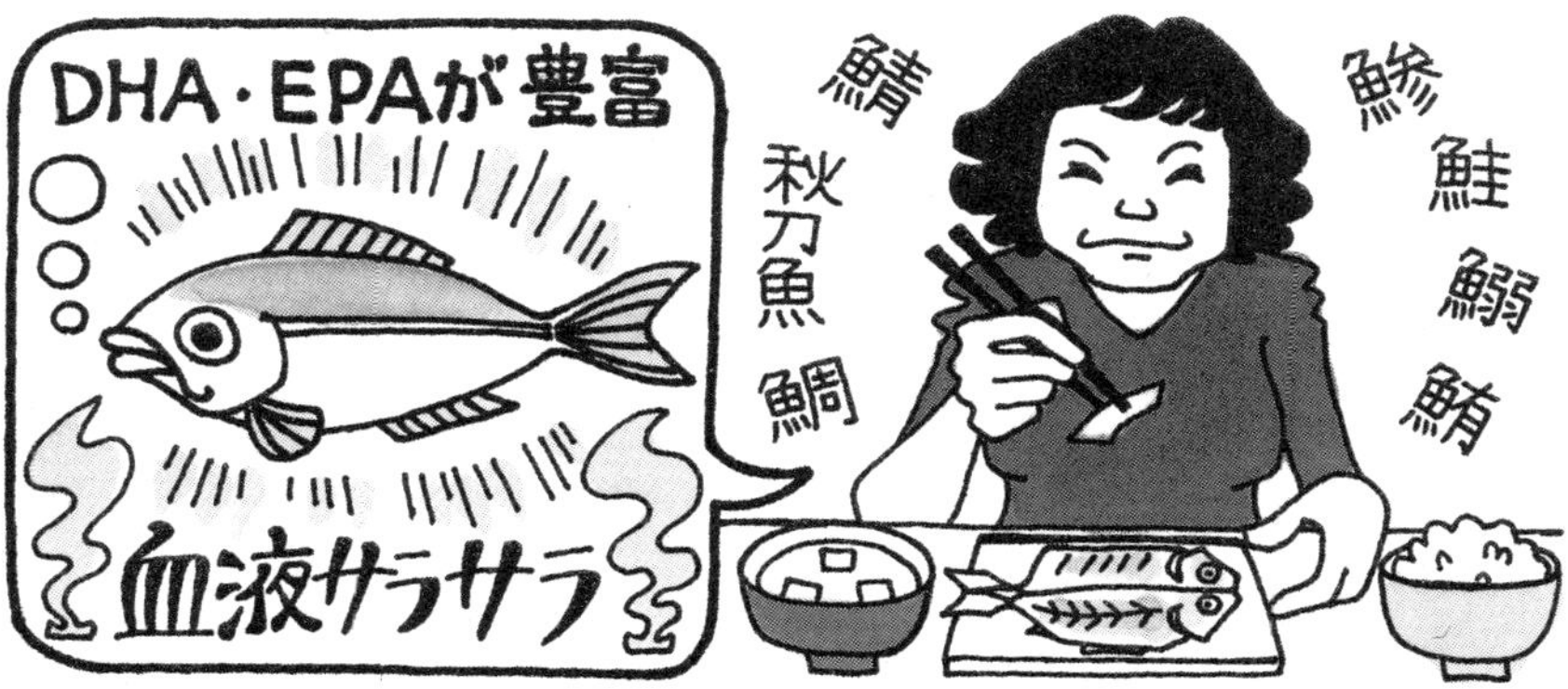

の差に起因しており、その種類の差は、動物の体質と生活環境の違いによってできるといわれています。

牛や豚は人間よりも高い体温を持つので、牛や豚の肉の脂肪は、その動物たちの血液の中では固まりにくいものの、動物よりも体温の低い人間の血液の中では固まりやすい性質をしているのです。冷めた肉料理にロウソクの滴のような白い塊《かたまり》がこびりついているのを見かけることがありますが、これは動物性脂肪が正体を表した姿なのです。それに対して、冷たい水の中で生活する魚の肉の脂肪は、低温でも固まりにくいのです。そのため魚の脂肪は人間の血液に取り込まれても固まらないために「血液サラサラ」ということになるのです。

私たちの認知機能を生み出す脳も、血液が運んできてくれる酸素や栄養によって機能している臓器なので、「血液サラサラ」であれば元気でボケにくくなることが容易に想像できます。また実際、魚をよく食べることがボケ予防につながることを示した前向き研究が報告されています。これまた、魚をあまり食べないといわれるアメリカのシカゴの住民健康調査ですが、魚をまったく食べない人——私の印象ではアメリカにはかなりたくさんいます——がアルツハイマー病にかかる危険は、週に2回

以上魚を食べる人に比べると、2倍以上になることがわかりました。さらに、オランダのロッテルダムの大規模な前向き研究でも、魚を1日に18・5グラム以上摂取したグループは、3グラム以下しか摂取しなかったグループよりもアルツハイマー病にかかりにくかったという報告がなされています。

こんなふうに、「長寿」「ダイエット」に加えて、「ボケ予防」にも魚が良い、というデータが目白押しになると、「Sushi is healthy!」（寿司は健康に良い!）と寿司や和食がアメリカをはじめ海外でブームとなったのも当然かもしれません。そこで、次の項では、ボケないための脂肪の摂り方について考えます。

9．コレステロールとアルツハイマー病の関係は？

コレステロールは健康を害する諸悪の根源のようにいわれていますが、実はコレステロールは、身体（脳を含む）の基本単位である細胞の膜の原材料なので、私たちの生命の維持になくてはならないものなのです。そして、このコレステロールは脂肪の一種なのです。

脂肪は人間にとって重要なエネルギー源です。身体を維持するために、私たちは絶えず食事から脂肪を摂る必要があります。ただし、脂肪の摂り方に問題があると、血液の中のコレステロール値が高くなり、脳卒中《のうそっちゅう》や心臓病になりやすくなるのです。

最近、血中のコレステロール値が高いと動脈硬化の発症・進行が速まるだけではなく、アルツハイマー病にもかかりやすい、という報告がされました。一般的に、正常のコレステロール値は血清1dℓあたり220mg以下とされていますが、240mg以上の人では、コレステロール値が20mg上がる毎に、アルツハイマー病になる危険が1・42倍に高まるといわれています。では、アルツハイマー病にならないように、血中のコレステロールを抑え続けるには日常生活でどのように脂肪を摂ればいいのでしょうか？

最近は羊肉などもブームですが、基本は動物性の脂肪をひかえて、魚や植物性脂肪を中心に摂取するべきです。イワシ、サンマ、サバなどの青魚の脂肪にはＥＰＡやＤＨＡと呼ばれる不飽和脂肪酸が多く含まれていて、これらは血中のコレステロール値を下げる働きがあるので「血液サラサラ」に役立ちます。そして、ＤＨＡの摂取量が増えるほどアルツハイマー病にかかりにくくなるという統計もあります。

大豆油やコーン油の植物性脂肪に含まれるリノール酸も不飽和脂肪酸で、ＤＨＡやＥＰＡと同じようにコレステロール値を下げる作用があります。そのために、加工食品のパッケージには、健康に配慮した食品であることをアピールするために、「植物性油使用」ということがよく書かれています。しかし、この点では注意すべきことがあります。というのは、サラダ油などの植物性脂肪は、そのまま使えば不飽和脂肪酸による「血液サラサラ」効果があるのですが、熱を通したり加工すると性質が変わり、その摂り過ぎは「血液ドロドロ」につながってしまうのです。

植物性油使用の代表的な食品であるマーガリンですが、一時、マーガリンは植物油から作られているので、動物性脂肪から作られているバターよりも身体に良いといわれていましたが、近年の研究ではマーガリンも旗色が悪く、マーガリンの摂り過ぎは心臓病やアルツハイマー病の危

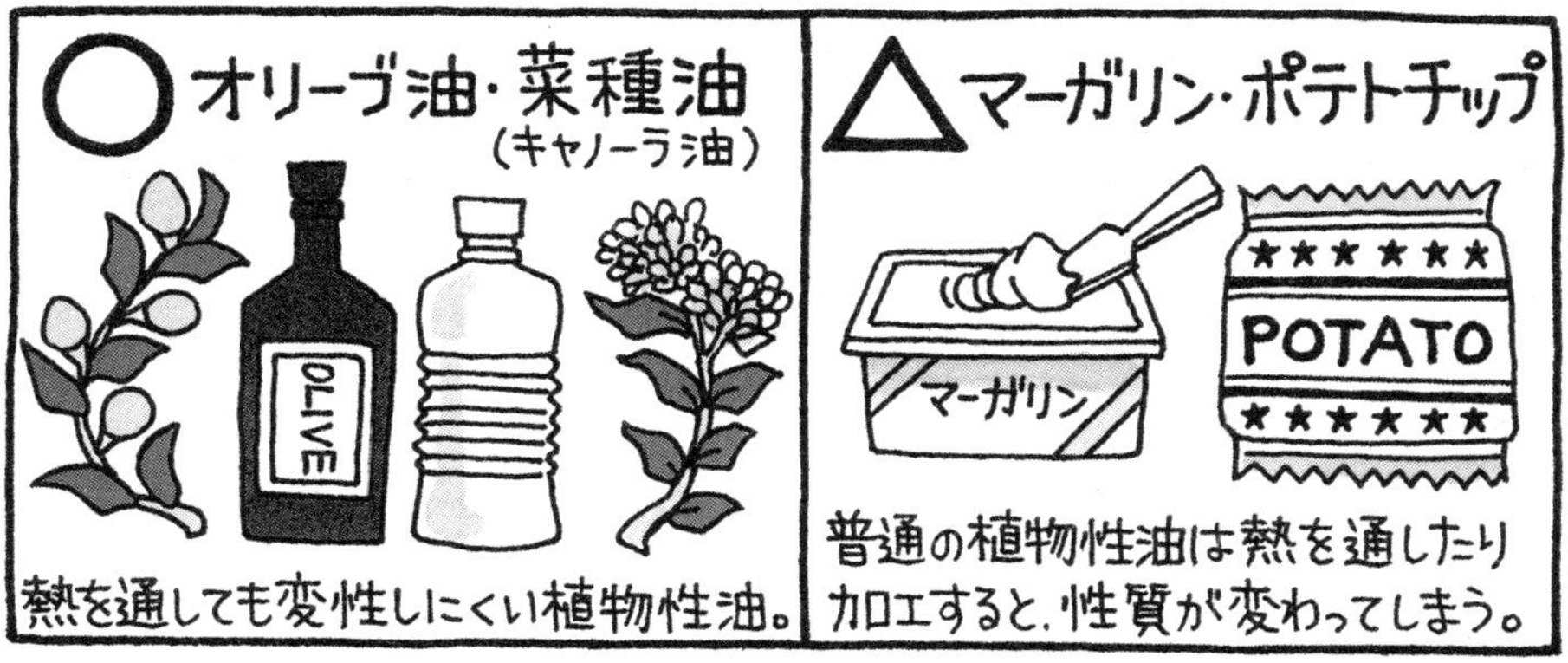
○オリーブ油・菜種油
（キャノーラ油）
OLIVE
熱を通しても変性しにくい植物性油。
△マーガリン・ポテトチップ
POTATO
マーガリン
普通の植物性油は熱を通したり
加工すると、性質が変わってしまう。

険を増すことが明らかになっています。

マーガリン以外にも、加熱された植物性油を使う食品も食べ過ぎはいけません。お菓子のポテトチップの袋にも「植物性油使用」と書いてあるし、自宅での野菜炒めにも体に良いからと、植物性油を使う人が多いでしょうが、ポテトチップも野菜炒めも、植物性油が加熱されてしまうので要注意です。

熱を通しても変性しにくい植物性油は、オリーブ油と菜種油（キャノーラ油）です。昔から料理にオリーブ油を使い続けている地中海沿岸の民族は、心臓病やアルツハイマー病の発症が少ないのです。イタリア人などは、油で炒めたパスタに、さらにオリーブ油をふりかけます。食べて飲んで太って、の三拍子の人が多いのですが、統計的にみると意外に長寿なのです。その原因の一つはオリーブ油なのかもしれません。

食事の摂り方で気を使ってもコレステロール値が下がらない場合は、スタチンというよく効く薬があります。通常の高《こう》コレステロール血症《けっしょう》であれば、スタチンを服《の》めば220㎎以下に持っていくことができます。しかし、この項の冒頭で触れたように、コレステロールはもともと身体に必要なものなので、コレステロール値を下げすぎると血管が脆《もろ》くなって脳出血を起こしやすくなったりします。ですから、スタチンを出してもらいたい場合は、必ず、信頼できる医者に相談してください。

10. 野菜好きはボケ知らず

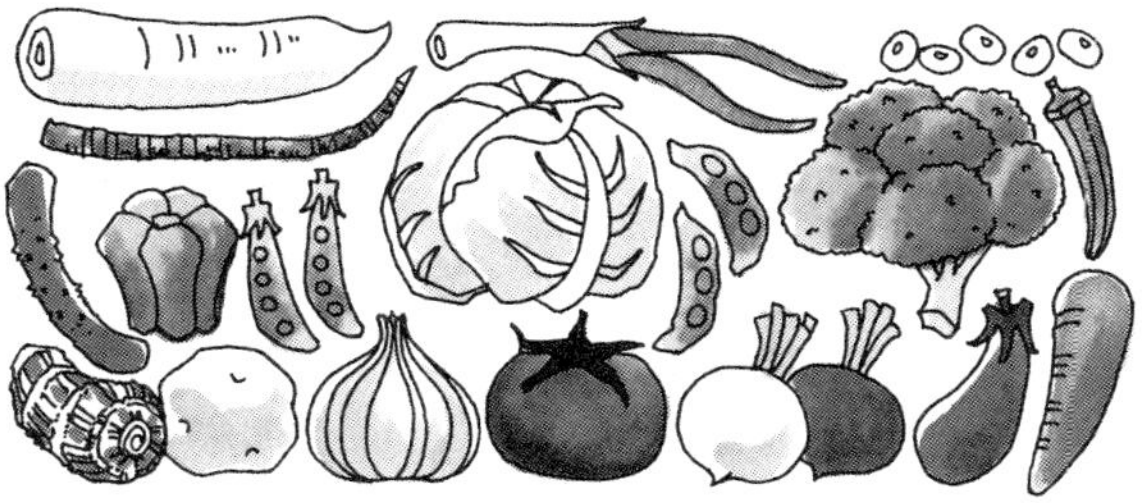

長寿のためには日本食が良い、といわれている理由は、日本食は魚料理が多いことに加えて、煮物やおひたし等のように野菜をおいしく食べる工夫に長けていて、自然に多くの野菜が摂れる料理だということにもあるようです。高カロリーを摂ると体内に活性酸素という毒素が増え、身体の細胞やDNAが傷んでしまい長寿の妨げになる、と前述しましたが、野菜に多く含まれるビタミンC等は、活性酸素に対抗する力を持っていて、「抗酸化物質」と呼ばれています。

人間の身体の中で活性酸素と戦って抗老化（アンチエイジング）作用を持つといわれている抗酸化物質には、有名なビタミンCに加えて、ビタミンE（アーモンド、ピーナッツ、コーン油に多く含まれている）、リコピン（トマトの赤い色素に含まれている）、β-カロチン（ニンジンに含まれている）、セミノール（ゴマに含まれている）、イソフラボン（大豆に含まれている）、カテキン（お茶に含まれている）などがあります。

抗酸化物質は、実験レベルでの抗老化作用が確認されたことによって、アンチエイジング効果が期待されていますが、さらに、抗酸化物質を含んでいる野菜の摂取は、がんや心臓病、脳卒中《のうそっちゅう》の予防にも効果があ

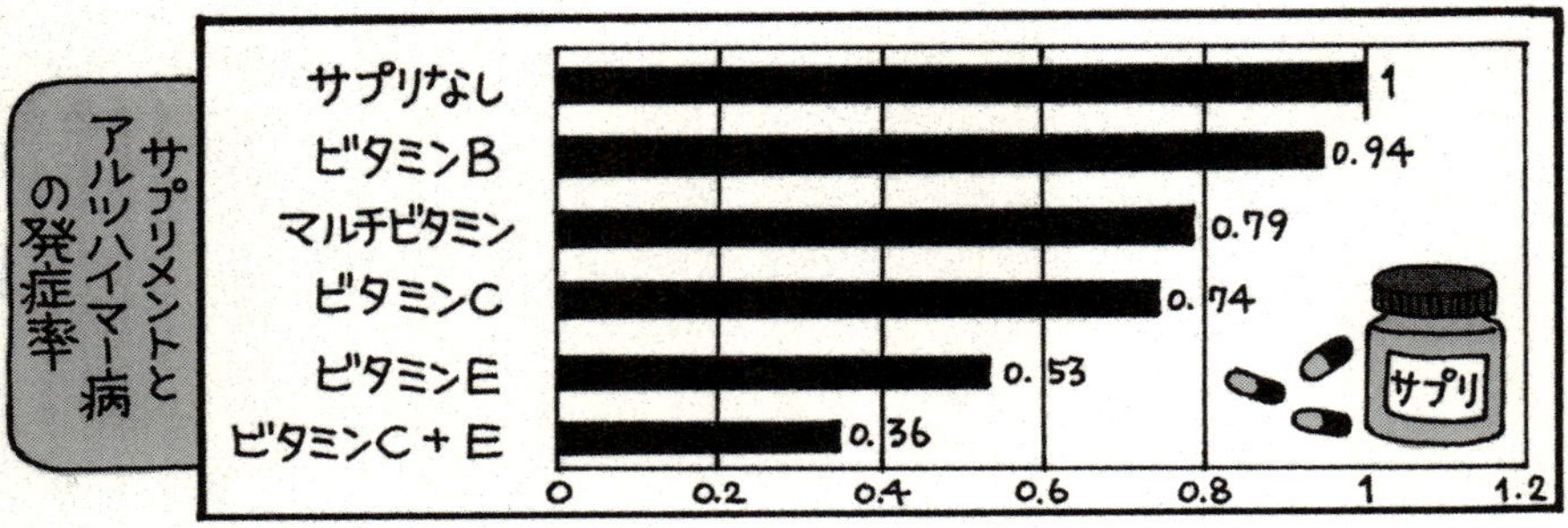

ることも示されてきました。そして徐々にではありますが、野菜の摂食がボケ予防にも効果がありそうだ、というデーター――オランダの地域住民による前向き研究では、約6年間に、食事でビタミンCとEを多く摂った人々の群では、多く摂らなかった人々の群に比べてアルツハイマー病の発症が約80％に抑えられた――が出てきています。

アメリカのシカゴでの住民健康調査（前述の、飽和脂肪酸や魚の「血液サラサラ」効果の研究でも出てきた調査）では、対象者各群の全部の食べ物を分析し、その食べ物に含まれているビタミンEの摂取量の多少を4段階に分類して、アルツハイマー病の発症率を調べましたが、最もビタミンEの摂取量の多かった群では、最も少なかった群に比較してアルツハイマー病の発症が70％に抑えられていることが分かりました。

そして、このシカゴの研究が非常にユニークなのは、ビタミンEの摂取を、食物由来のものとサプリメント由来のものとに区別して分析したことです。その結果、食物由来のビタミンEは前述のように、十分にアルツハイマー病予防効果があったのですが、サプリメントの形で摂っている人には十分な効果が見出せなかったのです。この結果を今読んで知って、サプリメント好きの人はショックを受けたかもしれませんが、サ

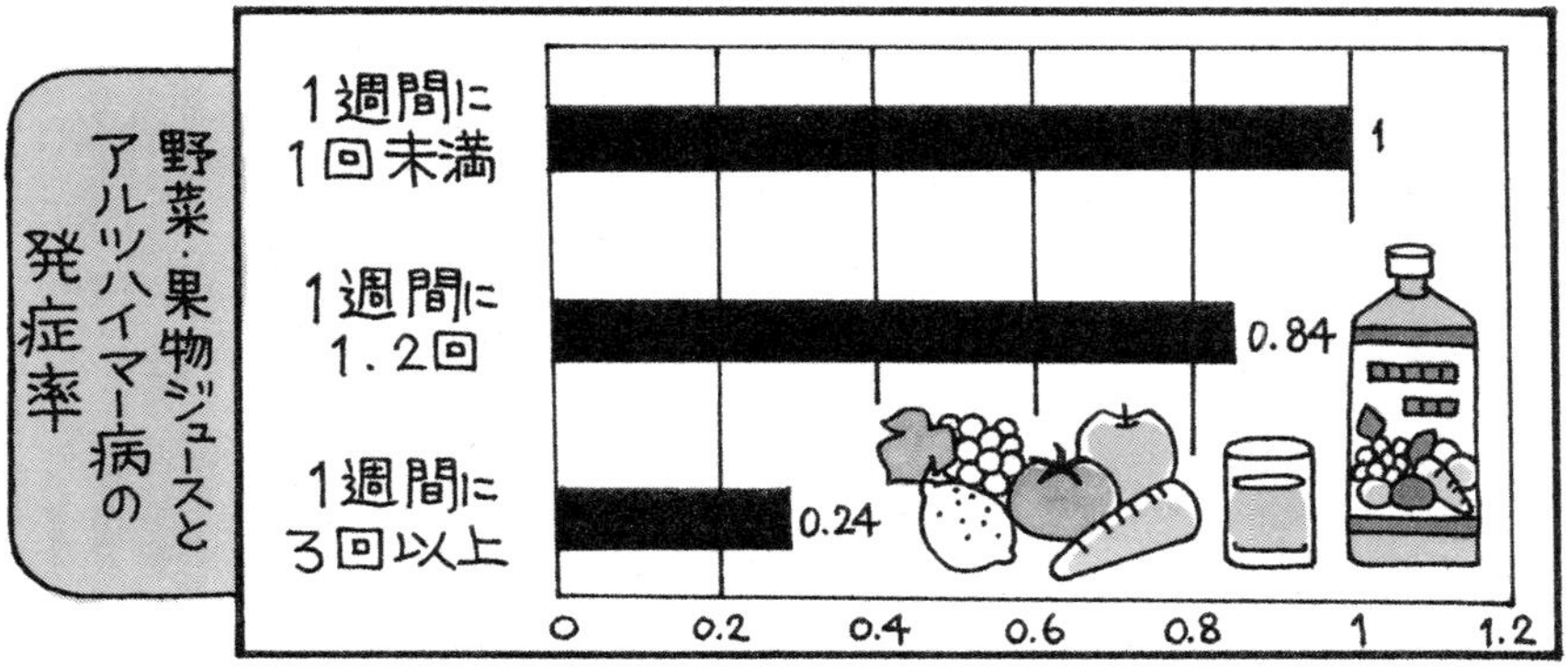

プリメントにも認知症予防効果がありそうだ――右上のグラフの通り、サプリメントをまったく摂っていない人のアルツハイマー病発症率を1とすると、ビタミンC摂取により0・74、ビタミンE摂取により0・53、ビタミンCとEの併用摂取により0・36に減らすことができる――という報告が2004年にアメリカから発表されました。

ここで注意が必要なのは、サプリメントとはいえ、ビタミンは医薬品であるということです。摂り過ぎると身体に害を及ぼすこともありますし、食べ合わせや飲み合わせによって効果が変化することもありますので、実は、適切に摂るのは難しいということなのです。ビタミンを摂る場合は、まずは伝統的な食文化から摂取したほうが無難といえるでしょう。

上のグラフにも示しましたが、近年、野菜・果物をジュースの形で摂取しても認知症予防効果があることが分かりました。この研究はアメリカの南フロリダの研究チームによるもので、約1800人を10年にもわたって調べたものですが、野菜・果物ジュースを週3回以上飲む人は週1回未満の人に比べてアルツハイマー病になるリスクが4分の1になるという結果でした。

サプリメントやジュースは、野菜嫌いなアメリカ人の文化なのかもしれません。豊かな野菜料理の文化を持つ私たち日本人は、いたずらにサプリメントやジュースに頼る必要はないでしょう。

11．地中海式ダイエットと和食

前述のように、魚や野菜などの食材とアルツハイマー病との関係の前向き研究は、数多く報告されていましたが、一般的な食習慣の様式（日本式料理、フランス式料理など）とアルツハイマー病との関係の前向き研究の報告は、ありそうでありませんでした。ところが、２００６年になってようやく、食習慣の様式とアルツハイマー病の関係を調査した「地中海式ダイエットとアルツハイマー病の危険」という論文が、アメリカの食生活の疫学研究者のニコラス・スカミスによって発表されました。

この「地中海式ダイエット」の「ダイエット」という言葉は、私たちが日常会話で使っているダイエット——健康の回復や美容のための食事制限・減量を意味する言葉——ではなく、「伝統的な規定のある食生活」を意味します。しかも、今日では、地中海式ダイエットといえば、イタリア式料理やスペイン式料理を意味するのではなく、１９６０年代のギリシャのクレタ島の伝統的な食事法のことである、と定義することが多いようです。

地中海式ダイエットは、以下の４つの大きな特徴があります。

①　毎日、一年中、野菜・果物・穀物・豆類を、種類も量も豊富に食べ

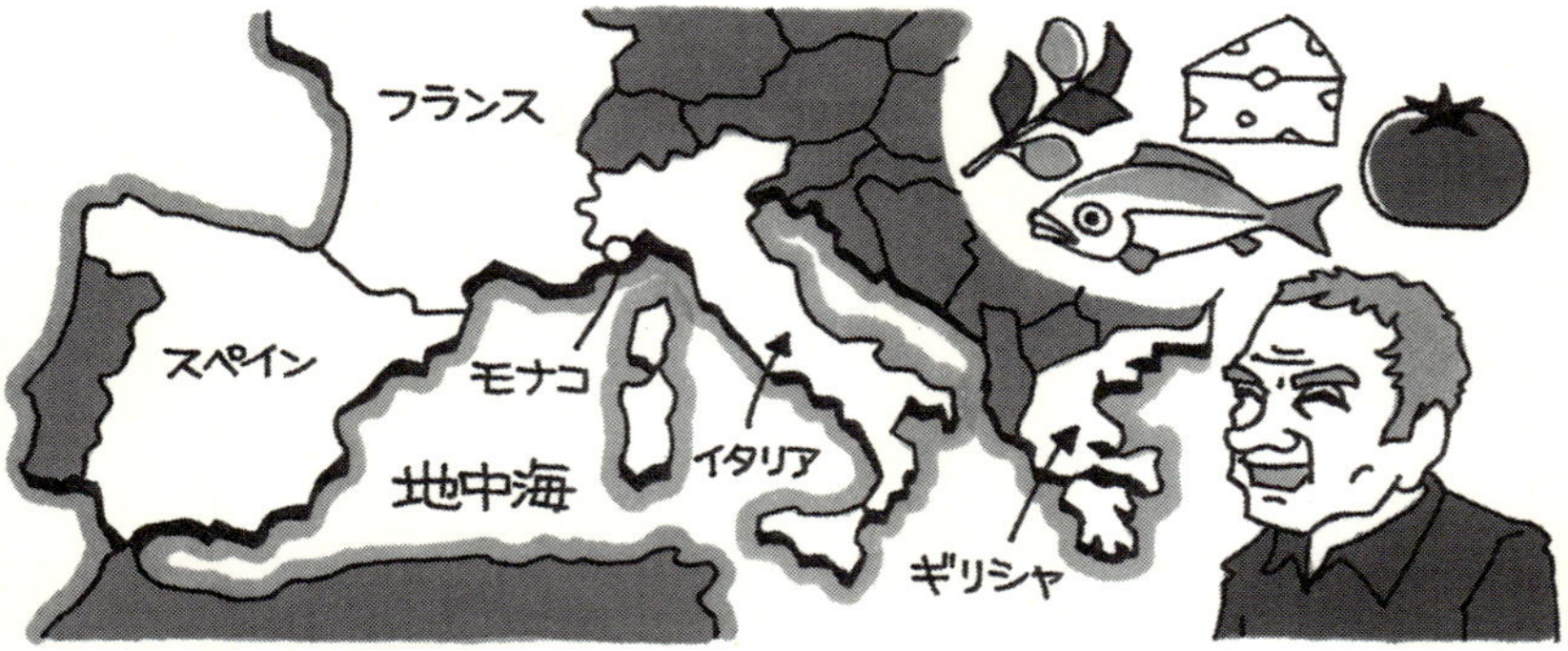

ること

②　オリーブオイルを多用すること

③　低脂肪の乳製品を毎日、少量摂ること

④　動物性脂肪は魚を中心に摂ること

これらの食生活習慣を持つ地中海のクレタ島では、1960年代には、アメリカや他のヨーロッパ諸国よりも貧困で、衛生環境が劣っていたにもかかわらず、実は、成人の平均寿命が世界最高だったのです。

2005年時点でも、WHO（世界保健機関）が発表している「健康平均寿命」の世界のベスト10に、ギリシャ・イタリア・フランス・スペイン・モナコという地中海沿岸諸国がなんと5カ国も入っているのです。だから、学者たちはこれらの地域の健康・長寿には地中海式ダイエットが大きく関係しているのではないかと考えてきました。そして、今回のニコラス・スカミスの研究によってはじめて、地中海式ダイエットにはアルツハイマー病の予防効果があること、それも、その効果は極めて高いことがつきとめられたのです。

この研究では、ニューヨークに住む2258人の健康な高齢者を4年にわたって観察しました。参加者の食事内容を分析して、次ページの図のような地中海式ダイエットに照らし合わせて、0から9までのスコア(得点)を与えました。つまり、スコアが高かった人は、より地中海式ダイエットの原則に従った食事をしているということになるのです。その結果、地中海式ダイエットに忠実に従った食事をした人々は、アルツハイマー病になる危険がかなり低くなることが分かったのです。

具体的には、地中海式ダイエットのスコアが1つ増える毎に、アルツハイマー病のリスクが10%低下したのです。そして、地中海式ダイエットのスコアが高いほうから3分の1に属する人々は、低いほうから3分の1に属する人々より、アルツハイマー病になるリスクが40%も少なかったのです。

読者の中にはすでに、この地中海式ダイエットは、伝統的な和食のメニューにとても似ていることに気づいた方も多いのではないでしょうか。そうです。和食は、地中海式ダイエットと同じで、摂取総カロリーや摂取動物性脂肪は抑え気味なのに、穀物や豆類、野菜や魚を多く摂るために、多種のビタミン類を効率良く摂取できる、優れた健康食なのです。

和食が健康・長寿に良いことは、世界が認めるところとなっています

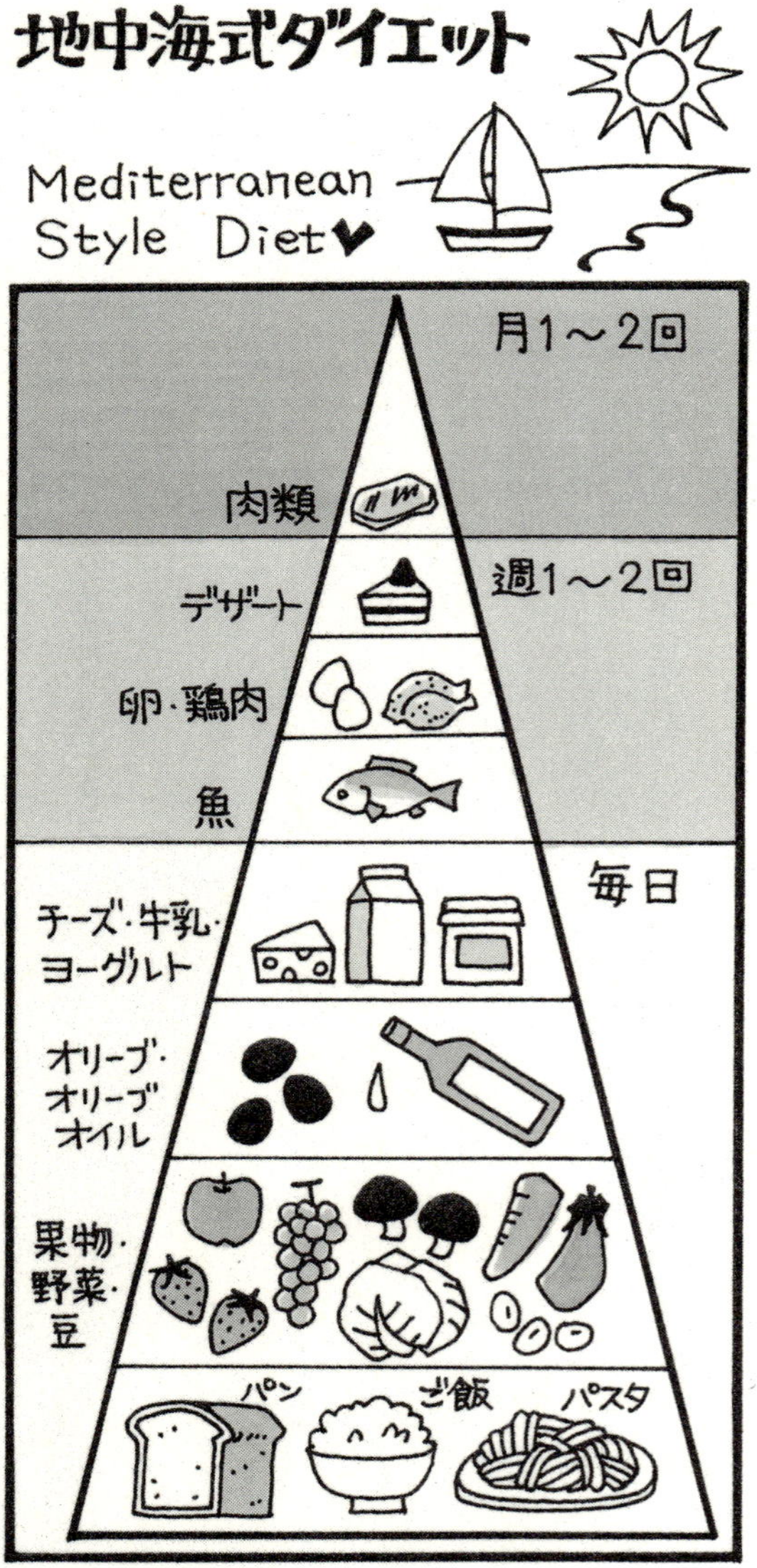

が、残念ながら、和食の認知症予防効果どころか、米食、納豆、味噌汁など、単独のラインナップの効果を調べた研究も今のところ存在しません。しかし、私たち日本人は、これからは和食を中心にして、プラス、オリーブオイルと乳製品を意識的に摂る、ということを心がければ、史上最強の認知症予防ダイエットを実践していることになるのです。

12．赤ワインはやっぱり強い！

昔から「酒は百薬の長」といわれ、適度の飲酒は健康の維持に役立ち、長寿をもたらすと考えられています。テレビがスーパー長寿者を特集した時に、百歳を超えた元気なおばあちゃんが、晩酌に地元のお酒を飲むシーンがよく流されたりしています。たしかに、お酒にはストレスを緩和させる作用があり、嫌なことを忘れさせて元気を出させたり、人とのコミュニケーションを円滑にさせる効果もあり、古今東西の人類有数の嗜好品といっていいでしょう。

医学的に見ても、適度のお酒は血液中の脂肪等に働きかける「血液サラサラ」効果があり、心筋梗塞《しんきんこうそく》や狭心症などの心臓病の予防に効果があることは、動物実験だけでなく膨大な疫学調査から明らかになっています。

動物実験のことが出たので、ちょっと横道にそれますが、ここでひと言。よく、試験管や動物実験での結果や発見が、私たちの生活に直結するようなコメントを出す研究者がいますが、彼らの世界と現実の世界には大きな隔たりがあります。例えば、かつて、ご飯のおこげの中から発がん物質が見つかったことから、「こげたご飯を食べるとがんになる」と騒がれたこともありました。しかし、国立がんセンターの発表では、

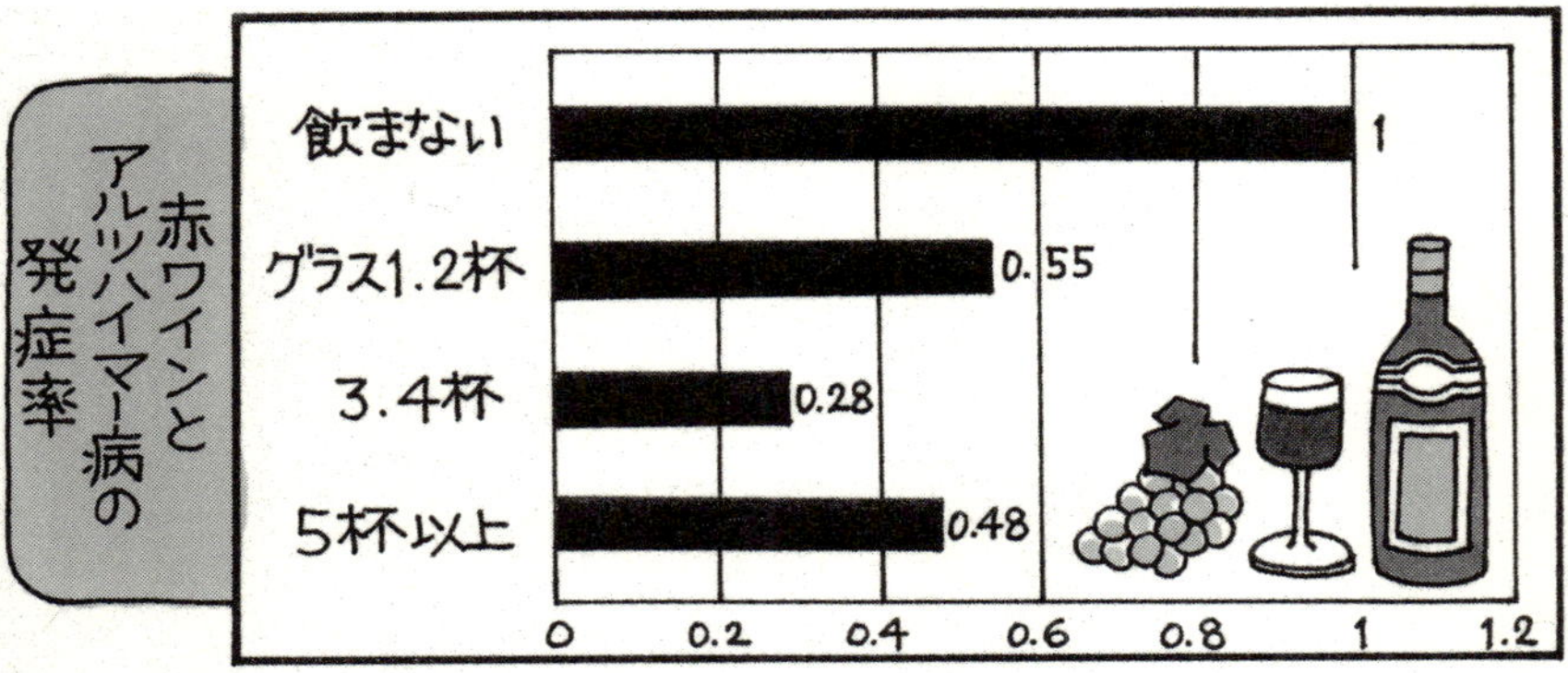

おこげを食べてがんになるのは、毎日100トンのおこげを1年間食べ続けた場合、ということくらいの確率の話のようです。つまり、現実の生活ではご飯のおこげを少しくらい食べるのは何の問題もないということです。

お酒の場合も、酒の本体であるエチルアルコールは、動物実験レベルでは、動物の脳を形成する神経細胞にとっては明らかに毒性を持ちます。しかし、日常の普通の飲酒が私たちの脳にどういう影響を及ぼすか、ということは、動物実験では決してうかがい知ることができないのです。そこで、人間の生活に密着した疫学的研究の必要性が生じてくるのですが、近年の疫学的研究では、適度の飲酒はボケ予防に良さそうであるという結果が出てきています。

上のグラフで示した通り、ワインの名産地のフランス・ボルドーで行われた住民調査では、65歳以上の高齢者を対象にして、毎日の赤ワインの飲酒量とアルツハイマー病の発症率との関係が調べられました（3年間の前向き研究でした）。その結果、赤ワインを1日にグラス3〜4杯（約350〜500㎖）飲んでいる人は、まったく飲まない人と比較して、アルツハイマー病の発症率がなんと4分の1に抑えられていたのです。また、この量がアルツハイマー病予防に効果が出る最適な量であり、この量を過ぎてグラス5杯以上になっても、また少なくなってグラス2杯以下になってもアルツハイマー病の発症率は高くなることが分かりました。

ただし、ここで注意しなければならないのは、お酒は人種によって身体や脳に対する最適量がかなり異なってくる可能性がありそうだということです。実は、日本人は世界ではお酒が弱い民族として有名なのです。日本人の酒飲みに比べると、欧米人や中国人の酒飲みの飲酒量は半端ではありません。前述のボルドーの研究でも、なんと驚くべきことに、65歳で毎日赤ワイン500㎖を飲み続ける人を一般的な人たちとしているのです（日本であれば、少し飲み過ぎ、といわれることでしょう）。現時点では、日本人の飲酒とボケ予防との関係を調べた良質の前向き研究のデータが残念ながら見当たらないので、海外のデータを参考にせざるを得ませんが、その結果を私たちの生活にそのままあてはめるのは困難です。

お酒の中でも特にワインが苦手な人が、ボケ予防のために嫌々ワインをたくさん飲むことは苦痛でしょう。そういうこともあって、ボルドー

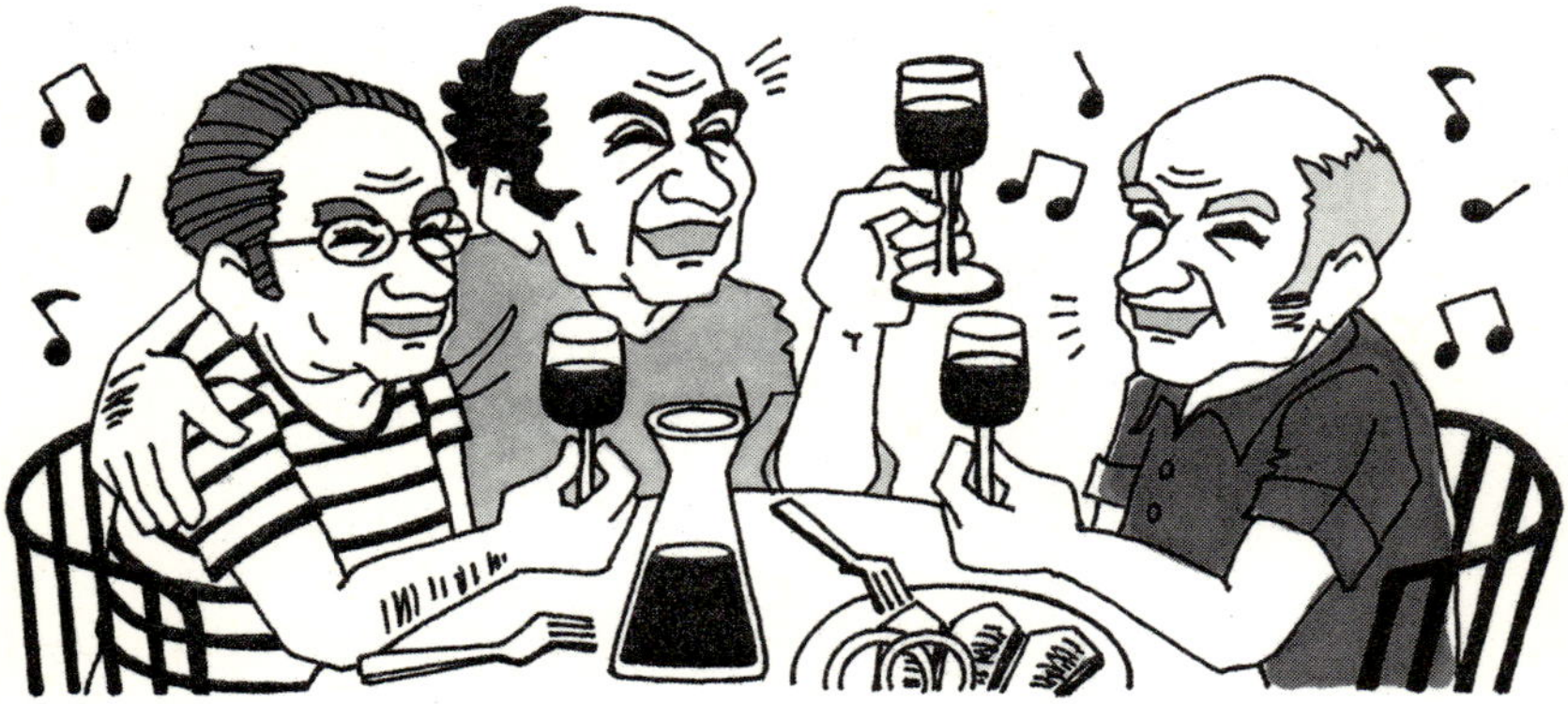

の研究以来、ワインに加えてビールやウィスキー等の飲酒とアルツハイマー病発症との関係が研究され、結果も報告されています。その報告には、どんな種類のお酒でも適量ならアルツハイマー病の危険を軽減する、というものもあれば、ビールやウィスキーではだめで、ワインだけに効果があるというものもあります。ただ、いずれの報告も、アルツハイマー病予防効果が大きいという観点からは赤ワインに軍配をあげています。

赤ワインがアルツハイマー病の予防に大きな効果があるのは、ブドウの皮に多く含まれるポリフェノールが関係している、という学説が有力です。本章の7項と10項でも活性酸素に触れましたが、ポリフェノールは、身体に悪影響を及ぼす活性酸素に対抗する抗酸化物質であるだけでなく、アルツハイマー病を引き起こす「アミロイドベータたんぱく」という毒素にも対抗して、脳の神経細胞を保護する作用もあるということが明らかになっています。

そうと分かると早速、ポリフェノール入りの食品やサプリメントが売られたりするわけですが、赤ワインのボケ予防効果は、ポリフェノールによるものだけなのでしょうか？　ヨーロッパの街角では、４、５人のお年寄りが屋外のテラスで談笑している姿をよく見かけます。テーブルの上には、赤ワインが入ったデキャンタを囲んで、オリーブオイルを使った料理やイワシの酢漬け等が並べられています。ボルドーの疫学的研究で、赤ワインを毎日3～4杯を飲む人の結果が良かったのは、ポリフェノールの効果だけではなくて、ワインのつまみや友人と語らう楽しい時間、というプラスアルファが大きく効いているのかもしれません。

13. タバコがボケに効く？

最近のタバコのパッケージには「喫煙は、あなたにとって脳卒中《のうそっちゅう》の危険性を高めます。疫学的な推計によると、喫煙者は脳卒中により死亡する危険性が非喫煙者に比べて約1・7倍になります」などと記してあります。古今東西の医者も、タバコは、がんのみでなく、脳卒中、心臓病等の生活習慣病にとっても諸悪の根源である、と言ってきました。しかし、アルツハイマー病に関しては、かつては、「タバコを吸うとアルツハイマー病になりにくい」という学説があったのです。

その学説の根拠は2つありました。1つは、アルツハイマー病になると、情報の伝達をするアセチルコリン（この物質が認知機能に対して大きな働きをします。アセチルコリンについては第5章4項でも説明しています）と呼ばれる脳内物質が不足するのですが、そのアセチルコリンがタバコのニコチンに似ていて、脳内で働く場所もニコチン受容体と呼ばれているからです。もう1つは、男性よりも女性のほうが喫煙者は少ないのに、女性のほうがアルツハイマー病が多い、という統計があることです。アルツハイマー病になってしまった人が過去にタバコを吸っていたかどうかを調べる後ろ向き研究でも、わずかの差ですがタバコを吸っていた人のほうがアルツハイマー病にかかりにくかった、という結果

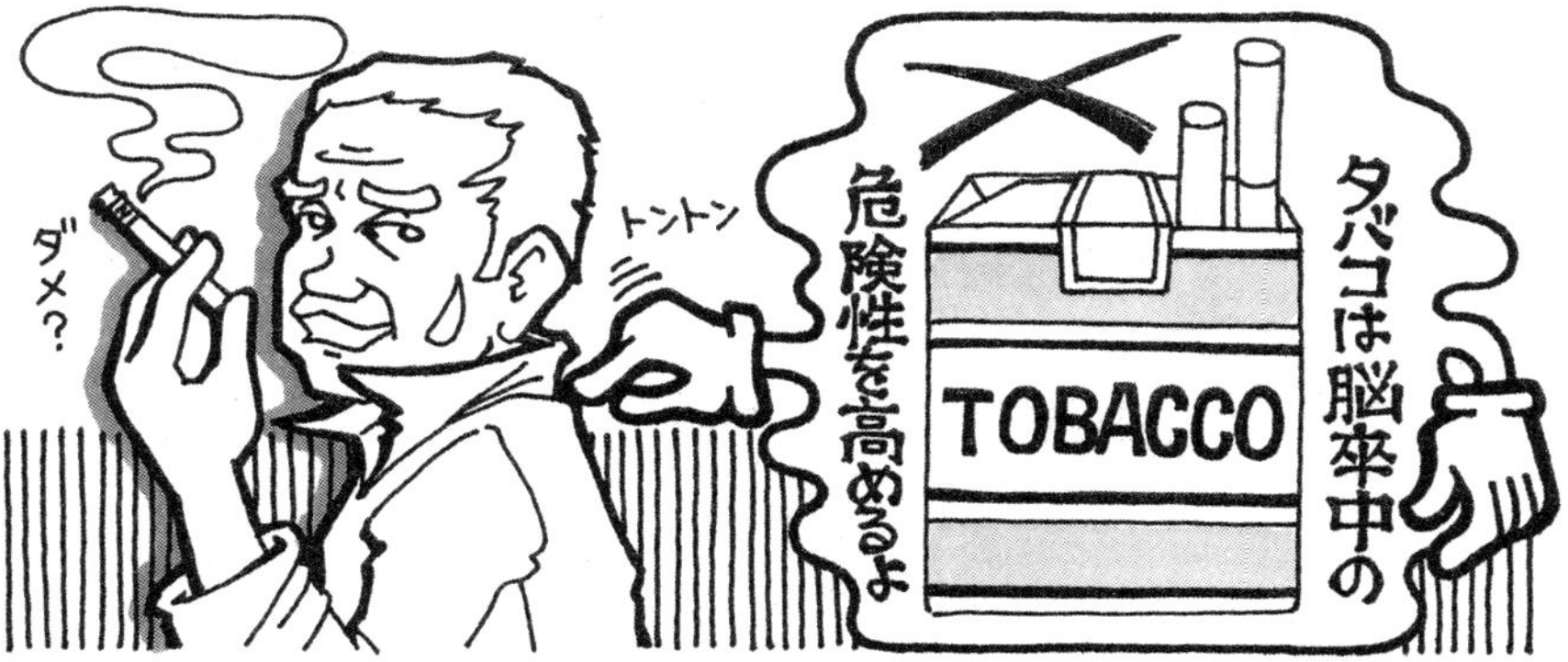
タバコは脳卒中の
危険性を高めるよ
TOBACCO
トントン
ダメ?

が出て話題になりました。しかし、近年の前向き研究では、喫煙者のほうがアルツハイマー病にかかりやすいことが報告され、形勢は逆転しています。

第5章でも触れますが、ボケる原因はアルツハイマー病だけではありません。脳卒中が原因でボケることもあります。ですから、もし、タバコがアルツハイマー病の予防に効果があったとしても、タバコは脳卒中の原因になるのですから、やはりやめるべきでしょう。

十数年前、喫煙と認知機能との関係を直接調べた研究が報告されました。ヨーロッパの65歳以上の9209人に、認知機能を調べる簡易知能テスト（MMSE）を2回施行（初年度と2年後）して、喫煙者と非喫煙者とでその推移の差を調べたのです。その結果、喫煙者は非喫煙者に比べて、認知機能の低下が著しいことが分かりました。タバコを吸っている時は頭が冴えたような気がするかもしれませんが、長い目で見るとボケやすいということです。

14. 熟年離婚を避けるのがボケ予防

人と関わることが本当にボケ予防になるのか、という疑問に対して、はっきりyes！と答えている次のような前向き研究があります。スウェーデンで、積極的に認知症予防の疫学的研究をしているフラチグリオニーのグループによる、社交性と認知症予防効果の関係を調査した論文がそれです。

この調査は、2000年に発表されましたが、調査をされたのは75歳以上の1203人で、調査期間は1987年からの3年間です。この間に、176人もの人が認知症になっていたことが分かりました。

この研究では、生活の中での「人との関わりの度合い」についての調査がさまざまな尺度で行われ、社会的な交流をよく持っている人ほど認知症にかかりにくい、ということが数字としても証明されました。具体的には、人との関わりが少ない人たちは、人との関わりが多い人たちに比べて、認知症になる危険が1.6倍も増したという結果が出たのです。さらに、この研究の結果で衝撃的だったのは、一人暮らしの人は、家族等の同居人がいる人に比べて1・9倍も認知症になりやすい、という結果が出てしまったことでした。

近年、日本では、外見では波風が立っているとは思えないような夫婦

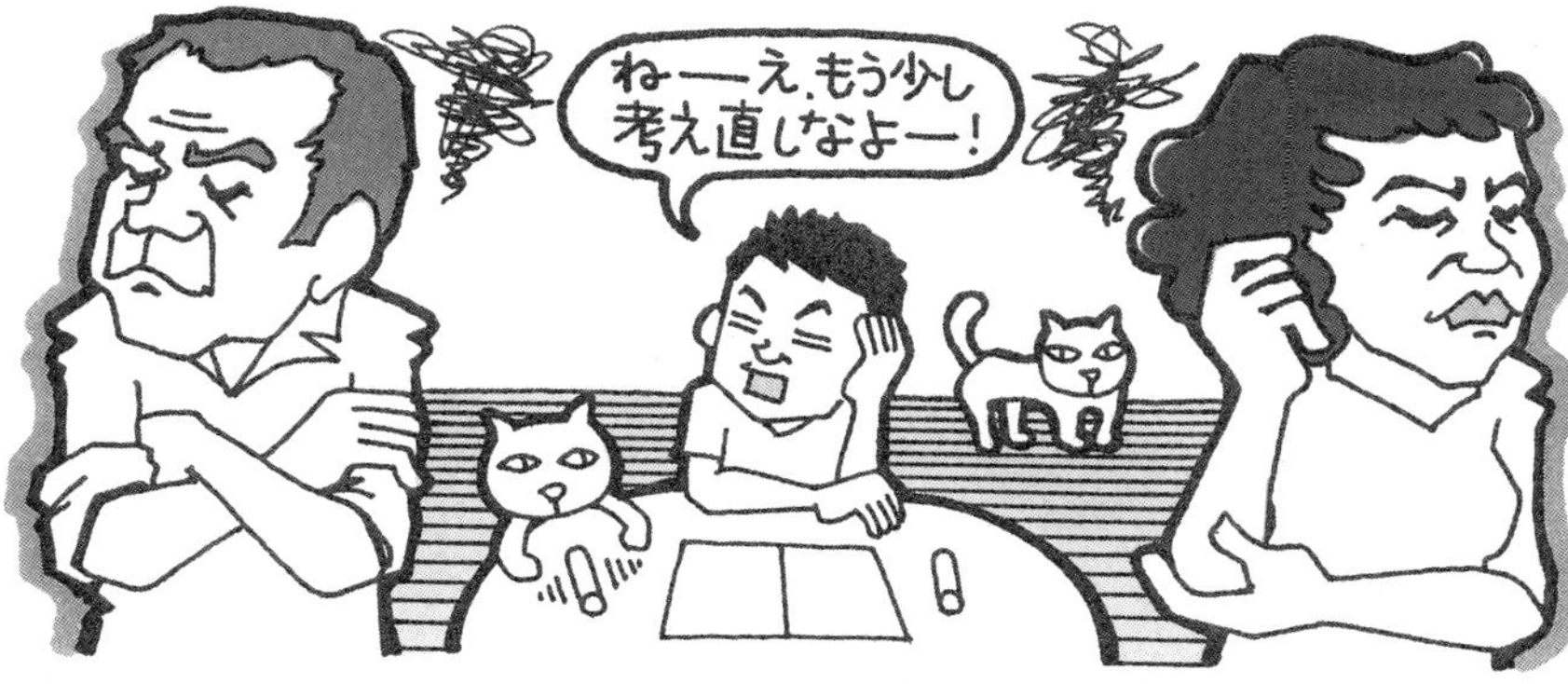

が、30年以上の結婚生活を解消して離婚してしまう「熟年離婚」という現象が話題になっています。この熟年離婚は、「仕事人間」で「亭主関白」の夫に忍従してきた妻が、子どもたちが巣立ったあとに、夫の定年退職等を機会に離縁状をつきつけるというパターンが最も多いといわれています。

離婚した夫婦を追跡調査したところ、夫のほうは、料理、洗濯、掃除などの家事がこなせず、栄養障害で病気にかかり早死にする、という寒々としたデータがあります。一方、妻のほうは、離婚したあとはまるで束縛から解放されたかのように、友達と一緒に、やれ習い事だ、ヨガだ、旅行だと、楽しく力強く生きていく傾向にあるようです。夫にとって離婚は、認知症の発症に大きく関わる生活習慣の悪化にもつながるといえるでしょう。

どうやら熟年離婚で最もボケやすくなるのは団塊世代やポスト団塊世代の亭主族といえそうなのです。男性にとってのボケ予防の観点からだけでいえば、熟年離婚を回避することこそがボケないための最善の策なのかもしれません。

15. 高血圧の薬で ボケが予防される？

本章の最初の項でも触れていますが、高血圧やコレステロール値が高い高《こう》コレステロール血症《けっしょう》は長生きには大敵です。高血圧や高コレステロール血症の状態でも人は痛くも痒《かゆ》くもありませんが、その状態が長く続くと、血液の通る血管が傷ついたり、傷ついた壁に「血液ドロドロ」によってゴミがこびりついたりして、ついには血液の流れが遮断されて心臓病や脳卒中《のうそっちゅう》を引き起こしてしまいます。「人間は血管と共に老いる」といわれていますが、高血圧や高コレステロール血症は血管の寿命を著しく短縮してしまうのです。

　そこで、高血圧を治療するために血圧降下剤や、高コレステロール血症を治療するためにスタチン系の薬剤が開発されてきました。これらの薬剤は、人間の体全体の健康の維持に役立つという大きな目的も持っているために、薬によって血圧が実際にどのくらい下がったかということを調べるだけでなく、心臓病や脳卒中をどのくらい減らせたのかということに対して前向き研究がなされるわけです。降下剤やスタチンは1種類だけでなく何種類もあるため、どの薬が最も効果があるかを比較するためにもこうした研究が熱心に行われるわけですが、ヨーロッパの19カ国の共同で行われた、血圧降下剤の効果についての大規模な研究で、ア

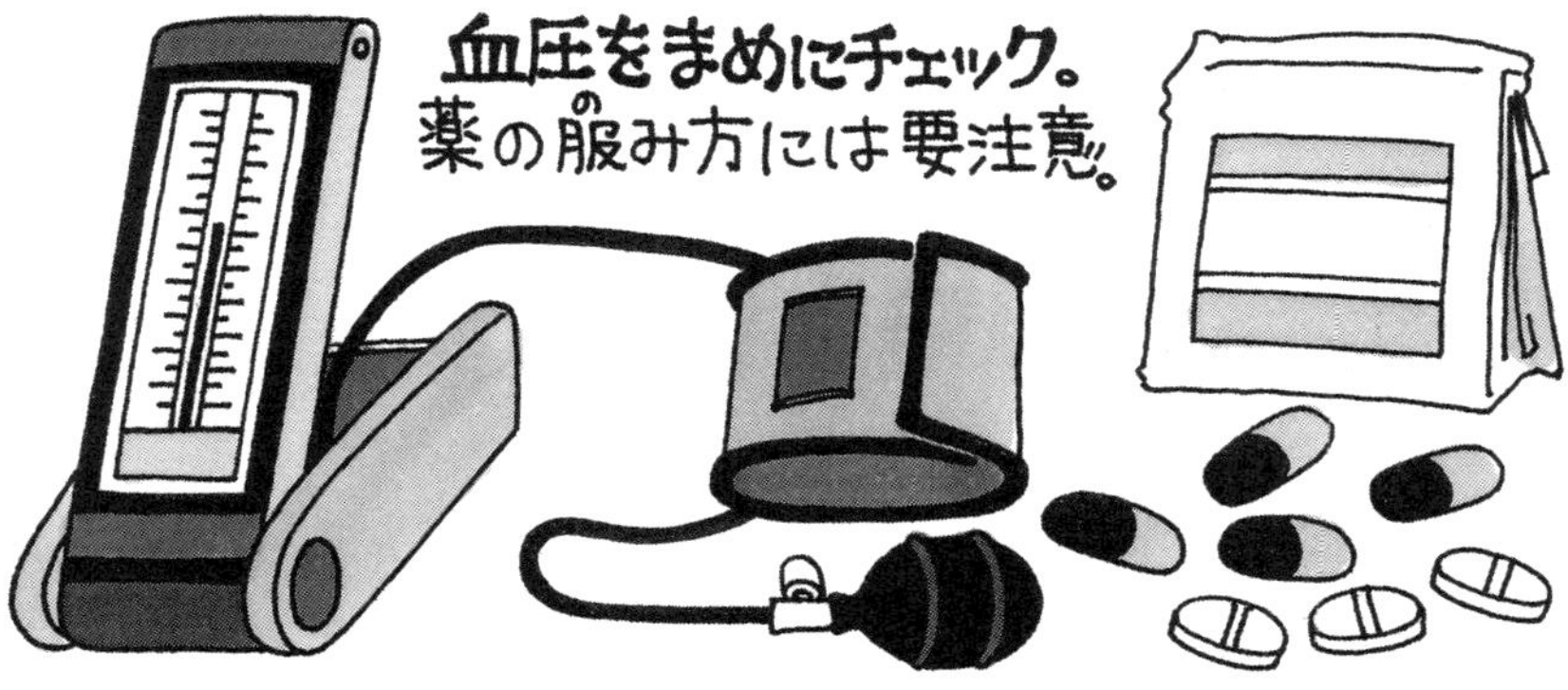
血圧をまめにチェック。
薬の服《の》み方には要注意。

ルツハイマー病と血圧降下剤の思わぬ関係が明らかになりました。

　この研究では、60歳以上の高血圧の患者さん２４１８人を2つの群に分けて、一方には血圧降下剤を、もう一方には偽薬を投与しました。そして2年後に、薬の有無によって、かかる病気に差異があったかどうかを調べたのです。薬によって心臓病や脳卒中が予防されることは予想されていましたが、ふたを開けてみると、統計的にみて、血圧降下剤によってアルツハイマー病が予防された、という意外な結果が出たのです。高血圧をかかえている人がアルツハイマー病になりやすいという統計ではありませんから、血圧降下剤で正常な血圧を保ったこととは関係なく、血圧降下剤を服《の》むこと自体が、アルツハイマー病の発症を抑える効果があると考えられるわけです。しかしだからといって、正常血圧の人がアルツハイマー病の予防のために血圧降下剤を服むことは大変危険です。

　血圧とは本来、人間の身体にとって必要不可欠である酸素や栄養を、血液という形で各組織に送り込む力なのです。だから、その血圧が低くなり過ぎると意識を失うなど、大きな問題が生じます。例えば、高血圧ということで血圧降下剤を服んでいる患者さんが、夏場などに、道で倒れてしまって救急車で病院に運ばれてくることがありますが、その方々の中には、脳卒中や心臓病ではなく、血圧が下がり過ぎていたことが原因で気を失ってしまった人が多数含まれているのです。

信頼できるホームドクターを持っている人は、その先生に自分の血圧をまかせられますが、せっかく通院しても、薬を出すだけで、あまり血圧も測ってくれないような病院の場合は、看護師に測ってくれるように依頼するか、自分で病院の待合室やコミュニティセンターなどに設置されている血圧計を使って、自分の血圧が適切かどうか頻繁にチェックする必要があるでしょう。

16. 小さな脳梗塞でもボケやすくなる

日本人の死因の1位は「がん」、2位は「心疾患《しんしっかん》（心臓病）」、3位が「肺炎」、そして4位が「脳卒中《のうそっちゅう》」なのですが、今、この脳卒中という病気の中の一つである「脳梗塞《のうこうそく》」が日本人の間で急激に増えています。

脳梗塞は、脳に酸素や栄養を運ぶ血管が、「血液ドロドロ」等のために詰まってしまうことによって起こります。太い脳血管や重要な脳血管が詰まると、命を落としたり、命を落とさないまでも、手足が動かせないとか言葉が話せない等の重篤な症状が出ます。しかし、細い脳血管が詰まった場合は、運良く何も症状が出なかったり、手が少し痺《しび》れる程度で済むことがあります。こういうタイプの脳梗塞を現在では、ラクナ梗塞と呼んでいます。

最近は、ＭＲＩ等の脳の画像診断の進歩で、小さなラクナ梗塞もくっきりと描出できるようになりました。その結果、何の症状もない方が、脳の健康診断である「脳ドック」を受診して、ラクナ梗塞が発見され、「『隠れ脳梗塞』が見つかってしまいました。タバコはやめてください。高血圧にも気をつけてください」と医者に言われることになるのです。

隠れ脳梗塞とは、正式には無症候性脳梗塞といい、生活習慣を正すことによってこれ以上新たな隠れ脳梗塞ができなければ問題ない、と考え

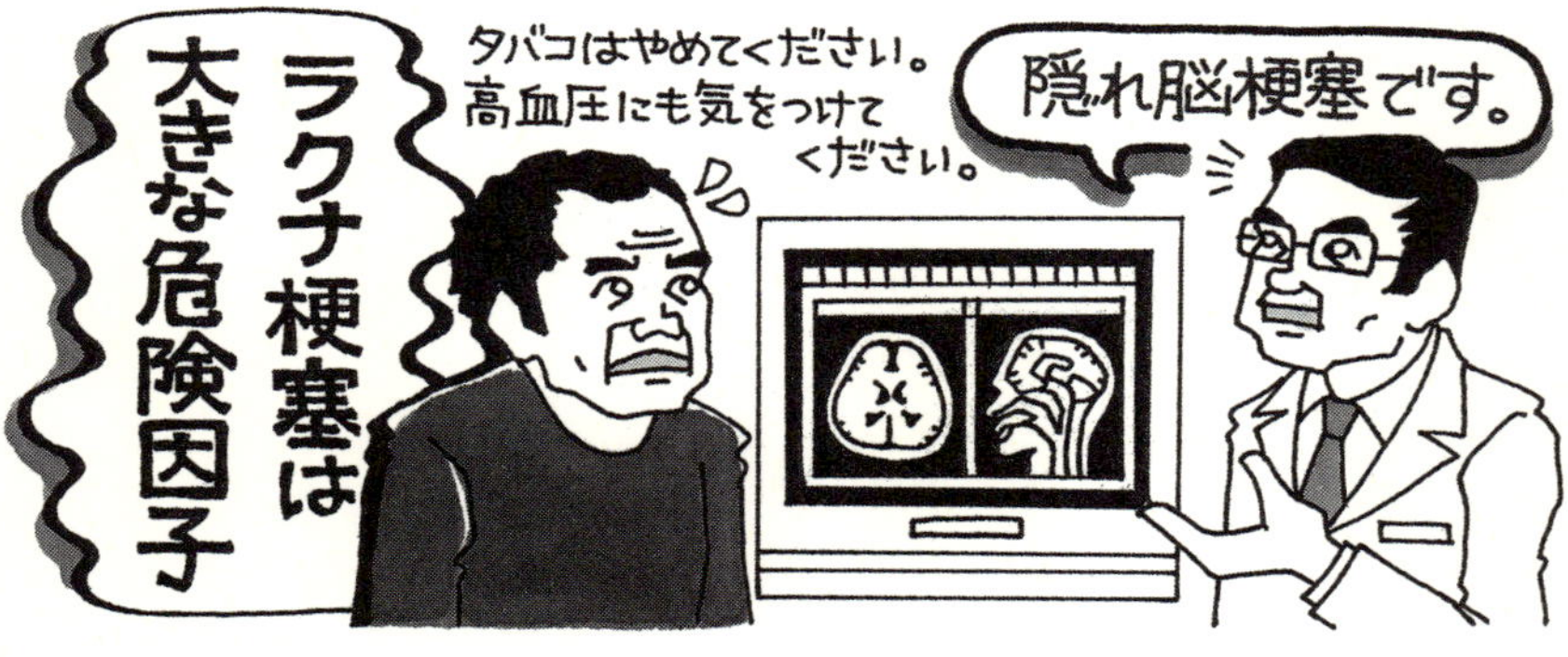
ラクナ梗塞は大きな危険因子
タバコはやめてください。高血圧にも気をつけてください。
隠れ脳梗塞です。

られてきましたが、この章の2項で紹介したアメリカの「ナン・スタディ」では、小さなラクナ梗塞がある人はアルツハイマー病を発症しやすかったという結果が出ています。

この「ナン・スタディ」研究では、研究に協力してくれた修道女が亡くなったあとに、病理医によってその修道女の脳を解剖して調べさせてもらっているのですが、ラクナ梗塞について、次のような興味深い結果が出ています。

病理医が解剖して「この修道女はアルツハイマー病の脳だった」と診断した脳の持ち主であっても、その人が脳の深部にラクナ梗塞をまったく持っていなかった場合は、生前、57%の人しかアルツハイマー病を発症していませんでした。それに対して、一つでもラクナ梗塞を持っていた人たちは93%がアルツハイマー病にかかっていたのです。つまり、ラクナ梗塞はアルツハイマー病の大きな危険因子といえるのです。

ラクナ梗塞は、脳内の情報を伝達する繊維が密集する「白質《はくしつ》」と呼ばれている場所にできます。脳内でアルツハイマー病の変化にラクナ梗塞が加わると、脳内のネットワークの働きが低下して認知症になりやすくなってしまうのでしょう。

脳梗塞と同じように、それにかかるとボケやすくなる病気・怪我《けが》としては、頭部外傷やうつ病があります。次の項では、最近、ビジネスマンや高齢者の間で急増し、社会問題にもなっているうつ病について考えます。

17. 滅入るとボケやすい

「鶏が先か卵が先か」という言葉がありますが、うつ病とアルツハイマー病との関係も、その言葉にあてはまります。うつ病の状態が続くとアルツハイマー病になりやすくなりますし、アルツハイマー病の傾向が表れると同時にうつ状態を併発してくることがあるのです。つまり、どちらが先かを見極めるのはかなり困難です。しかし、明らかなことは、うつ状態が続く中高年はアルツハイマー病になりやすいというデータが存在し、うつ病はアルツハイマー病の最大の危険因子の一つであるということです。

現在の日本では、うつ病の患者さんが急増していますが、皆さんは「うつ病」に対してどのようなイメージをお持ちですか。「精神病の一つで、ひどい憂鬱《ゆううつ》状態に陥り、自殺したりする特殊な病気で、自分には関係ない病気」というようなイメージではないでしょうか。実際、私が治療の必要上、患者さんに「軽いうつ病ですよ」と説明すると、「えーっ、意外です！　この私がうつ病だなんて！　ほんとですか?」というような反応をする患者さんがたくさんいらっしゃいます。

うつ病は、頭痛やめまい、腰痛などの身体症状を伴って発症することが多い病気です。だから、うつ病にかかった人の心の中ではほとんどの

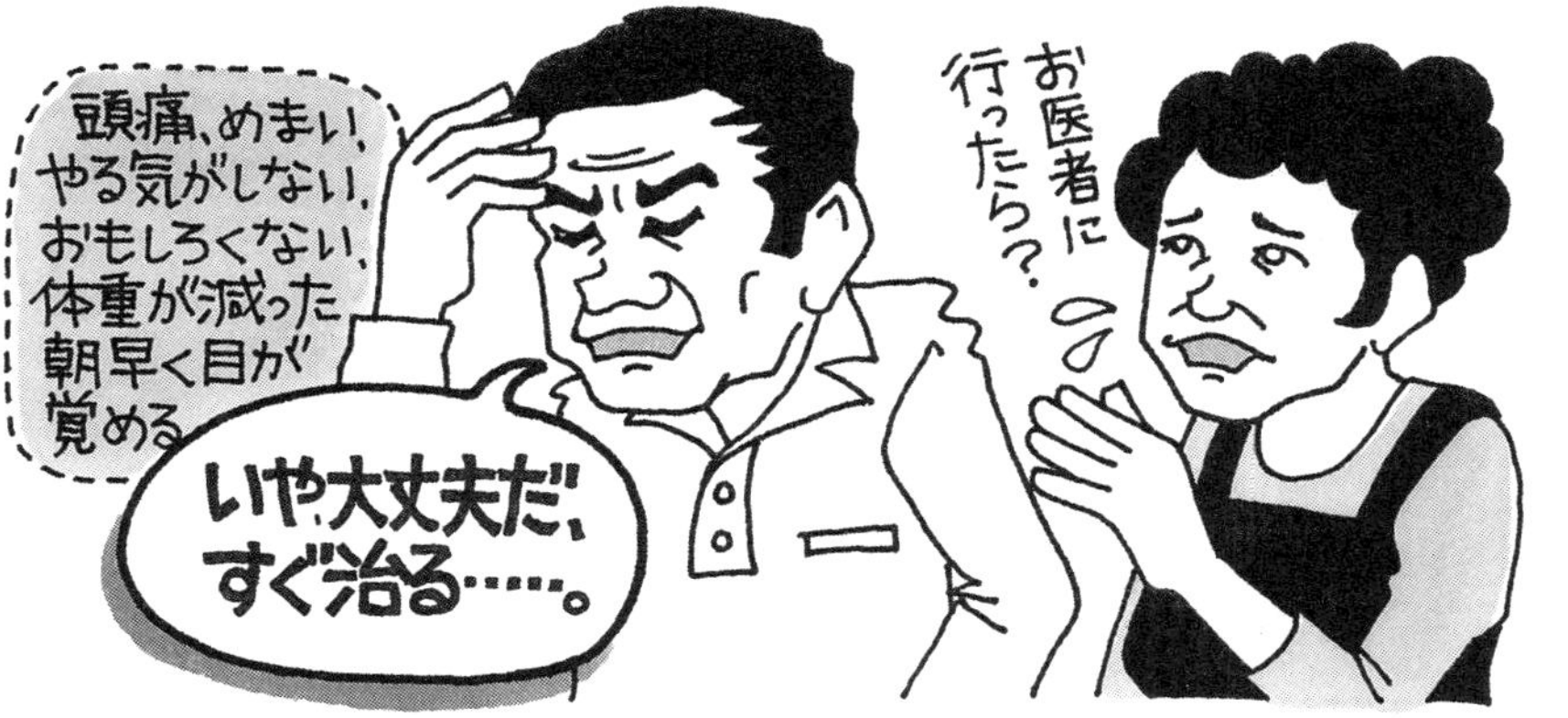
お医者に行ったら？
頭痛、めまい、やる気がしない、おもしろくない、体重が減った朝早く目が覚める
いや、大丈夫だ、すぐ治る……。

場合、自分のうつを認めたくない、なるべく精神科にはかかりたくない、という心理が働いて、まずは内科などを受診します。特に高齢の男性の方のうつ病はその傾向が顕著です。戦前の教育を受けていて矍鑠《かくしゃく》とした方は、気持ちが滅入ること自体を封じ込めてしまうので、頭痛や腰痛などの身体症状に形を変えて現れることが多いのです。このようなうつ病は「仮面うつ病」と呼ばれています。

高齢の方は我慢強いため、自分の心の弱さを表に出しませんが、時間をかけて粘り強くいろいろな質問をして、お話に耳を傾けてみると、「最近、何もやる気がしない」とか、「何をやってもおもしろくない」とか、「ご飯もおいしくなくて、体重が減った」とか、「朝早く目が覚めてしまう」とかの、うつ病特有の症状がその人に隠れていることを発見できる場合がよくあります。

医学の進歩と共に、うつ病になる原因は、その人の気持ちの持ちようの問題ではなく、脳内の神経伝達物質がうまく働かない状態になっているからであることが分かってきました。その治療においても、本人の力だけでは克服できない状態のこともあり、薬物などの力を借りたほうが効率的なことが多いのです。

最近では、うつ病に非常に良く効き副作用も少ないジェイ・ゾロフト等のSSRI（選択的セロトニン再取り込み阻害薬）という薬がありますし、認知療法も発達してきています。やる気が出ない、物事が思うようにできない、もの忘れがある……というように、自分の生活がこれまでと違ってきていると感じたり、頭痛や腰痛が続くので一般の医者に何度もかかっているのに原因がはっきりしない時は、心療内科や「もの忘れ外来」等の専門医を早めに受診するのがお勧めです。

18. 全米アルツハイマー協会による「脳を健やかに保つ10箇条」

この章の最後に、全米アルツハイマー協会が一般向けに提案している「脳を健《すこ》やかに保つ10箇条」をご紹介します。この10箇条は、本書でこれまでに示した、認知症の予防効果が確かめられた「知的活動」「運動性」「食生活」「社交性」「医療性」のそれぞれの内容をバランス良く、分かりやすくまとめたものになっています。

1. 頭を第一に！

健康は脳から始まります。脳は身体の中でも最も大切な臓器の一つです。脳を大切にしましょう。

2. 脳の健康は心臓から！

心臓に良いことは脳にも良いのです。心臓病、高血圧、糖尿病、および脳卒中《のうそっちゅう》の予防に役立つことを毎日続けましょう。これらの病気があるとアルツハイマー病になるリスク（危険度）が高くなります。

3. 測定値を大切に！

体重、血圧、コレステロール、および血糖の測定値を望ましい範囲に保ちましょう。

4. **脳に良い栄養を！**

脂肪が少なく、抗酸化物質を豊富に含む食品を摂りましょう。

5. **身体をよく動かそう！**

身体の運動によって、血液がよく保たれ、脳細胞の新生（※訳注）が促進される可能性があります。「1日に30分歩く」といったようにできることからやってみましょう。身体と心の両方が活動的になります。

※訳注：近年、成人～老年期のヒトの脳内でも神経新生現象（神経が新しくできる現象）が起こることが明らかにされている。

6. **心に適度な刺激を！**

脳をよく働かせることによって、脳の活力が増加し、脳細胞同士の連絡が強化されて脳の「予備能（＝予備能力）」が高まります。読み書きをする、ゲームを楽しむ、新しいことを学ぶ、クロスワードパズルを解くなどが推奨されます。

7. **人とのつながりを！**

身体的、心理的、ならびに社会的要素が組み合わさった余暇活動に参加することが、認知症の予防に最も役立つ方法かもしれません。

人付き合いを大切にして会話を楽しみ、ボランティア活動、クラブ活動、学習会などに参加しましょう。

8. 頭の怪《け》我《が》に注意！

頭の怪我は要注意です。自動車のシートベルトをする、転ばないように家の中を整頓する、自転車に乗るときはヘルメットをかぶるなど、あなたの頭を守ることが大切です。

9. 習慣を見直そう！

不健康な習慣は改善しましょう。喫煙、過度の飲酒、および不正に取り引きされる薬物の使用はやめましょう。

10. 将来のために今日から！

あなたの将来を守るために今日からできることがあるはずです。

（布村明彦　訳、10 ways to maintain your brain. ）

第5章
私たちの脳と認知症の基本的な知識

❶「ボケ」「痴呆」「認知症」「アルツハイマー病」

私たちは日常生活では「ボケ」「痴呆」「認知症」「アルツハイマー病」という4つの言葉をだいたい同じようなイメージで使っているのではないでしょうか。ここでは、その言葉が意味していることについて考えてみましょう。

まず、「ボケ」という言葉からです。この「ボケ」という言葉は日常用語で、私たちの生活や仕事の会話の中で、「疲れたので頭がボケてきた」というように、ごく普通に使われています。また、漫才の「ボケとつっこみ」というように使われる時には、「オトボケ」のような親しみを込めたニュアンスを持ちますし、「このボケなす」というような時には蔑称のようなニュアンスを持つと思います。

しかし、「高齢者がボケてくる」といった使い方をする時は、ほぼ「認知症」と同義の意味合いで使われています。ちなみに本書では、専門的な情報・知識を読者に分かりやすくお伝えすることを第一の目的としているために、なじみの薄い「認知症」という言葉ではなく、「ボケ」

という言葉を用いていますが、本書が使用している「ボケ」という言葉は、親しみを込めたものでも蔑称でもなく、認知症を意味していることを改めておことわりしておきたいと思います。

「認知症」という病名が使われるようになるまでは、医学的な病名としては、長年、「痴呆」という言葉が用いられてきました。しかし痴呆には「知能程度がはなはだしく劣っている」という意味があるため、こうした言葉を病名に使っているのは、病気で苦しむ患者さんに対して差別的で不適切ではないか、という声が識者や医療関係者から上がり、2004年12月に「痴呆」は「認知症」に変更されることになりました。そして、この変更に伴って、法律や公式文書からは、一切、「痴呆」という言葉は消えることになり、医学会もこれに対応して、2005年10月に「日本痴呆学会」は「日本認知症学会」に変更されました。

認知症は「脳や身体の疾患を原因として、記憶・判断力などに障害が起こり、普通の社会生活が送れなくなった状態」と定義されています。つまり、認知症は「単なる年のせい」ではなくて、「ある病気」による結果として、毎日の生活の自立が困難となった状態を指している病名なのです。だから、認知症という言葉は一つだけの病気を意味するものではなくて、症状や状態を意味する言葉なのです。認知症の原因となる病気は次のようにたくさんあります。

認知症の原因となる病気

■退行変性疾患《たいこうへんせいしっかん》

アルツハイマー病（アルツハイマー型認知症）、びまん性レビー小体《しょうたい》病《びょう》（レビー小体型認知症）、前頭側頭型認知症《ぜんとうそくとうがたにんちしょう》（ピック病など）など

■脳血管性疾患

脳梗塞《のうこうそく》、脳内出血など脳血管障害（脳血管障害性認知症）

■内分泌《ないぶんぴつ》・代謝性疾患《たいしゃせいしっかん》

甲状腺《こうじょうせん》機能低下症《きのうていかしょう》、ビタミンB1欠乏症、ビタミンB12欠乏症など

■脳腫瘍《のうしゅよう》

髄膜腫《ずいまくしゅ》、神経膠腫《しんけいこうしゅ》、悪性リンパ腫、転移性脳腫瘍など

■**外傷性疾患**
慢性硬膜下血腫《まんせいこうまくかけっしゅ》、頭部外傷後遺症など

■**感染性疾患**
髄膜炎、脳膿瘍《のうのうよう》、ヘルペス脳炎、クロイツフェルト・ヤコブ病など

■**その他**
特発性正常圧水頭症《とくはつせいせいじょうあつすいとうしょう》など

ここに示した病気はいずれも認知症の原因になることがあるのです。第1章の「もの忘れ外来」の診察風景では、この中の数種類の病気が出てきていますので参考にしてください。認知症の原因となる疾患には、このリストの中には記されていない、非常に珍しくて認知症の専門医でさえもお目にかかったことがないような病気も存在しますが、それらの病気は、通常、典型的な認知症の症状を呈することはありません。認知症をきたす代表的な疾患としては、ここにリストアップされた病気を知っていれば十分でしょう。

また、頻度的・現実的には、認知症はアルツハイマー病が原因のことが非常に多いので、一般的には認知症＝アルツハイマー病という図式で議論されることが多くなっています。かつての日本の認知症の統計では、脳血管性認知症もアルツハイマー病と同様に頻度が高いものとされていました（欧米では元々少なかった）が、近年、診断学の進歩に伴って、脳血管障害のみによる認知症は頻度が低いことが分かってきました。なお、本書が主に対象としている認知症は、基本的にはアルツハイマー病を想定しています。

❷認知機能とは

病名が「痴呆」から「認知症」に変わりましたが、それでは「認知」とはいったい何なのでしょうか。この項では、私たちの認知機能について考えていきたいと思います。

認知とは、ひと言でいうと「物事の捉《と》え方」であるといえます。認知というと私たちは、受動的に情報を知ることではないか、と考えがちですが、そうではない、ということを説明します。

例えば、帰宅した時にダイニングのテーブルに焼きたてのステーキが置かれているのを見たとします。その時、あなたがもし空腹であるなら、そのステーキを「おいしそう!」と捉える（=認知する）ので、その認知は「食べてしまおう!」という行動につながる可能性が高いでしょう。しかし、その時あなたが満腹だったら、ステーキを「見るのも嫌だ」と捉えて、その場から「立ち去ろう」という行動を起こすことでしょう。

このように、同じステーキを見たにもかかわらず、状況によって、人の行動が変わってくるのは、「その人のその時の状況（=心身の状態）に

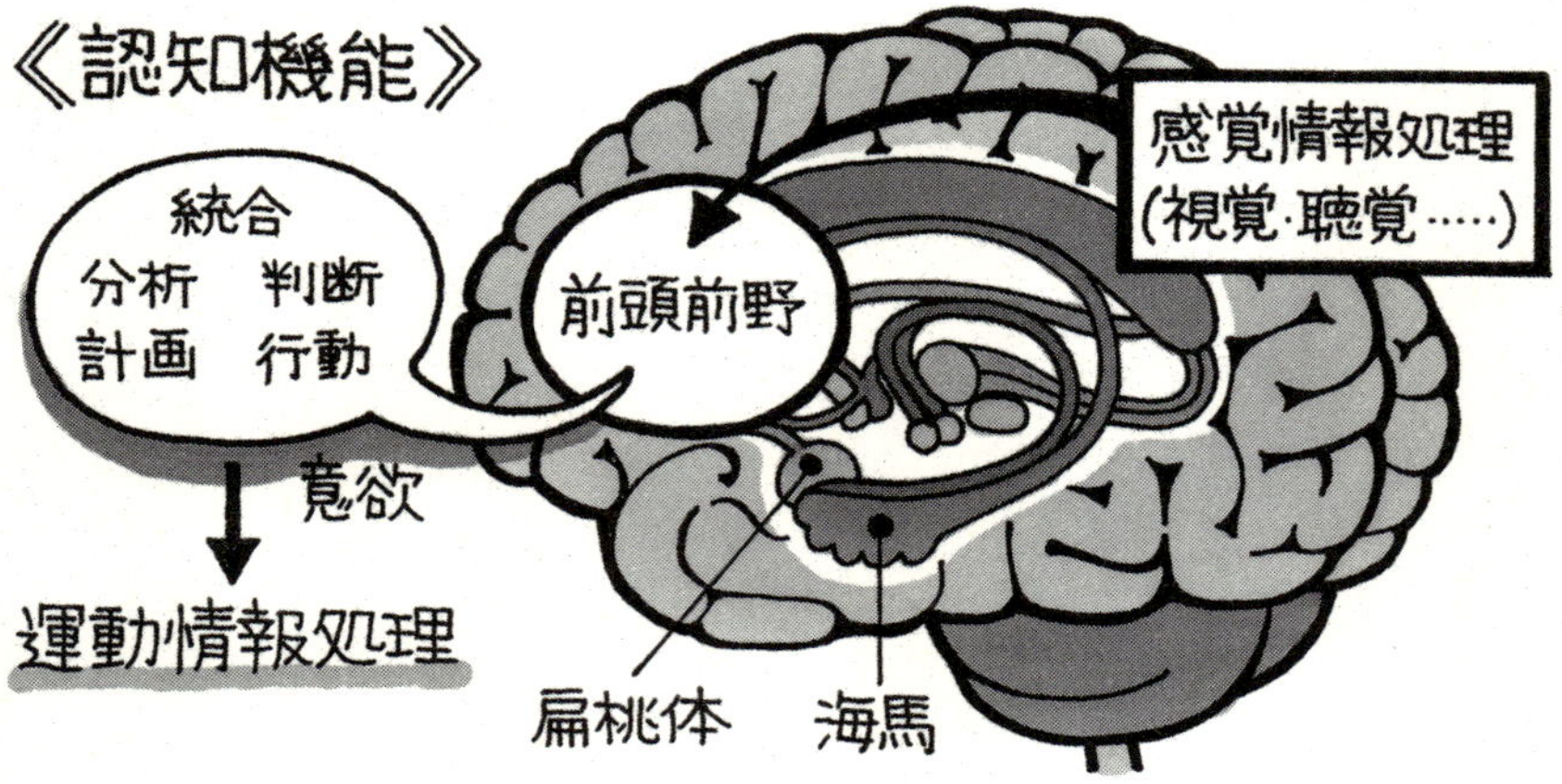

よる物事の捉え方」が影響しているのです。つまり、その人の判断と行動に最も大きな影響を与えるのが「物事の捉え方＝認知」ということになります。

この認知機能をさらに定義すると「自己の生存にとって最適な行動をとれるように、外部の環境や自分の心身の状態に気づく機能」ということになります。つまり、認知機能とは「私たちが環境に対応して幸せに生きるための脳機能」なのです。

この認知機能の司令塔は、前頭葉《ぜんとうよう》にある前頭前野《ぜんとうぜんや》である、といわれています（上の図）。前頭前野には、外界からの刺激が情報となって私たちの五感を通じて入力されます。そして、五感からの情報に加えて、私たちの脳の内なる記憶や感情などの情報も、最終的には前頭前野にたどり着きます。つまり、上がってきたこれら全ての情報を、前頭前野（脳）が、統合・分析・判断・計画して、自分が幸せになるためにはいかに行動したら良いのか、という運動情報を指令・実行しているのです。この過程そのものが私たちの認知機能であるといえるでしょう。

認知機能の究極の目的は、自己の生存にとって最も適した行動をとる、ということです。つまり、認知機能は、自己の幸せや満足を満たすための機能なのです。ですから、この機能は当然のこととして、自分の夢や生きがいといった、個人の意欲に強く影響を受けるのです。そして、認知症という病気は、私たち人間の人間たる基本ともいえる、「その人自身の物事の捉え方」と、「その人が幸せに生きるためにどう行動すべきかを決定する認知機能」を徐々に蝕《むしば》んでいく恐ろしい病気なのです。

❸結晶性知能とメタ認知

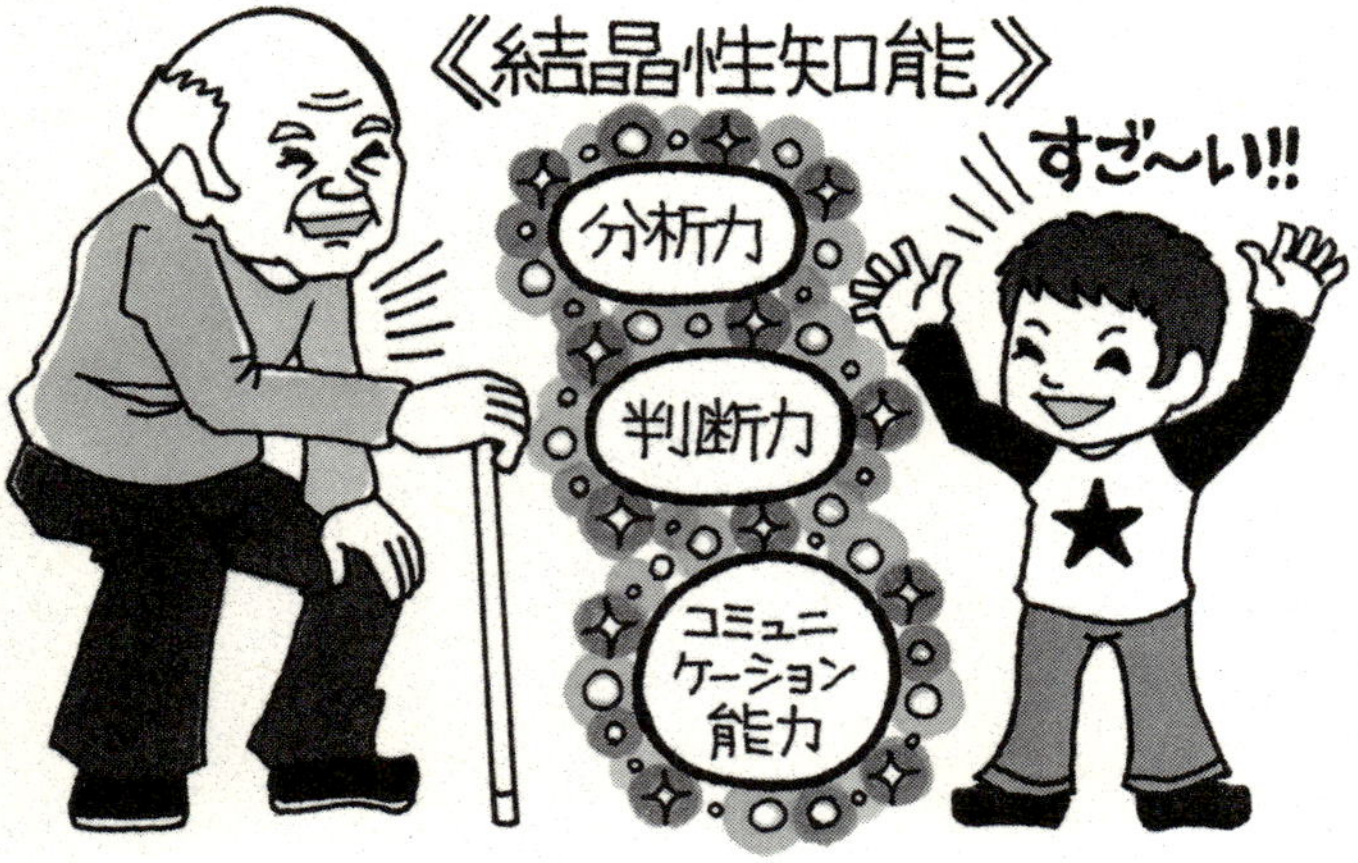

私たちが心豊かに生きていくための根本ともいえる認知機能のことを、「結晶性知能」と呼ぶ心理学者がいます。結晶性知能は、情報を統合して理解する能力や分析力、判断力、コミュニケーション能力などを含みます。つまり、結晶性知能は人間の認知機能の総合力のようなもの、といえるでしょう。

この知能は年齢を重ねるにしたがって蓄積されていく知能なので、宝石などが結晶化して輝きを増していくことになぞらえて結晶性知能という美しい名前が付けられました。結晶性知能は、子供よりは大人のほうが、若者よりは中高年のほうが高まる知能なので、「亀の甲より年の劫《こう》」の知能、ともいえるでしょう。

結晶性知能と対比される概念が「流動性知能」です。流動性知能は記憶力や数学力などの知能のことですが、イメージとしては、知能テストによってそのレベルが検査できる能力、と考えると分かりやすいでしょう。この流動性知能の能力のピークは青年期よりも前にあるといわれています。ですから、歴史の年号を覚えることや計算力では、中高年が子供に歯が立たないのは当然のことなのです。

では、流動性知能が衰えた中高年は不幸でしょうか。もちろん、全然そんなことはありません。なぜならば、計算力や記憶力が低下しても、人生の豊かさにほとんど影響しないからです。流動性知能は、人間が持っている認知機能の中核からはずれた、末端の機能の一つに過ぎません。計算力が低下したら電卓を使えばいいのです。

ところが、結晶性知能の低下は、その人の人生の不幸に直結します。認知症という病気は、私たちの結晶性知能を奪う病気だから恐ろしいのです。というのも、私たちが持っている「環境に対応して、幸せに生きていくための脳機能」の中核を占めている知能こそが「結晶性知能」だからです。そして、ボケ予防に役立つこの結晶性知能は、人生に対する前向きな取り組みによって、何歳になっても、それこそ80歳を超えても伸ばし続けることができる、といわれています。

結晶性知能という概念と共に、私たちの認知機能の中核を表すもう一つの大切な概念があります。「メタ認知」という概念です。「メタ認知」という言葉の語源は、1976年に心理学者のフラベルが提唱した

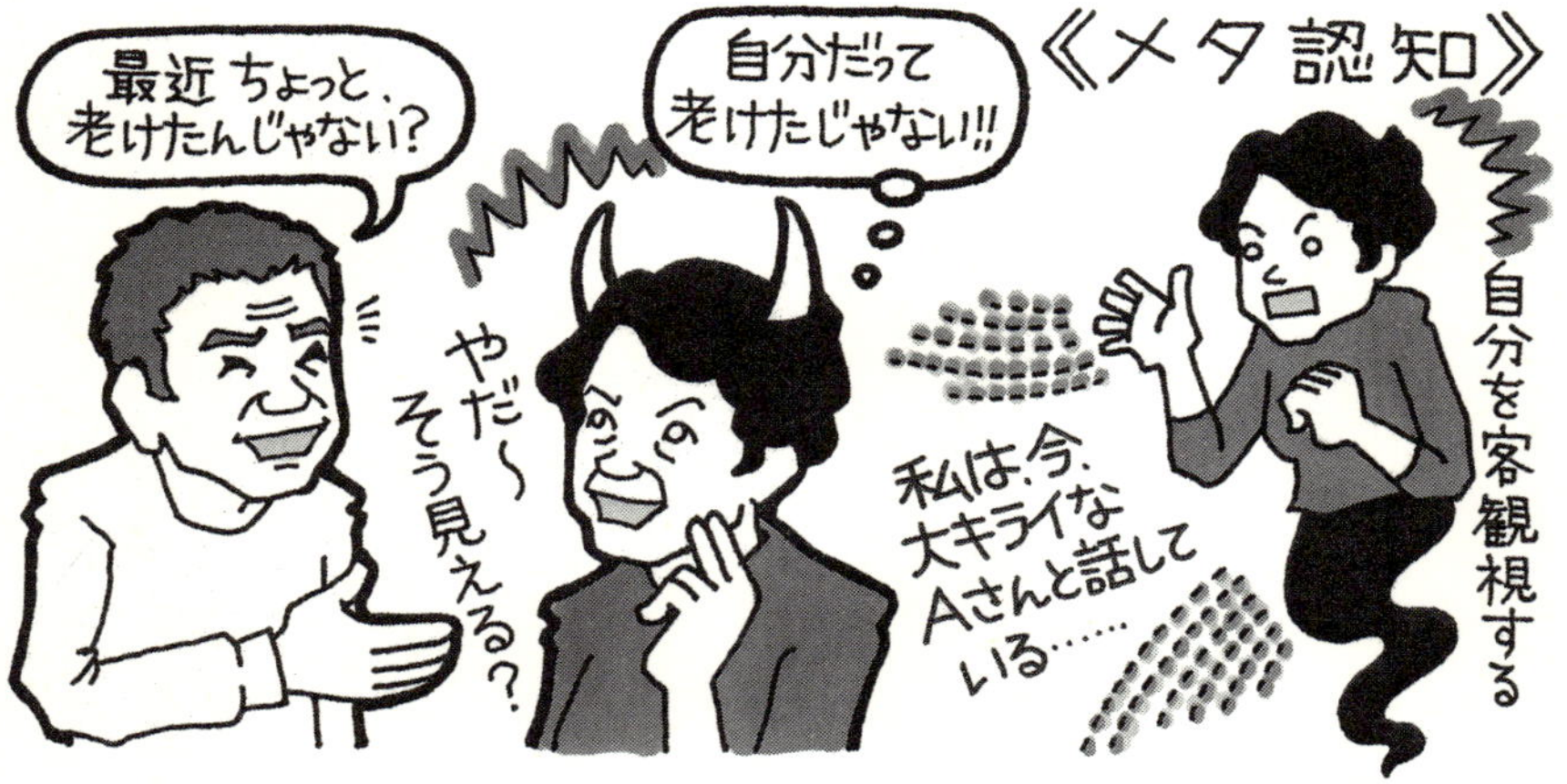
《メタ認知》
自分を客観視する
私は、今、大キライなAさんと話している……
自分だって老けたじゃない!!
やだ〜そう見える?
最近ちょっと、老けたんじゃない?

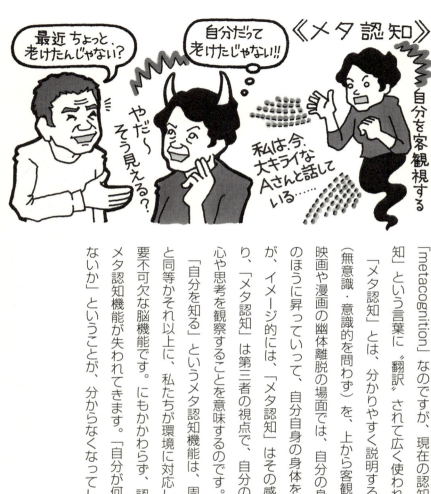

「metacognition」なのですが、現在の認知心理学の世界では「メタ認知」という言葉に〝翻訳〟されて広く使われています。

「メタ認知」とは、分かりやすく説明すると、自分が行っている思考(無意識・意識的を問わず)を、上から客観的に〝見下ろす〟ことです。映画や漫画の幽体離脱の場面では、自分の身体から離れた自分が、天井のほうに昇っていって、自分自身の身体を眺めるシーンが出てきますが、イメージ的には、「メタ認知」はその感じによく似ています。つまり、「メタ認知」は第三者の視点で、自分の身体だけではなく、自分の心や思考を観察することを意味するのです。

「自分を知る」というメタ認知機能は、周りの環境の情報を知ることと同等かそれ以上に、私たちが環境に対応して幸せに生きるためには必要不可欠な脳機能です。にもかかわらず、認知症になってしまうとこのメタ認知機能が失われてきます。「自分が何を知っていて何を知っていないか」ということが、分からなくなってしまうのです。

④認知機能と脳内物質

成人の脳には1000億個もの神経細胞があります。一人の人間の脳の神経細胞の数は、世界の人口よりもずっと多いのです。脳の神経細胞には、身体の細胞にはない大きな特徴があります。それは、脳内の神経細胞が配線を伸ばして他の神経細胞と〝手をつなぐ〟という特徴です。一つの神経細胞が、他の約1万個の神経細胞に対して、配線を伸ばすといわれていますから、脳内にはなんと1000億×1万ものネットワークがひしめいていることになります。

脳のこのような複雑な構造は、よくコンピュータにたとえられますが、脳とコンピュータには決定的な違いがあります。コンピュータの情報伝達は電気信号によるものですが、脳の情報伝達は電気だけではなく、脳内物質の働きが大きく関わっているのです。実は、神経細胞と神経細胞がそれぞれ伸ばした配線の接合部位には、ごく細い溝があり、この溝の間での情報伝達は脳内物質によってなされています。

神経細胞と神経細胞の接合部位をシナプスと呼んでいますが、このシ

●脳内物質（アセチルコリン：ACh）の神経伝達●

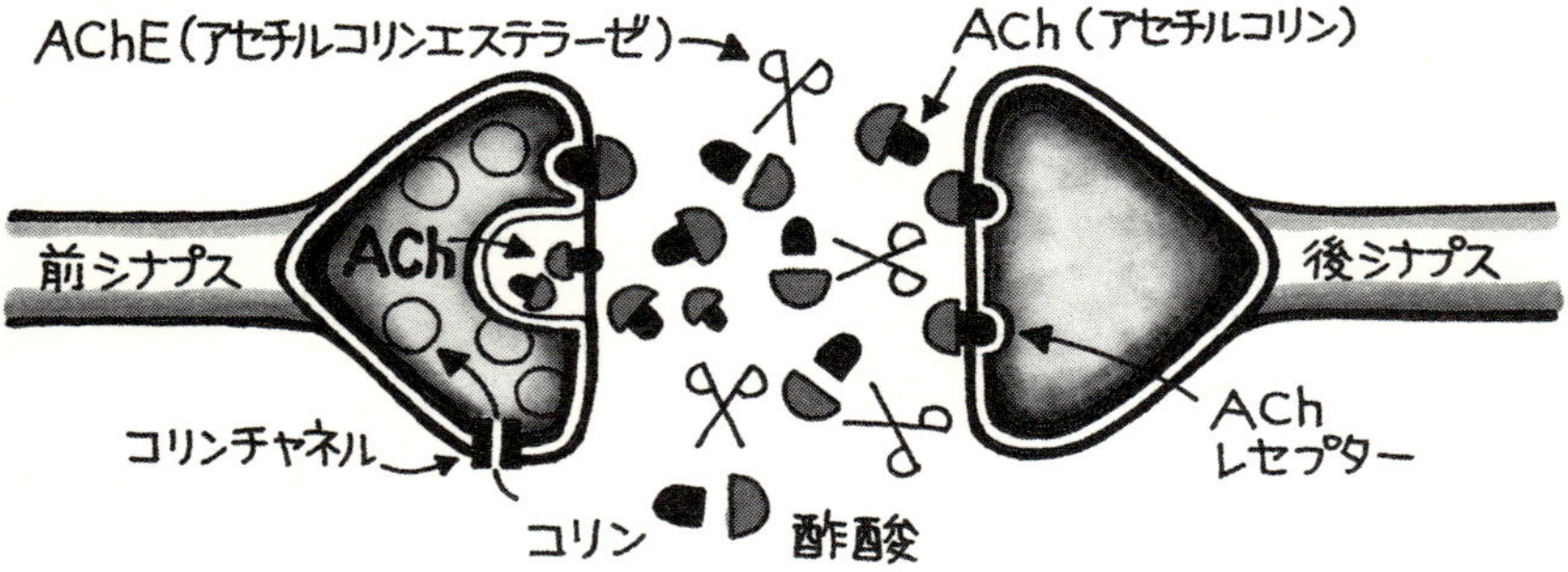

ナプスでの情報の伝達は、電気ではなく、脳内物質でまかなわれているのです。

そして、情報を伝達する担い手となるこれらの脳内物質を「神経伝達物質」といい、この神経伝達物質の種類は１００以上もあるといわれています。電気現象による情報伝達であれば、電気が流れるかどうかだけの単純な伝達方法になりますが、脳内物質による伝達は複雑なバリエーションを持つことができるのです。私たちの認知機能を含めた脳機能のネットワークの働きは、この脳内物質の働きによって決定づけられているわけです。

脳内物質の一つにアセチルコリンがあります。上図は脳内物質の一つであるアセチルコリンが伝達される様子を示しています。情報を伝える側のシナプス（前シナプス）でアセチルコリンは作られます。アセチルコリンは情報が伝えられる側のシナプス（後シナプス）に達して役割を果たします。シナプスの間には、アセチルコリンの量を調節するために、アセチルコリンを酢酸とコリンに分解する酵素（アセチルコリンエステラーゼ）が存在しています。アセチルコリンは脳内のあらゆるところに分布していて、認知機能にとって重要な働きをしているのですが、

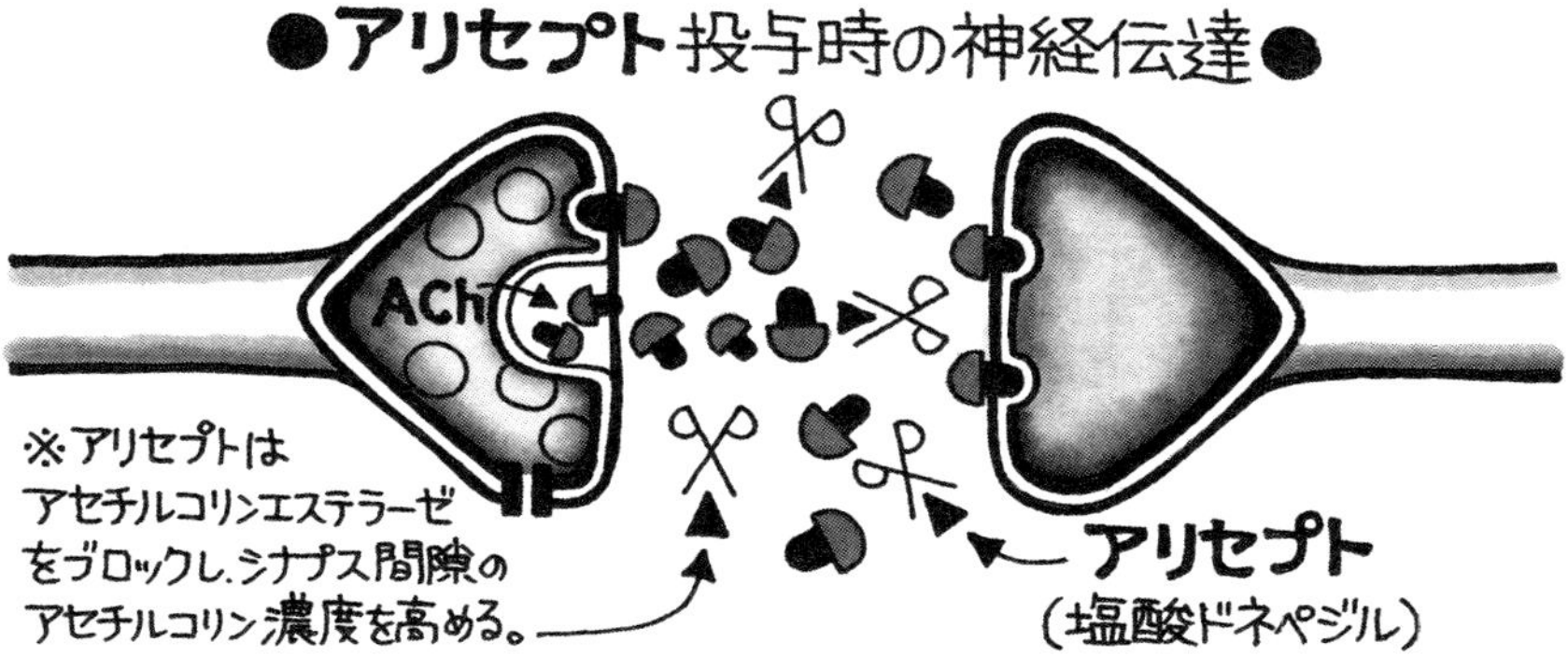
●アリセプト投与時の神経伝達●
ACh
※アリセプトは
アセチルコリンエステラーゼ
をブロックし、シナプス間隙の
アセチルコリン濃度を高める。
アリセプト
（塩酸ドネペジル）

最近の研究で、アルツハイマー病の患者さんの脳内では、このアセチルコリンが非常に少なくなっていることが分かっています。

現在の日本で、アルツハイマー病に使用が認められている代表的な治療薬に飲み薬のアリセプトや貼り薬のリバスタッチという薬があります。これらの薬にはアセチルコリンの働きを高める効果があります。アリセプトやリバスタッチによってアセチルコリンの脳内濃度が高まり、患者さんの意欲や認知機能が高まるのです（上図）。ですから、患者さんは、アリセプトを服《の》むかリバスタッチを貼って、まず意欲を高めてから、認知機能を高めるリハビリに積極的に取り組むことで、薬の効果をさらに高めることができるのです。

これらの薬は、個人差はありますが、アルツハイマー病の進行を1〜2年遅らせることができるといわれています。ただし、これらの薬は、アルツハイマー病の病理を根本的に治療しているわけではないので、認知機能の改善が図れる可能性が高い発症時・初期段階で投与されることがポイントとなります。このような観点からも、他の多くの病気と同じように、認知症は早期発見が重要なのです。

脳内物質をもう一つ紹介します。セロトニンです。この脳内物質は、私たちの認知機能や感情に大きな働きをしているのですが、近年の研究で、うつ病と関係が深いことが分かってきたので、注目されています。

セロトニンは脳内全体に分布していますが、特に、扁桃体《へんとうたい》と前頭葉《ぜんとうよう》に多く分布しています。うつ病の状態に陥るとセロトニンの働きが不十分となり、扁桃体や前頭葉の脳機能がうまく働かなくなります。気が滅入って、元気がなくなり、何をやるのもおっくうになります。前頭葉の働きが低下すると、考える力も落ちてしまいます。このうつ状態が長く続くと認知機能がどんどん低下してくることになるのです。しかし、幸いなことに、セルトラリン等のSSRIという薬がセロトニンの働きを整えるのに非常によく効いてくれるので、その結果、うつ病に改善がみられます。

アセチルコリン、セロトニンという2つの脳内物質以外にも多数の脳内物質がありますが、それにしても、私たちの心や認知機能の鍵を握っているのが、ミクロの脳内物質だというのは、とても不思議な感じがしますね。

⑤フィニアス・ゲージの悲劇——認知機能の障害とは——

世界の脳神経学者に語り継がれている「フィニアス・ゲージの悲劇」は、アメリカ北東部ニューイングランド地方のバーモント州で起こりました。１８４８年の夏の終わりのことでした。

ゴールドラッシュの影響もあって、当時のアメリカでは鉄道の線路が次々と荒野に延びていって、あちらこちらで鉄道工事が行われていました。このバーモント州の町外れにも、そんな工事現場があって、フィニアス・ゲージという25歳の青年がその現場で働いていました。ゲージは勤勉で、皆に好かれる性格をしていて、上司からの信頼も厚かったので、若くして、多くの作業員を取り仕切る現場責任者という役割を任せられていました。

そんなある日、ゲージが岩を破砕する火薬作業の現場の監督をしている時に、爆発事故が起こりました。火薬をこねるのに使われる鉄の棒が爆発の勢いで吹っ飛び、ゲージの頭を直撃し、あろうことか、頭を貫通してしまったのです。

ゲージの脳と鉄棒の再現図

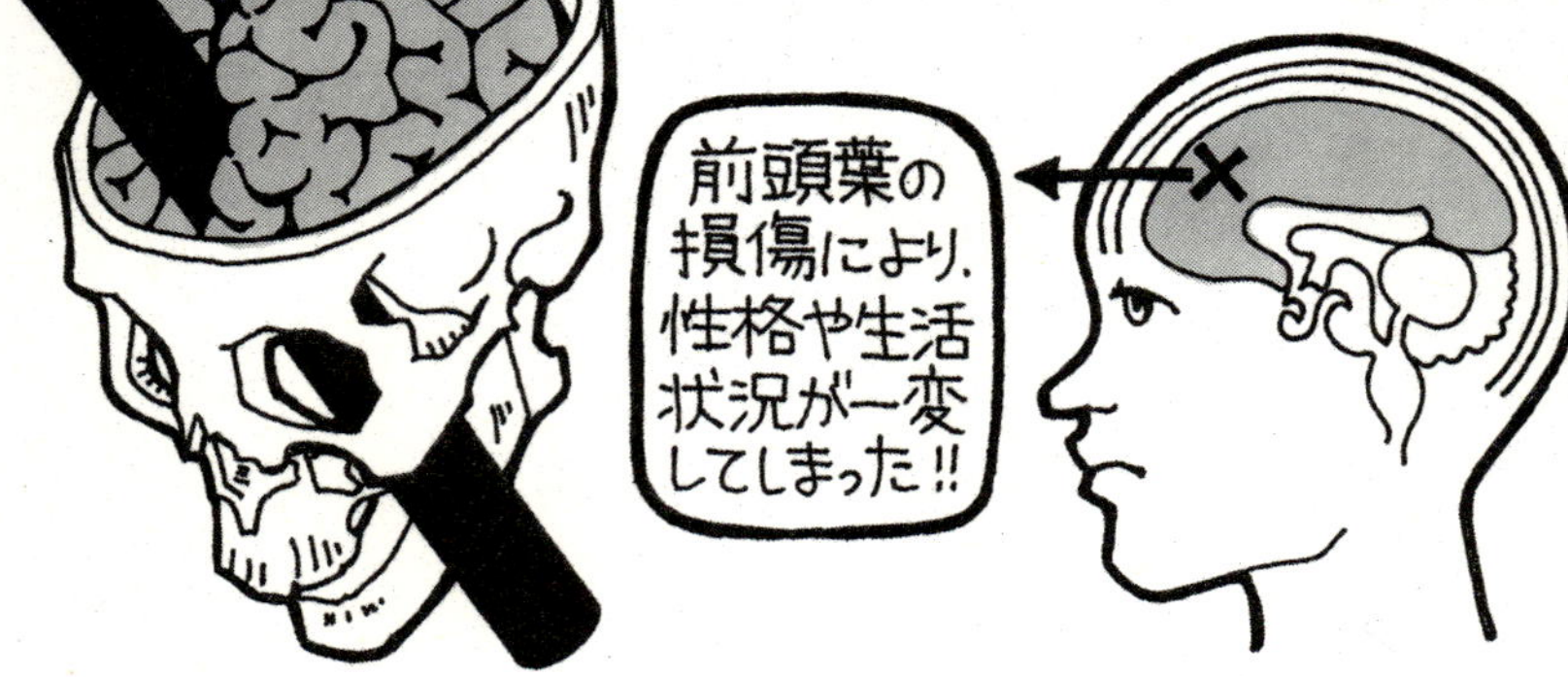
前頭葉の損傷により、性格や生活状況が一変してしまった!!

しかし、このような大怪我《けが》にもかかわらず、ゲージは奇跡的に一命を取り留め、一見すると、頭を鉄棒が貫通している以外は、何の障害もないように見えました。例えば手足の動きが悪くなるような運動障害や言語障害も記憶障害もありませんでした。

ところが、その悲惨な事故のあと、実はゲージの性格と生活は一変していたのです。当時の主治医の記録には、「人とうまく付き合うことができなくなり、特に、仲間に対するやさしさが消えている。物事を計画してやりぬくこともできなくなり、感情的である」というような特徴が記されています。

人格が一変したゲージはその後、職を失い、各地を放浪し、自分の頭を貫いている鉄棒と共に見世物小屋で見せものになり、放浪の果て、38歳で亡くなったといわれています——ゲージの事故後の生活については、不明な点が多いのですが、本書では、アメリカの神経科医のダマシオ博士の著書『生存する脳』（ゲージの研究書として有名な本）を参考にさせていただきました——。

ゲージの病態がこのように注目され続けているのは、脳の損傷と認知機能の障害の因果関係が、記録に残っている限り科学的に初めて示されたからなのです。つまり「ゲージの悲劇」は、今までに積み上げてきた人格や、理性の源となる結晶性知能が、脳の前頭葉《ぜんとうよう》の損傷によって一瞬にして消え去ってしまったことが医学的に示された初めてのケースなのです。

アルツハイマー病に代表される認知症は進行性の病気なので、ゲージのように突然ではなく、徐々に認知機能、結晶性知能が働かなくなっていくわけですが、結局は、脳のネットワーク機能が破壊されるという点ではゲージと共通するところがあるので、「ゲージの悲劇」の話を紹介させていただきました。

ちなみに、ゲージの頭蓋骨《ずがいこつ》と頭を貫いた鉄棒は、現在でもボストンのハーバード大学の医学博物館に展示されています。また近年、前述のダマシオ博士は、やはり研究者である妻と共に、脳画像の技術を用いてゲージの脳の損傷部位の再現を試みています。

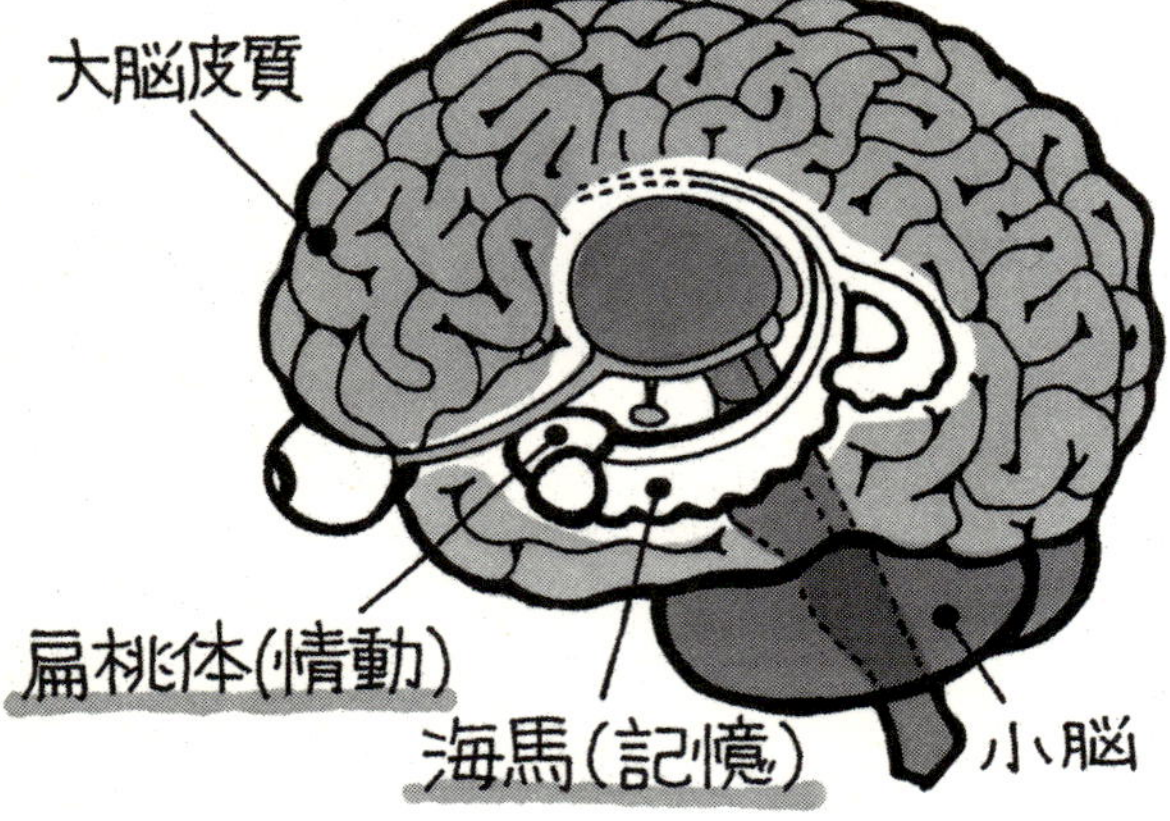

❻ある機械工の「タツノオトシゴ」の悲劇——記憶の障害とは——

私が担当している「もの忘れ外来」を受診されるお年寄りの悩みの中でダントツに多いのは「昔のこと、古いことは何でもよく覚えているのだけれども、新しいことが覚えられないし、忘れてしまう」という悩みです。最近のことを記憶していることと昔のことを記憶していることとは、同じ記憶機能でもどのように違うのでしょうか？　そのことを説明するために、ゲージの話に続いて、ここでも古い話を一つご紹介します。

1953年のことです。てんかん発作に苦しむ機械工のH・Mは脳手術を受けました。手術を執刀した脳神経外科医のスコービルは、H・Mの左右両方の側頭葉《そくとうよう》の内側に、てんかん発作を起こす巣があると判断したため、H・Mの両方の海馬《かいば》——海馬は、私たちの記憶の形成に重要な働きをする脳のパーツで、側頭葉の内側に左右1個ずつあります。欧米では海馬は「ヒポカンパス」と呼ばれているのですが、それは海馬の形がギリシャ神話に登場する半馬半魚の怪物「ヒッポカンプ」に似ていることに由来しています。また、海馬の形は、水族館でよく見かけるタツ

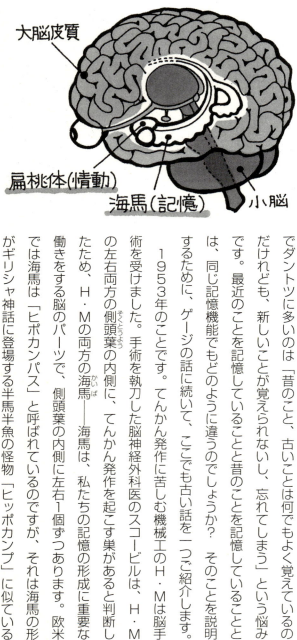

ノオトシゴにもよく似ています――と海馬の周辺を切除しました。手術後、H・Mに大変なことが起こりました。H・Mは、今現在の一瞬と古い過去（手術を受けた数カ月前より以前の記憶）だけにしか生きられない人間――H・Mの脳には「10分前にしたこと」「最後に話した相手」「昼ご飯で食べたメニュー」「昨日、出かけた場所」という体験・記憶が刻み込まれなくなった――になってしまったのです。当時は、H・Mのような手術を施された患者さんがたくさんいました。

ここでごく簡単に、人間の脳の記憶のメカニズムを説明します。まず、私たちがその日その日に体験したことは、海馬に記録され仮登録されます。そして、自分にとって大切な経験であるというラベルを貼られたものは、海馬を経由して脳の深部に蓄積されていきます。通常は、個人にとって刺激的で貴重な体験――例えば、旅行をしたとか、一瞬にして恋に落ちたとか――だった場合は、たった1回の体験であっても、「長期記憶」の貯蔵庫に貯えられます。右上の図でも示しましたが、記憶を司る海馬のすぐ近くにアーモンドのような形をした扁桃体《へんとうたい》がありま す。この扁桃体は私たちの喜怒哀楽といった感情に関係しています。扁桃体は隣の海馬と強く関係して働いていて、扁桃体が興奮すると海馬の働きも活性化されやすくなります。楽しかったことや悲しかったことなど、感情が揺り動かされた出来事が頭に強く刻み込まれるのは、アーモンドとタツノオトシゴの共同作業のたまものなのです。また、日常的な体験の場合であっても、何度も何度も繰り返して刺激されると、これもまた長期記憶となります。学生時代に繰り返して暗記した英単語や歴史の年号等をいまだに覚えているのはそのためです。ところが、海馬が働かなくなると、記憶の入り口が遮断されて、新しい体験を記録して仮登録することすらできなくなってしまうのです。

H・Mは、海馬とその周辺がなくなってしまったので、今見たこと、聞いたことをその場で忘れてしまって、体験を10分間すら頭に登録しておくことができなくなってしまったのです。しかし、H・Mの古い記憶が貯蔵されている場所（＝「長期記憶」の貯蔵庫）は機能していたので、手術の数カ月前より古い体験は思い出せたのです。

アルツハイマー病は、実は、海馬の周辺から病魔に侵されてくることが多いのです。ですから、アルツハイマー病の初期は、昔のことはよく覚えているけれど、新しい出来事が記憶できない、最近の出来事を覚えていることができない、という「もの忘れ」で始まることが多いのです。

⑦アルツハイマー病が発見されて約120年

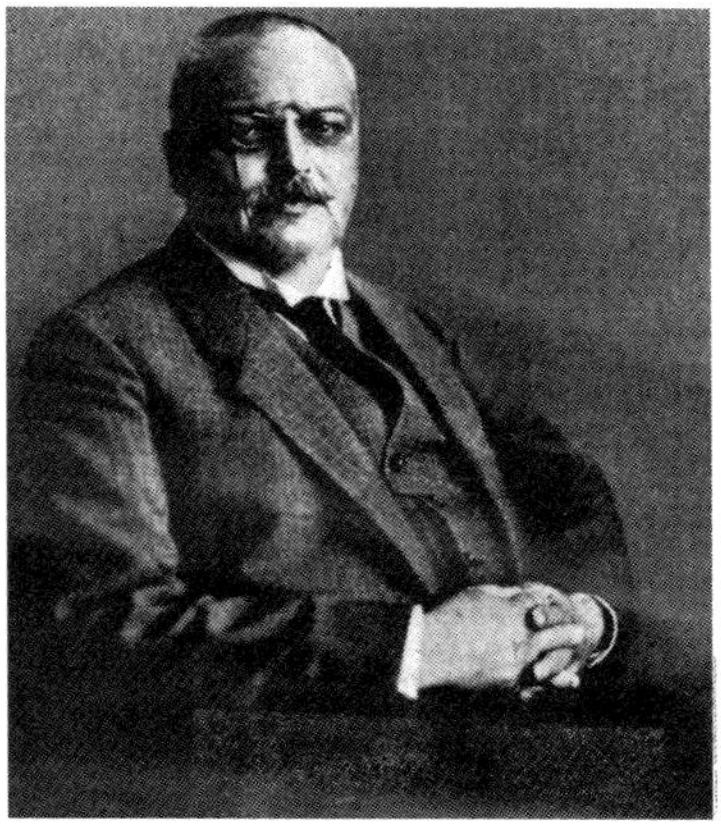

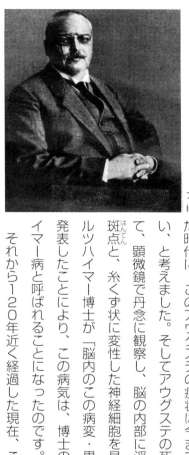

アロイス・アルツハイマー（1864〜1915）
Interfoto ／ amanaimages

1901年、ドイツのフランクフルトにある脳の専門病院に、アウグステと呼ばれる51歳の女性が入院してきました。彼女は、自分の家の玄関や台所やトイレに行く通路に迷ったり、意味不明の奇妙な行動をしたり、夫の浮気に対して病的に疑心暗鬼になっていたのです。このアウグステを診察したのがアロイス・アルツハイマー博士（写真）です。

アルツハイマー博士は、痴呆といえば梅毒が原因であることが多かった時代に、このアウグステの症状は今までのどんな病気にも分類されない、と考えました。そしてアウグステの死後、脳の解剖をさせてもらって、顕微鏡で丹念に観察し、脳の内部に浮かんでいる茶褐色のしみ状の斑点《はんてん》と、糸くず状に変性した神経細胞を見つけ出しました。そして、アルツハイマー博士が「脳内のこの病変・異常こそ病気の本質である」と発表したことにより、この病気は、博士の名前を病名に使い、アルツハイマー病と呼ばれることになったのです。

それから120年近く経過した現在、この病気にかかった脳にできて

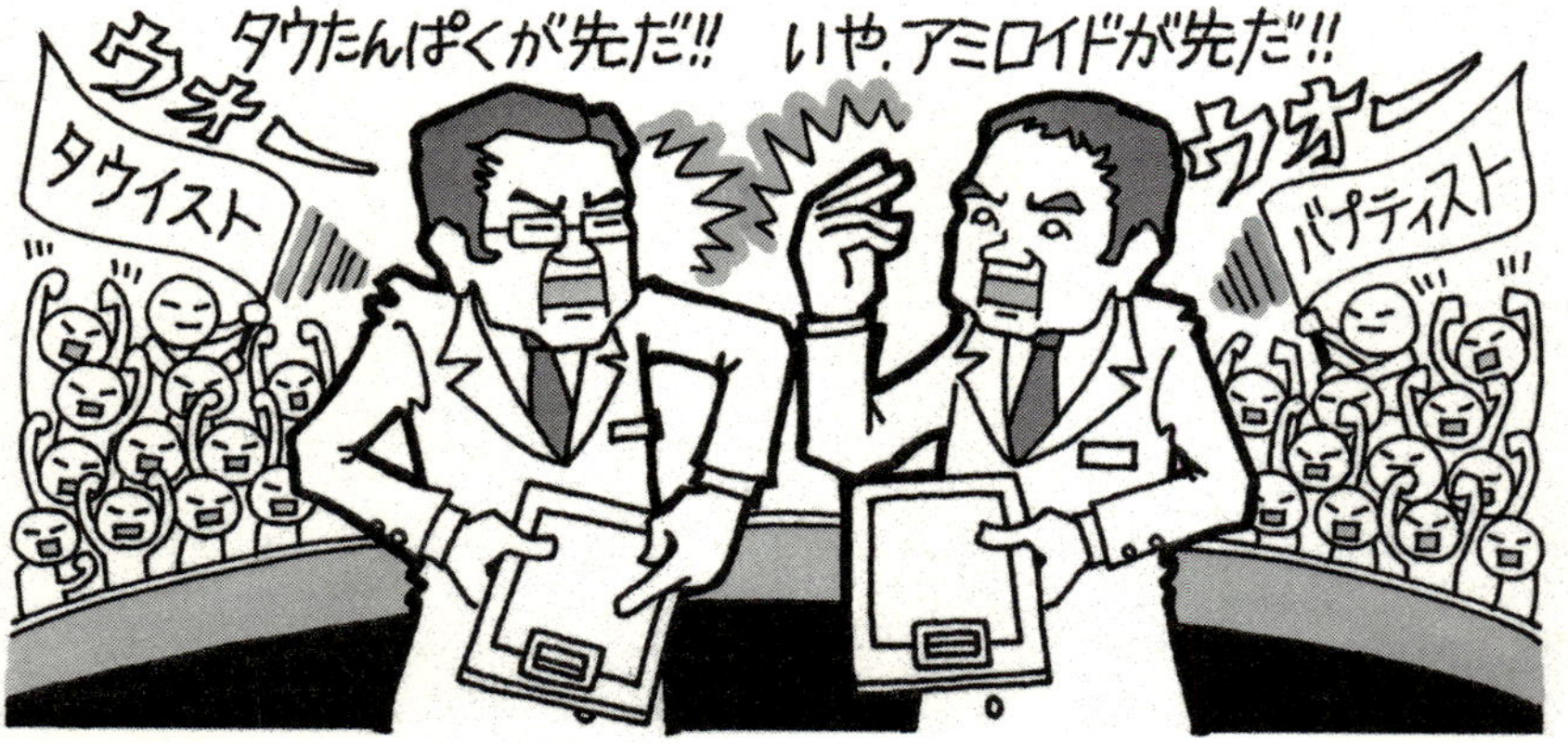
タウたんぱくが先だ!!
いや、アミロイドが先だ!!
ウオー
タウイスト
ウオー
バプティスト

くる斑点は老人斑《ろうじんはん》と呼ばれ、老人斑の正体は「アミロイドベータたんぱく」という異常なタンパク質であることが分かりました。そして、神経細胞の糸くず状の変化は神経原線維変化《しんけいげんせんいへんか》と呼ばれ、異常リン酸化タウであることが分かりました。さらに現在、世界中の多くの学者が病態の解明に取り組んでいて、アルツハイマー病になると脳がどのように変化するのか、というところまでは分かったのですが、どうしてこのような変化が起こるのかということはいまだに分かっていません。

　アルツハイマー病についての世界の研究状況をひと言でいうと、アミロイドベータたんぱくと異常リン酸化タウとの関係が「鶏が先か、卵が先か」という状態になっています。つまり、一つの学説は、「アルツハイマー病の主犯はアミロイドベータたんぱく（以下、アミロイドと省略）で、何らかの理由で脳の中にアミロイドができて、そのアミロイドが悪さをして、神経細胞を破壊してしまうのだ」という考えです。これに対抗する正反対の学説は、「アルツハイマー病が脳を侵す仕組みは、神経原線維変化の成分である異常リン酸化タウ（以下、タウたんぱくと省略）から考えたほうが正しく説明できる」と主張するものです。このタウたんぱく派からすれば、アミロイドはタウたんぱくによって殺された結果であり、神経細胞のゴミにすぎないということになるのです。

現在のアルツハイマー病研究の世界では、「アミロイドかタウたんぱくか」というこの争いを宗教戦争に見立てて、対立する2つの陣営をそれぞれ、「バプティスト」（アミロイドベータたんぱくの英語の頭文字をつなげると、キリスト教のプロテスタント教派の一つであるバプティスト派にかけている感じになる）と、「タウイスト」（老荘思想の道家――道家を英語でいうとタウイスト――にかけている）と呼んでいます。

いずれにしても、現在の段階では、どうしてアミロイドの沈着や神経原線維変化が起こってくるのかはまだ謎に包まれたままです。ただ、はっきり分かっていることは、アルツハイマー病になると、まずは神経細胞の損傷が大脳辺縁系《だいのうへんえんけい》と呼ばれる海馬《かいば》の周辺に起こりやすく、このことが記憶の障害につながり、病気が進行すると、神経細胞の損傷が前頭葉《ぜんとうよう》などの大脳半球全体に及び、認知機能が障害されてくる、ということです。

❽アルツハイマー病の進行

アルツハイマー病は進行性の病気です。老人斑《ろうじんはん》や神経原線維変化《しんけいげんせんいへんか》が脳のさまざまな領域に生じて、脳のネットワークの働きが障害され、さまざまな認知機能障害を引き起こして進行していきます。ただ、65歳よりも前に発症してしまう若年性と65歳以降に発症するタイプとでは、症状の進行に差がある――若年性では、一般に進行が早いことが指摘されているが、若年性は発症する頻度がそんなに高い病気ではない――といわれています。ここでは、65歳以降に発症するタイプを中心にして説明していきます。

アルツハイマー病は徐々に徐々に実にゆっくりと進行する病気です。病院に患者さんを連れてこられたご家族にお話を訊《き》くと、普通、「そういえば2～3年前から時々、おかしなことがありました」というエピソードが出てくるものなのです（もし、先月から急におかしくなりましたという場合は、アルツハイマー病以外の病気の可能性が高いといえるでしょう）。

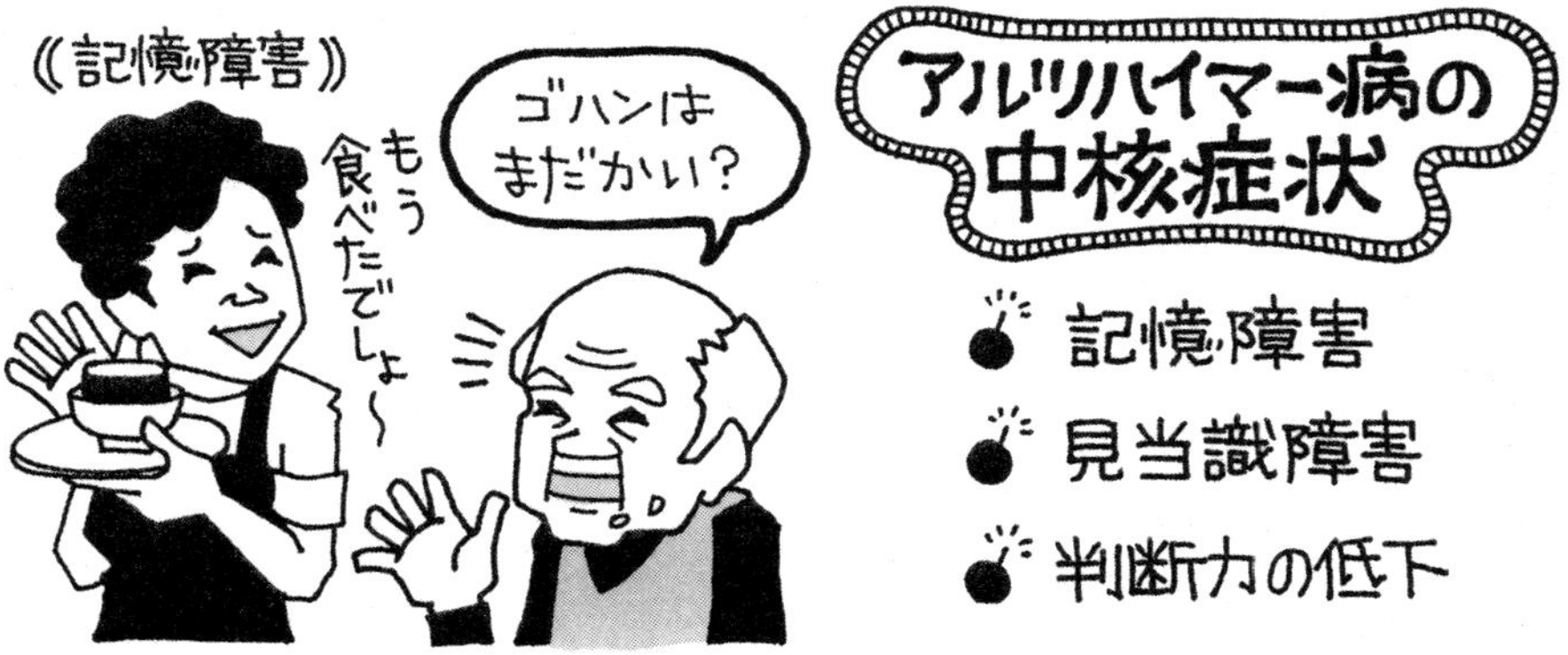

ゴハンはまだかい？
もう食べたでしょ〜

判断力の低下

最初の症状として最もよくみられるのは、ひどい「もの忘れ」です。アルツハイマー病と診断された患者さんの初発症状――家族や周りの人が気づいた症状――で最も多いのは、「同じことを何度も言ったり、訊いたりする」「ものの名前が出てこない」「置き忘れやしまい忘れが多い」「蛇口やガス栓の閉め忘れが目立つ」などというように、もの忘れに関係することが多いのです。これは前述したようにアルツハイマー病の脳の変化は、記憶の定着のために働いている海馬《かいば》の周辺から始まることが多いからなのです。

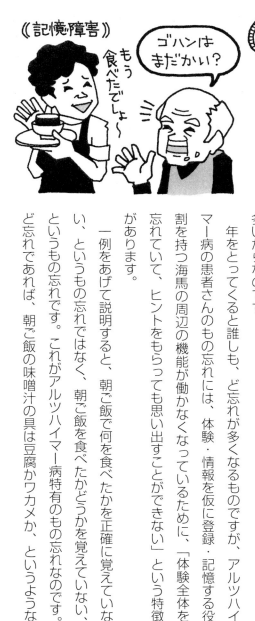

年をとってくると誰しも、ど忘れが多くなるものですが、アルツハイマー病の患者さんのもの忘れには、体験・情報を仮に登録・記憶する役割を持つ海馬の周辺の機能が働かなくなっているために、「体験全体を忘れていて、ヒントをもらっても思い出すことができない」という特徴があります。

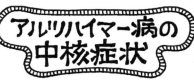

一例をあげて説明すると、朝ご飯で何を食べたかを正確に覚えていない、というもの忘れではなく、朝ご飯を食べたかどうかを覚えていない、というもの忘れです。これがアルツハイマー病特有のもの忘れなのです。ど忘れであれば、朝ご飯の味噌汁の具は豆腐かワカメか、というような

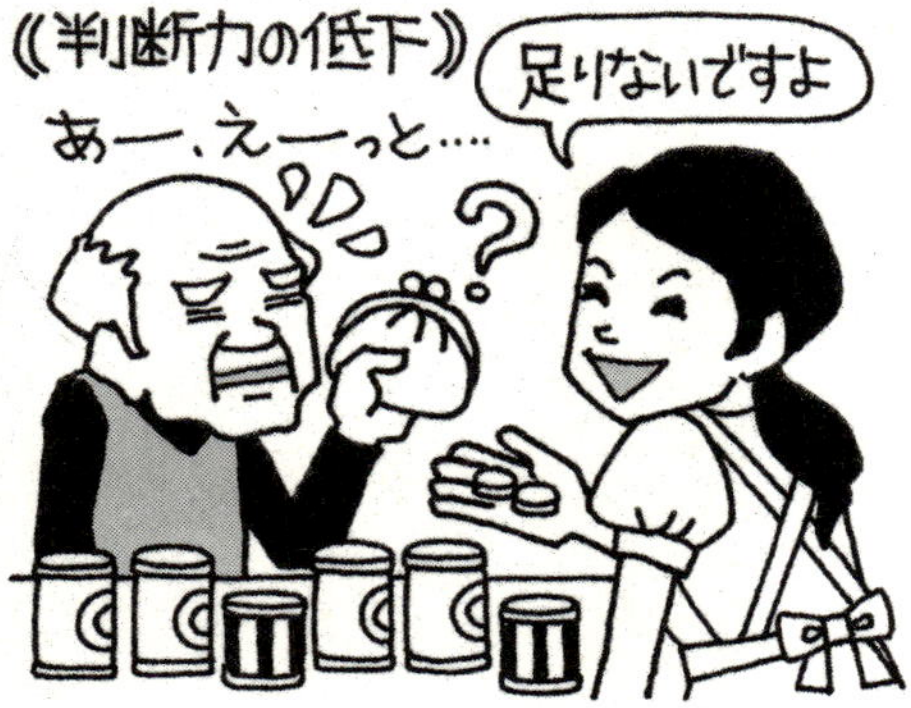

ヒントをもらえば、思い出すことができるのが普通ですが、アルツハイマー病のもの忘れではヒントを与えられても答えを思い出すことはできません。

そして、アルツハイマー病のもの忘れの最大の特徴は、もの忘れをしているという自覚が本人にない、ということです。自分のもの忘れがだんだんひどくなっていることが自覚できれば、忘れてはいけないことを手帳にメモするなどしてもの忘れに対応し、生活していくことができますが、この自覚がないと日常生活に支障をきたしてしまうのです。

アルツハイマー病がさらに進むと、判断力が低下したり、物事の段取りができなくなります。このことは、家事などの日課ができなくなる、という形で発覚することがほとんどです。料理で作る品数が減ってメニューが単調になったり、洗濯や掃除をしなくなったり、身なりもだらしなくなったりします。そして、この段階になると、自分がいる今現在の時間や場所の概念があやふやになるという見当識障害《けんとうしきしょうがい》が出現してきます。

この見当識障害は、最初に時間の概念から見当がつかなくなる傾向があります。現在の年月日や季節が分からなくなってしまうのです。さらに進むと、今度は、自分が今暮らしている場所がどの地方のどの町内

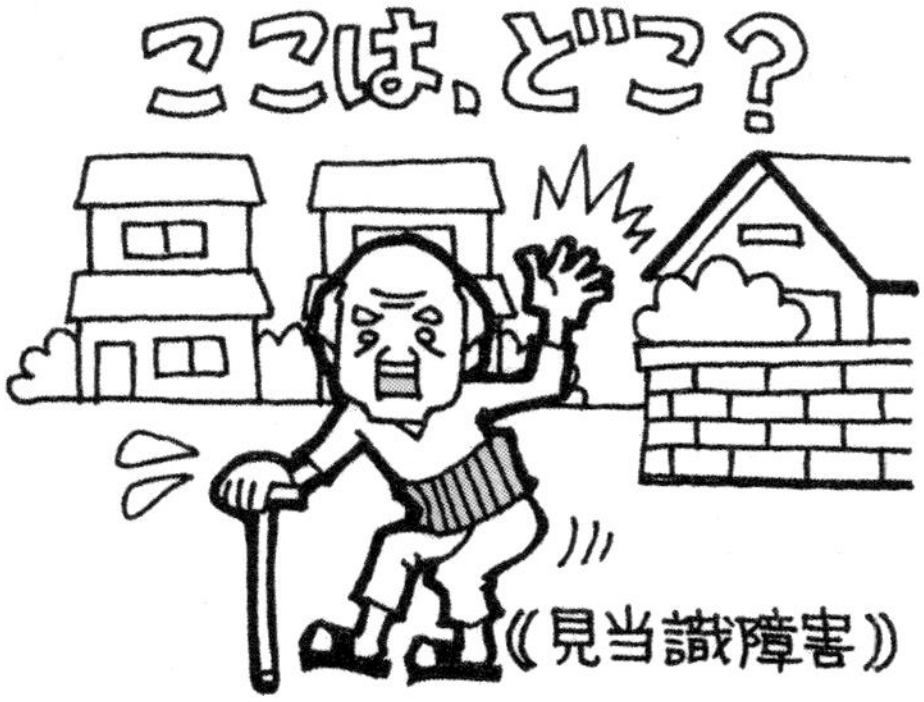

で、家の何階にいるか、ということが分からなくなってきます。つまり、場所の概念の見当がつかなくなるのです。

これらの、記憶障害、判断力や思考力の低下、見当識障害はアルツハイマー病の中心となる症状で中核症状と呼ばれています。この中核症状は、アルツハイマー病であれば必ずみられる症状で、病気の進行に伴い悪化していきます。

この中核症状に対して、暴力行為、幻覚、徘徊などの問題行動のことを周辺症状といいます。これらの症状が、家族や介護者を大変困らせる場合が多いのですが、こうした症状は、アルツハイマー病の患者さんが、病気に対して、なんとか自分の心のバランスをとろうとしていることから生じている場合も多く、非常に個人差があります。アルツハイマー病の患者さんの環境や介護の仕方によっては、これらの症状の軽減を図ることもできますし、周辺症状を抑えるのに効果的な薬もあります。

アルツハイマー病の場合は、病状がかなり進行しても運動機能や視覚機能は保たれます。中核症状や周辺症状が出現したために介護なしでは生活ができなくなってから、死を迎えるまでの経過期間は、平均すると7～8年といわれています。

⑨アルツハイマー病になる前の軽度認知障害とは

アルツハイマー病の人は、自分で自分の認知能力を鍛えることができなくなるため、加速度的に認知能力が衰えてしまいます。ですから、アルツハイマー病の代表的治療薬であるアリセプトなどの投与は、認知機能が保たれている初期に始めたほうが、効果が大きいといわれています。そのため、生活習慣病の側面を持つアルツハイマー病では、発症してしまうもっと以前にアルツハイマー病の兆しを見つけ出して、医学的に介入しようという動きが起こってきました。

アルツハイマー病予備軍ともいえる状態を「軽度認知障害／Mild Cognitive Impairment（MCI）」といいます。このMCIは、全米で有名な病院、メイヨー・クリニックのピーターセンらによって、アルツハイマー病の前段階として定義づけられた概念で、その定義は、「まだ認知症ではなく、一般の認知能力は保たれているが、病的な記憶の遅延再生の障害がある状態」とされています。

ピーターセンによれば、MCIからアルツハイマー病を発症する確率

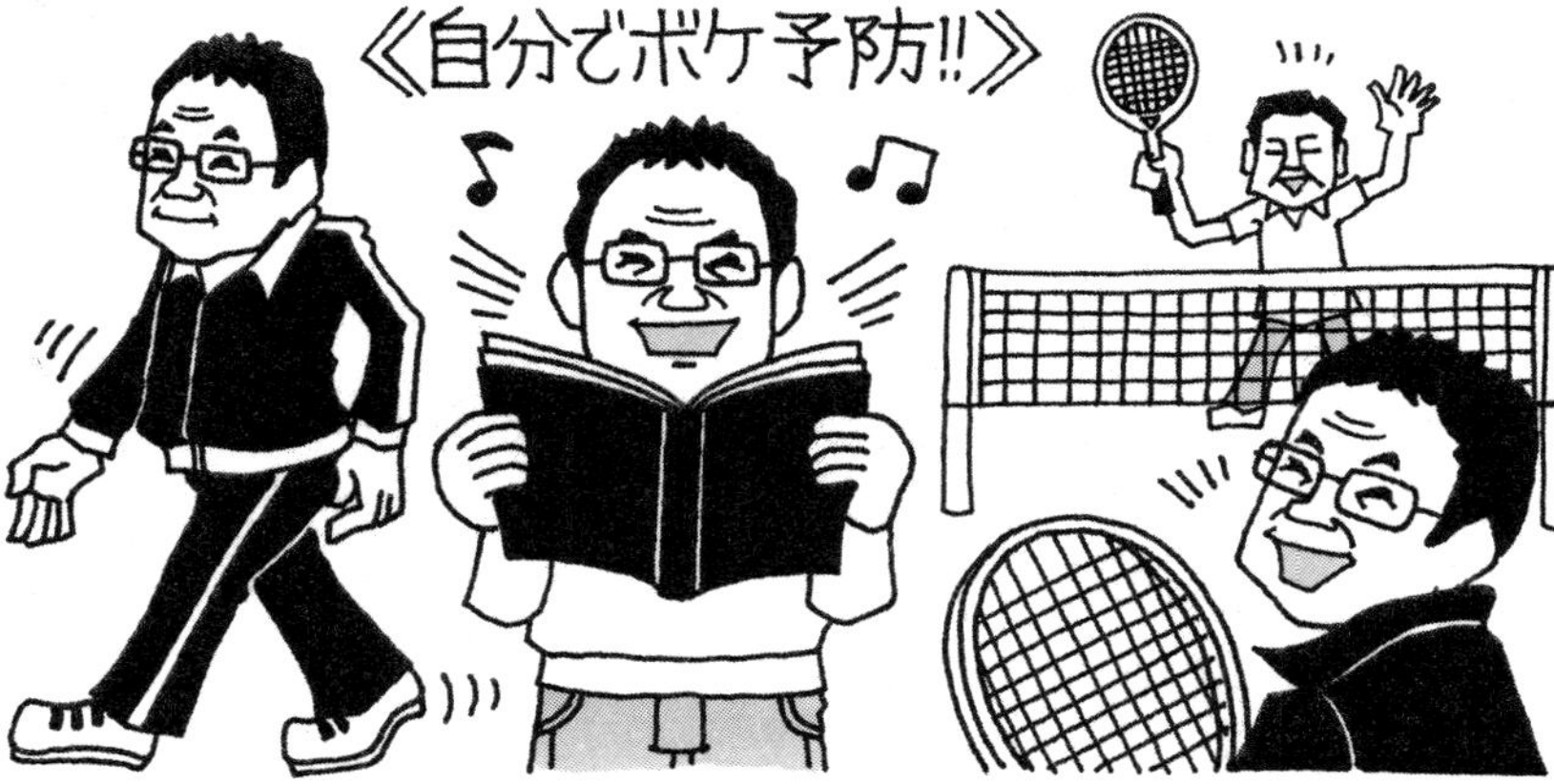

は年間15％です。健常高齢者がアルツハイマー病を発症する確率が年間1～2％ですから、その数字がいかに高いかが分かります。しかしＭＣＩには、まだ不明な点が多い――いつまでたってもＭＣＩからアルツハイマー病にならないケースや、いつのまにかＭＣＩが治ってしまうケースもある――といわれています。これは、ＭＣＩの診断が、従来は記憶テストのみに頼っていたため、うつ病の人の一過性のもの忘れなどが異常と判定され、ＭＣＩと診断されていたことなどによる影響かもしれません。

先述のように、アルツハイマー病を生活習慣病と捉《とら》えて、ＭＣＩの人がさまざまなボケ予防法を実践すれば、ＭＣＩからアルツハイマー病になる危険性が減少することが期待されます。第1章のＭＣＩの患者さんのところでも説明しましたが、ＭＣＩの人は認知症の人と異なり、自分で意欲を持って「ボケ予防法」を実践することがまだ可能です。ですから、ボケの自覚症状が出てきた場合は、早めにＭＣＩかどうかの診断を受けるようにしましょう。

「もの忘れ外来」受診者の臨床診断の内訳

2008～2018年（おくむらメモリークリニック）
総数約3万人

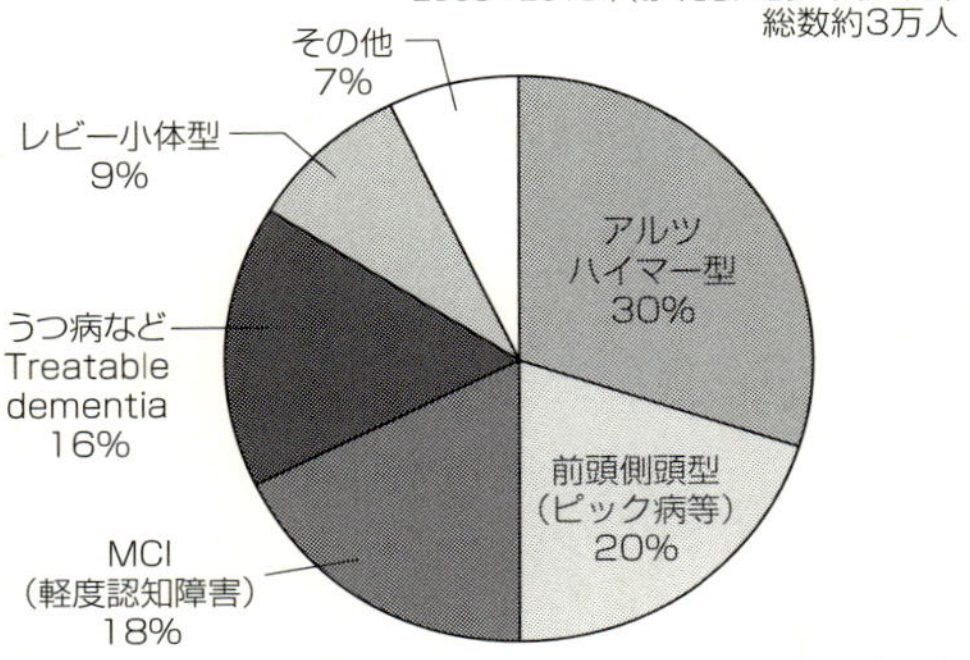

＊Treatable dementiaには特発性正常圧水頭症、慢性硬膜下血腫、髄膜腫、甲状腺機能低下症、ビタミンB欠乏症などを含む。

⑩「もの忘れ外来」で見つかる病気の内訳

ここで、私が担当している「もの忘れ外来」で、異常があると診断された患者さんの内訳を見てください（上グラフ）。この図の通り、たしかにアルツハイマー病は多く、MCIとあわせると50％近くになります。ということは、当然のことですが、残りの50％以上はアルツハイマー病とは別の病気、ということになります。

かつて、認知症といえばなんでもかんでもアルツハイマー病である、とされた時代がありましたが、診断学などの進歩で、アルツハイマー病ではないレビー小体病《しょうたいびょう》やピック病などの認知症も的確に診断されるようになってきました。

さらに手術や薬によって根本的な治療ができる認知症は「治る認知症」（treatable dementia トリータブル・ディメンティア＝「治療可能な認知症」という意味）と称して注目されています。例えば、脳神経外科の手術で根治が可能な、特発性正常圧水頭症《とくはつせいせいじょうあつすいとうしょう》や慢性硬膜下血腫《まんせいこうまくかけっしゅ》などもアルツハイマー病やレビー小体病のような症状で発症することもありますが、その症状が手術で治るのです。また、甲状腺機能低下症《こうじょうせんきのうていかしょう》やビタミン欠乏症などのように、ホルモンやビタミンを補えば治る病気も、よくアルツハイマー病と間違えられていることがあります。

また、高齢者のうつ病の場合は、アルツハイマー病と非常に症状が似ているため、専門医でなければ鑑別診断が困難な場合もありますが、うつ病も薬等によって根治が期待され、患者さんは治療により、従来の生活の質を取り戻すことができます。

グラフのように、うつ病など「治る認知症」は15%以上を占めています。つまり「もの忘れ外来」では約6人に1人が治る認知症である、ということになります。このような観点からも、ボケの症状が出た場合は、なるべく早い時期に必ず専門病院に行って、専門医の診察を受けるようにしてください。これらの「治る認知症」こそ、早期発見・早期治療が必要であり、有効なのです。

私たちの認知機能は非常に脆《もろ》いものなので、薬や手術で根治の可能性がある「治る認知症」の疾患も、罹病《りびょう》期間が長くなり治療のタイミングが遅れると――例えばうつ病のために認知機能が長い間影響を受けると――患者さんの認知機能が取り返しのつかない状態になってしまうこと

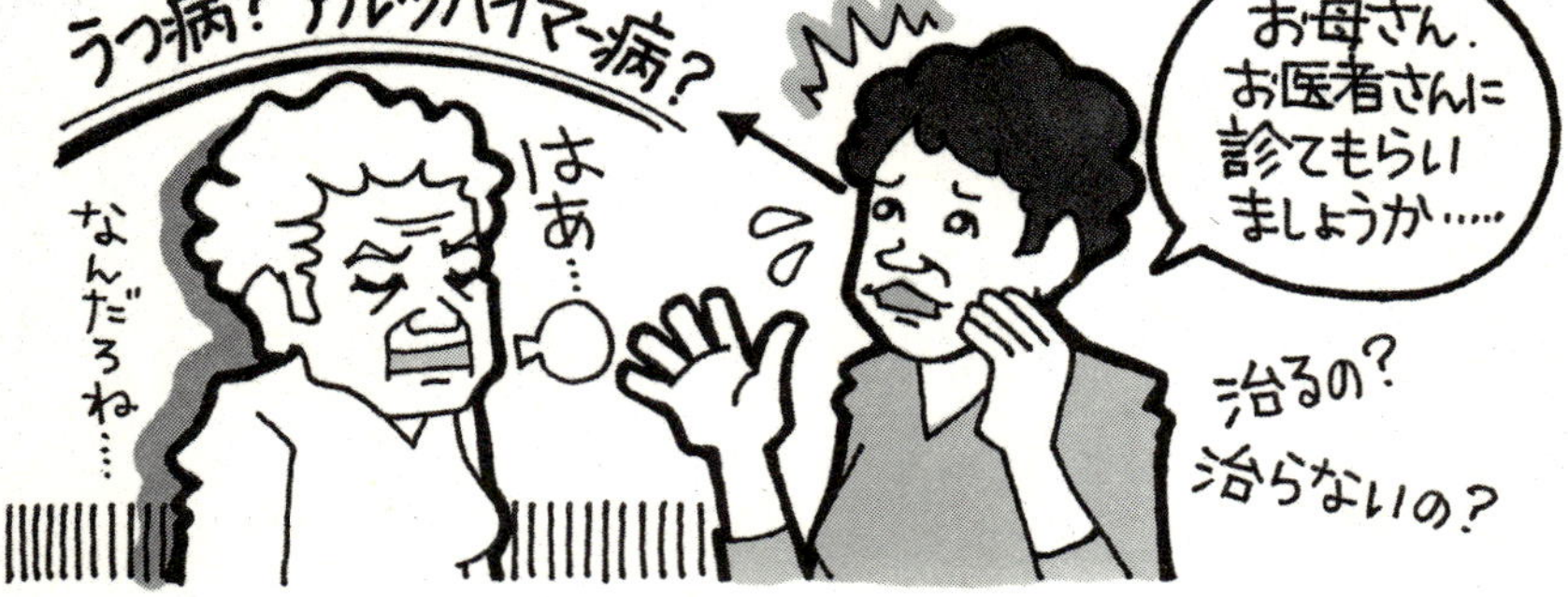
うつ病？アルツハイマー病？
お母さん．
お医者さんに
診てもらい
ましょうか……
治るの？
治らないの？
はあ…
なんだろね…

があります。

最近の認知症学会で注目されていることとしては、日本では、認知症の中ではアルツハイマー病の割合が増えて、脳血管障害性認知症の割合が減少してきていることがあります。１９９０年以前の統計では、脳血管障害性認知症の割合はアルツハイマー病と同程度であるとされて、日本の認知症の二大原因といわれてきたのですが、最近はアルツハイマー病の割合が脳血管障害性認知症の割合よりも格段に高くなっているのです（アメリカでは以前からアルツハイマー病の割合がかなり高いと報告されていました）。

脳血管障害の脳梗塞《のうこうそく》の有病率は年々増えてきているのに、脳血管障害性認知症が減少している、というのは変な話ですが、この現象については、かつて脳血管障害性認知症と診断されていたものの中にアルツハイマー病が含まれていたのではないか、と解釈されるようになっています。

従来の臨床では、アルツハイマー病と脳血管障害性認知症の鑑別は容易ではなく、明確に区別できないようなケースもありました。それが、近年、神経画像診断（次の項で詳しく紹介します）の発達などによって、より正確な診断ができるようになったので、アルツハイマー病が見つけやすくなり、その割合が増えてきたのではないかと解釈されているのです。

本書では、認知症として主にアルツハイマー病を想定していますが、本書のアルツハイマー病の予防法には、脳血管障害性認知症の予防法も含んでいます。認知症の予防という観点においては、アルツハイマー病と脳血管障害性認知症を区別して考える必要はないでしょう。

⑪認知症診断の切り札――神経画像診断の登場――

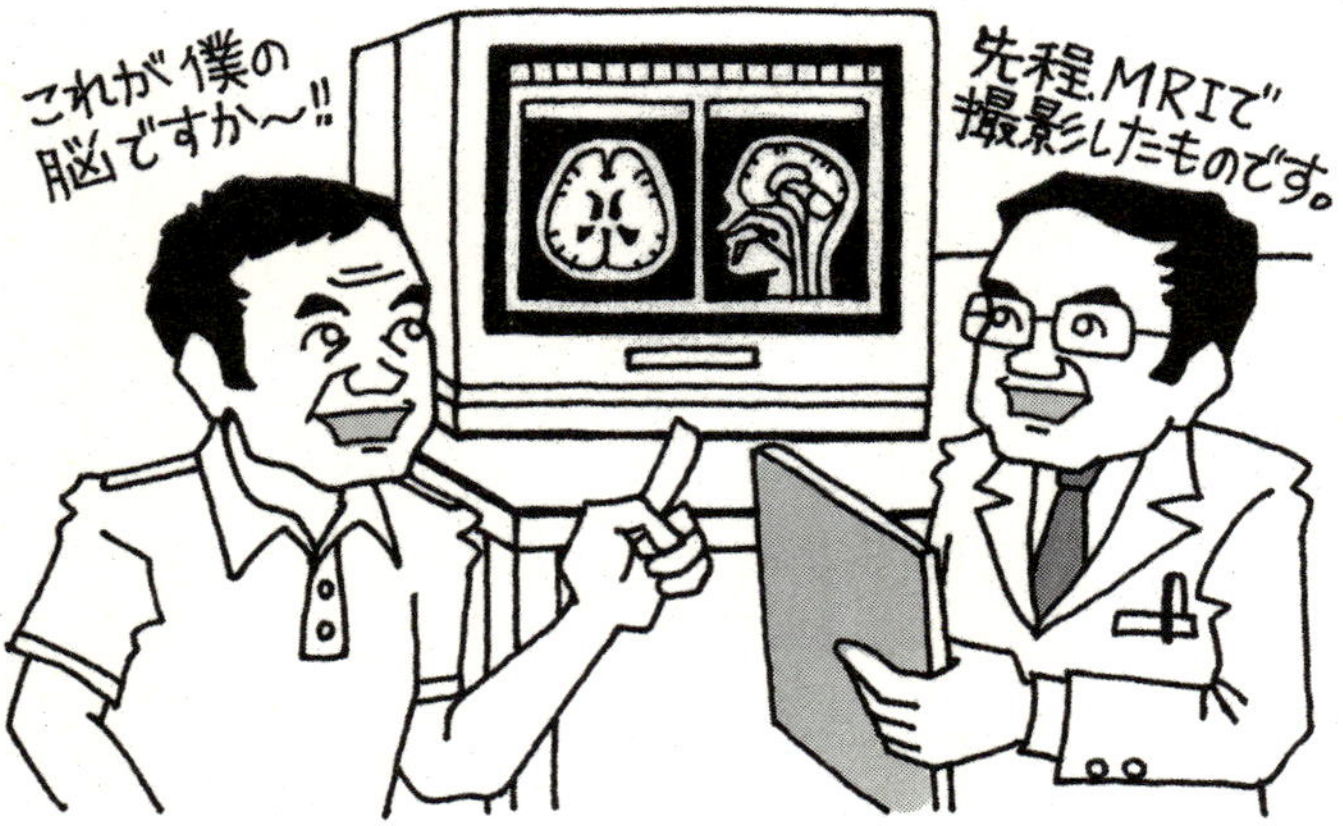

認知症であるかどうかを診断するということは、人の心や人格という領域に踏み込むことでもあるので、認知に障害をきたす疾患を早期に的確に診断することには名人芸が必要でした。しかし近年、患者さんの脳の状態や脳の働きを目で見て理解して、認知症かどうかを客観的に診断できる「神経画像診断」が発達してきました。名人芸と神経画像診断が手を結ぶことによって、認知症の早期診断の診断精度が著しく向上してきたのです。

神経画像診断の方法は何種類もありますが、大きく2つに分けると、脳の形や脳梗塞《のうこうそく》の形などを判断する形態画像と、脳の働きの具合を判断する機能画像に分類されます。CTやMRIは形態画像の代表ですが、それぞれ特徴があります。

CTではエックス線を利用して脳の断面図を得ることができます。CTは、脳の病気についての専門病院であればどの病院にも普及していて、私たちはCTによって、簡便に脳卒中《のうそっちゅう》や脳腫瘍《のうしゅよう》の有無を判断することが

認知症の統計学的画像解析（MRIのVSRAD）

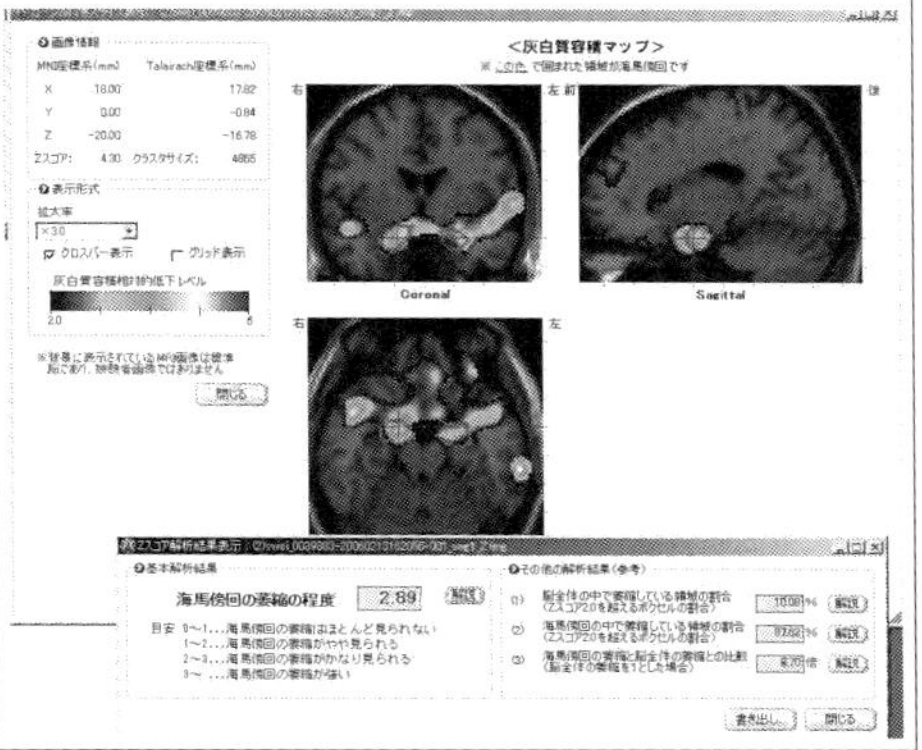

病的に萎縮している脳とその萎縮の程度を表示しています。この症例はアルツハイマー病で海馬傍回《かいばぼうかい》の病的な萎縮を認めます。
※海馬傍回：海馬下部にあり、海馬・扁桃体と大脳の他の部分を結ぶ役割。海馬傍回の障害は記憶障害につながる。

できます。MRIもCTと同様に脳の断面図を得るのですが、CTよりも、脳のさらに細かいところをきれいに見ることができます。アルツハイマー病では、海馬《かいば》の体積の測定が診断に有用なのですが、MRIを用いたVSRADという方法では、簡便に客観的に海馬の異常を捉《とら》えることができます（上図）。

機能画像の代表はSPECTとPETです。SPECTは脳血流量を測定し、PETは脳代謝を測定して脳の働きを調べます。機能画像の中でも、一般の病院で使われることが多いのがSPECTです。ここではSPECTによる認知症診断法を紹介します。

SPECTは脳内を流れる血流量を測定することができます。つまり、人間の脳の神経細胞の活動は脳血流量に比例しているので、SPECTによって脳血流量を測定すれば、同時に、脳の神経細胞の活動性を調べることができるのです。認知症では、アルツハイマー型なのか？レビー小体型《しょうたいがた》なのか？ピック病なのか？によって、脳の活動性が低下する領域に特徴があります。SPECTでは、この特徴を捉えることによって、認知症の診断が可能になるのです。特に、最近のSPECTではeasy Z-score Imaging System（通称eZ-IS＝イージス）という統計の

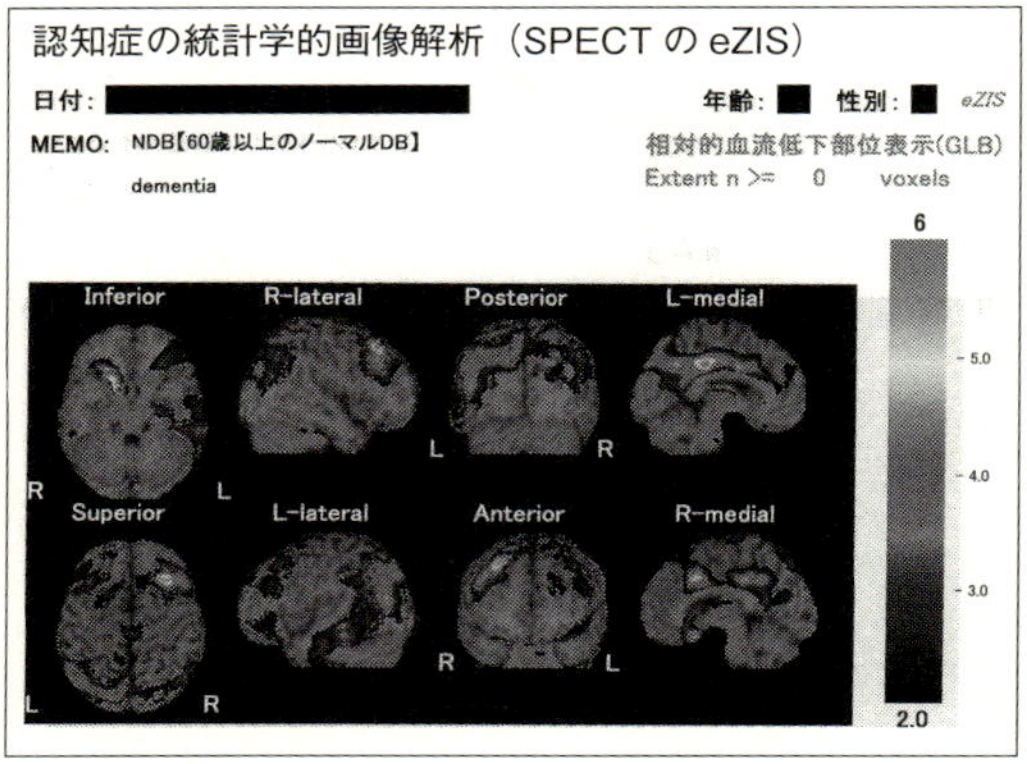

病的に脳血流が低下している領域を描出しています。この症例はアルツハイマー病で頭頂葉・側頭葉の病的な血流低下を認めます。

手法を用いることにより、より客観的に簡便に認知症での異常を捉えることが可能になりました（上図）。

さらに最近では、うつ病の診断に対しても神経画像診断が大きな武器になってきました。うつ病になると、脳の前頭葉《ぜんとうよう》の働きが低下するために、やる気が出なかったり、物事の判断ができなくなったり、段取りができなくなったりしますが、SPECTを使えばうつ病の人の前頭葉の働きが低下しているところを捉えることができます。SPECTが捉えた、うつ病の人の脳の活動性が低下している領域のパターンは、認知症のそれとは異なっているために、診断に有用なのです。

神経画像診断は、認知症の診断だけではなく、認知症予備軍の早期発見にも威力を発揮すると期待されています。「もの忘れ」を訴える軽度認知障害（MCI）の段階における、アルツハイマー病の早期診断に関する科学的根拠を、多施設共同の臨床研究により確立する試みは、世界に先駆けて、わが国で既に発進しています。ちなみに、このプロジェクト名は、「MCIを対象とするアルツハイマー病の早期診断に関する多施設共同研究」（主任研究者：国立長寿医療センター長寿脳科学研究部伊藤健吾先生）といい、英語名の「Study on diagnosis of Early

認知症の神経画像診断

●CT（コンピュータ断層撮影）
エックス線で撮影し、脳の断面図を描出する。「脳血管障害」「慢性硬膜下血腫」「脳腫瘍」などの存在がわかる。
●MRI（磁気共鳴画像）
磁気を使用して脳の断面図を描出する。解像度が高く、脳や病気の細部の形態が調べられる。VSRADでは海馬傍回の萎縮の度合いがわかる。
●SPECT（単一光子放出コンピュータ断層撮影）
●PET（陽電子放出コンピュータ断層撮影）
γ線を利用して脳の血流や代謝を調べることにより脳機能を反映した画像が得られる。eZISは様々な認知症の診断やアルツハイマー病の早期診断に役立つ。

Alzheimer's Disease Japan」の頭文字をとって、通称SEAD-Japanと呼ばれています。このSEAD-Japanには、私も参加して、共同研究を施行しました。

⑫ボケると困る本当の理由

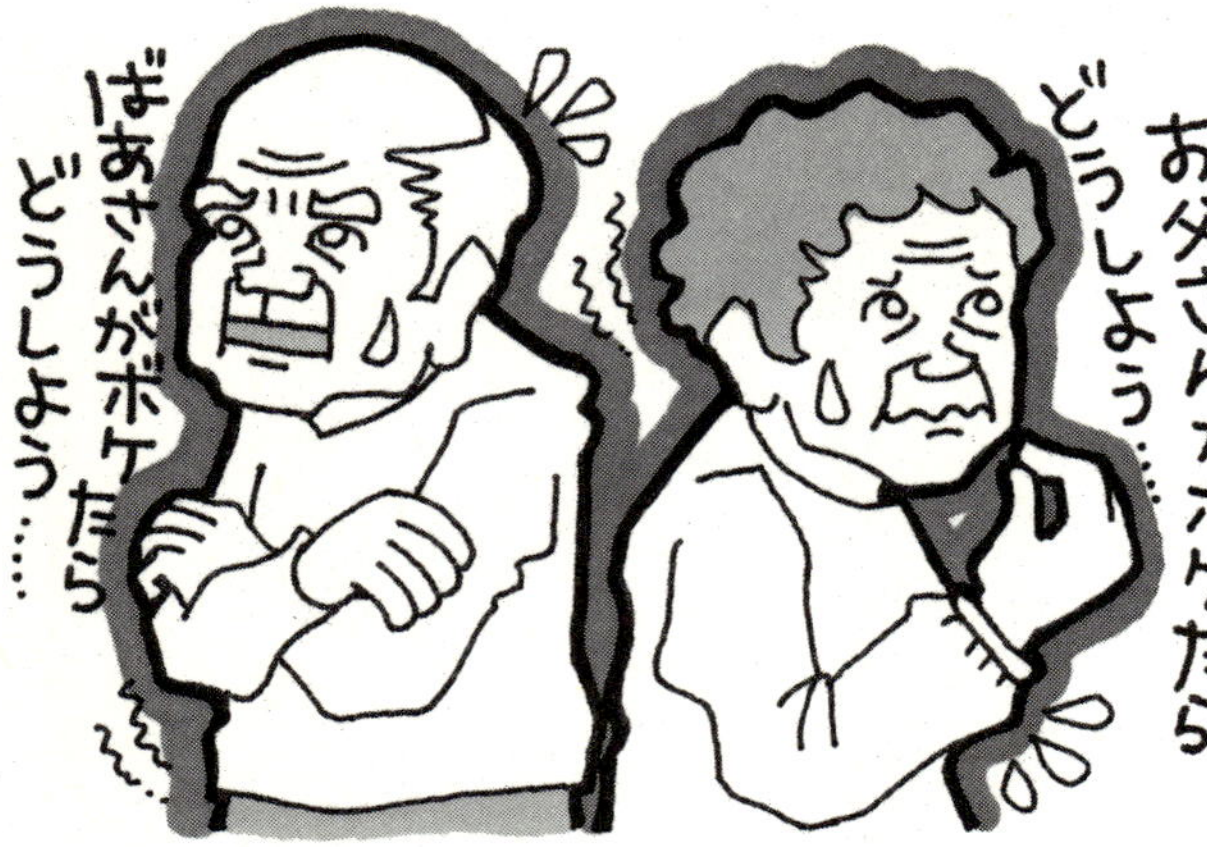
お父さんがボケたら
どうしよう……
ばあさんがボケたら
どうしよう……

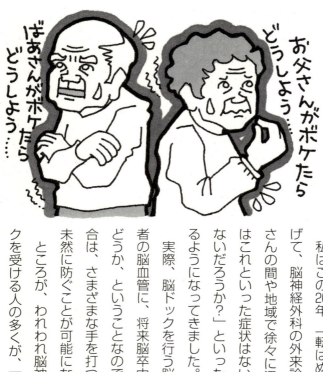

私はこの20年、「転ばぬ先の杖の『脳ドック』」というスローガンを掲げて、脳神経外科の外来診療を続けてきました。そのスローガンが患者さんの間や地域で徐々に浸透してきたためか、最近では、「今のところはこれといった症状はないのだが、近い将来、脳卒中《のうそっちゅう》などになる危険はないだろうか?」といったことを心配する方が「脳ドック」を受診されるようになってきました。

実際、脳ドックを行う脳神経外科医が最も注目していることは、受診者の脳血管に、将来脳卒中になる危険を持つ脳動脈瘤《のうどうみゃくりゅう》が存在しているかどうか、ということなのです。なぜなら、もし脳動脈瘤が見つかった場合は、さまざまな手を打つことによって、その人が脳卒中を起こすのを未然に防ぐことが可能になるからなのです。

ところが、われわれ脳神経外科医の思いに反して、最近では、脳ドックを受ける人の多くが、「先生、私は、脳卒中でぽっくり逝くのはかまわないんです。でも、ボケるのだけは嫌なんです。ボケて家族に迷惑を

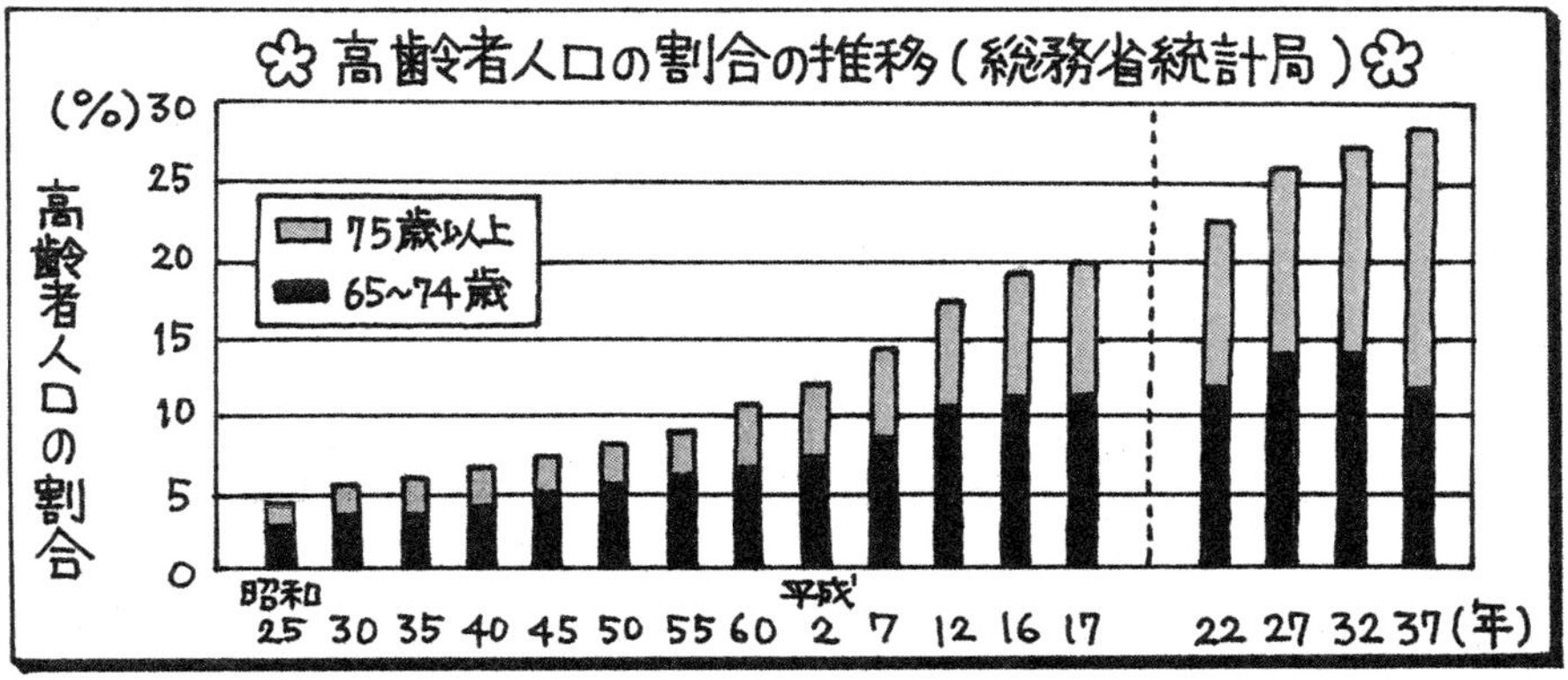

かけたくないんです」とおっしゃっています。つまり、「脳ドック」の受診理由を、自分にボケの兆候があるかどうかを調べておきたいから、とする人が大変増えてきているのです。現代人はそれほどまでに「ボケる」ことを恐れるようになっています。

その理由の一つは、少子高齢化の影響だと思います。上のグラフが示しているように、日本の全人口に対する65歳以上の高齢者の割合は、1950年（昭和25年）ではわずか4・9%でした。その後、毎年上昇を続け、1985年（昭和60年）には10・3%、さらに20年後の2005年（平成17年）には20%に達しました。

65歳以上の高齢者数が全人口の7%を超した社会を高齢化社会と呼びます。そして14%を超えると、高齢化社会ではなく高齢社会といいます。ですから、現在の日本は既に高齢化社会ではなく、高齢社会であり超高齢社会なのです。欧米をはじめ他の地域でも、65歳以上の高齢者が20%を突破している経験はないので、今の日本は人類史上初の高齢社会を迎えたことになるのです。

そして、少子化がこの流れに拍車をかけて、2016年（平成28年）には高齢者が27・3%にもなりました。このような超少子高齢社会では、

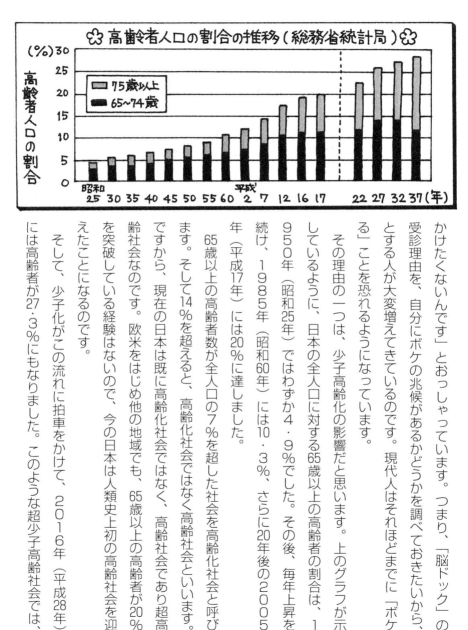

高齢者の面倒は若い世代が担う、という今までの構図が破綻してくることは明白です。年金制度や医療保険、介護保険なども、若い世代が負担して高齢者を支える、という基本のシステムが成り立たなくなってきます。

その実際を、医療保険でみてみましょう。医療保険は、1974年までは老人医療費は無料だったのですが、それ以降は10％から20％と次第に上がり、現在、70～74歳で20％、75歳以上で10％（どちらも現役並み所得者は30％）となっています。ですから、これは高齢者にとっては、介護が必要になっても誰も面倒はみてくれない、という時代が到来したことであり、自分のことは最期まで自分でやる、という姿勢が求められているのです。まさにボケてなんていられないのです。

⑬ボケると長生きもできない

認知症が社会問題化しつつあることに対して、現在のマスコミや一般の人は「現代の日本は、医療を進歩・向上させることによって、がん、心臓病、脳卒中《のうそっちゅう》などを徐々に克服しながら長寿社会を作ってきた。認知症患者の急増は、その長寿社会化・高齢社会化の結果である」と理解しているように思えます。しかし、本当にそうなのでしょうか。高齢者になって、身体は健康なのに頭だけがボケる、というようなことは本当に起こり得るのでしょうか。

認知症を扱ったテレビ番組で、認知症の患者さんの「身体は健康なのに頭だけがボケている」状態がよくクローズアップされていますが、実は認知症になってしまうと、自分自身では健康な身体を維持することができなくなり、やがては身体機能も低下してきてしまいます。

そもそも、私たちの脳と身体は常に連動して働いています。そして前述の通り、私たちの認知機能は、私たちが幸せになるために働いています（私たちが幸せに生きていくには、心身の健康が非常に重要なのはい

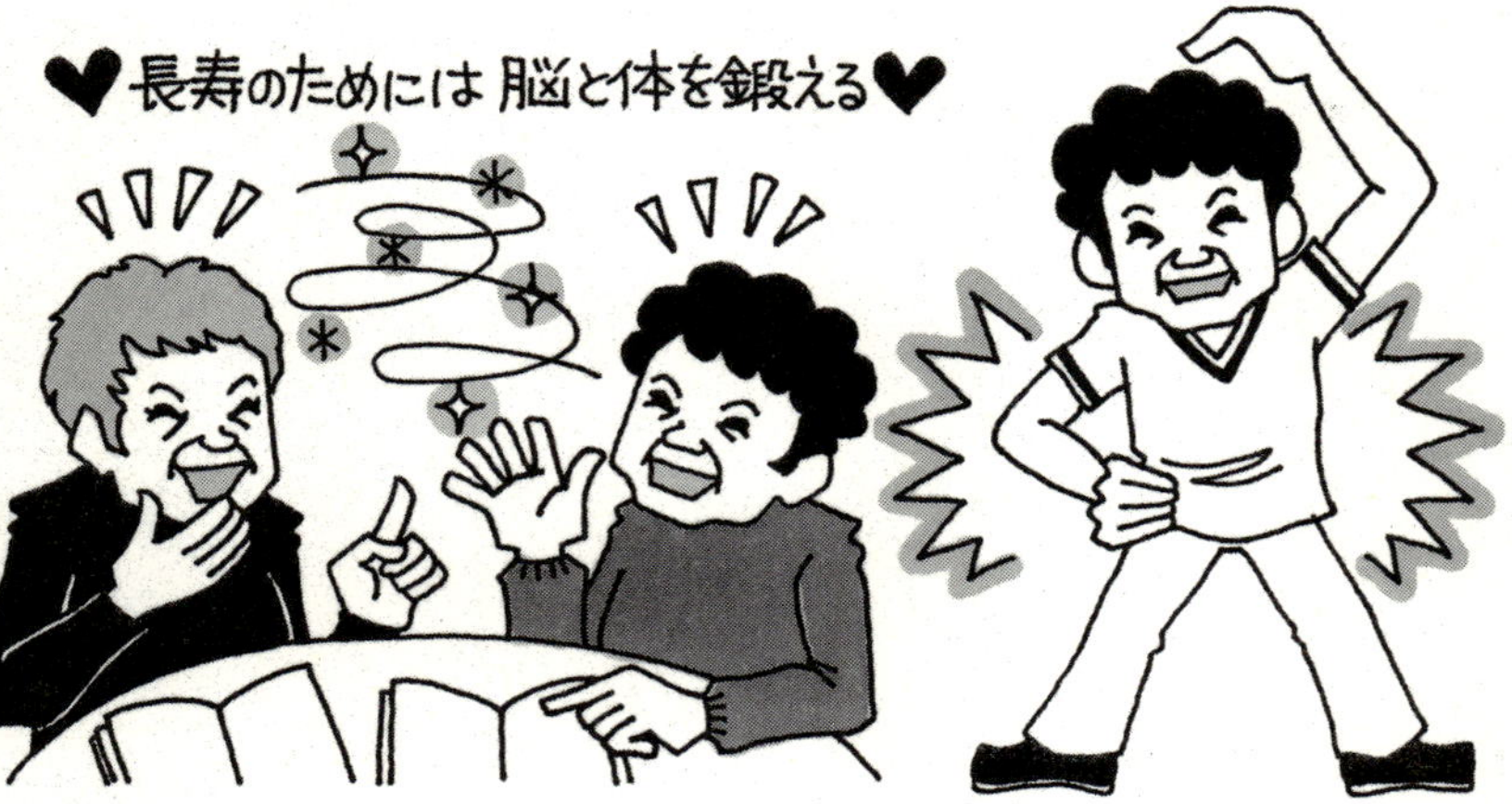

うまでもありません。心身の健康を保つために、私たちの認知機能はフル活動しています）。

日本人の死因の上位を占める、がん、心臓病、脳卒中は、突然にその人を襲うわけではなく、生活習慣を通じてじわじわと忍び寄ることは、かなり認知されてきました。さらに、これらの病気に関わる高血圧、糖尿病、高《こう》コレステロール血症《けっしょう》等は、生活習慣病と呼ばれていて、毎日の食生活や運動などと深い関わりを持っていることは本書でも述べました。しかし、これらのことを認識して、健康な生活を維持していくための鍵を握っているのは、私たちの認知機能である、といっても過言ではありません。なぜなら、医者にかかるべきかどうかを判断するのも本人ですし、医者が薦める薬を服《の》むべきかどうかを判断するのも本人だからです。

糖尿病をかかえながらでも長寿を全うできる人もいれば、糖尿病から他の病気を併発して早死にしてしまう人もいます。「一病息災」という言葉がありますが、糖尿病を持ったことがきっかけになって健康への意識が高まり、食生活に気を使ったり、積極的に運動するようになったために、結果的に長生きできた、というケースも多々あるのです。

長寿は、認知機能を駆使して、本人にとっての最適な選択・行動が継続されたときにはじめてもたらされるものなのです。

第3章でご紹介した、認知機能を鍛えるためのいずれの実践法も、脳と身体を相乗的に鍛えることを目的にしている方法です。脳と身体とは、脳が鍛えられると身体も鍛えられるし、身体が鍛えられると脳も鍛えられるという密接な関係にあるのです。

⑭ボケの兆しが出たとき――ホームドクターと病診連携――

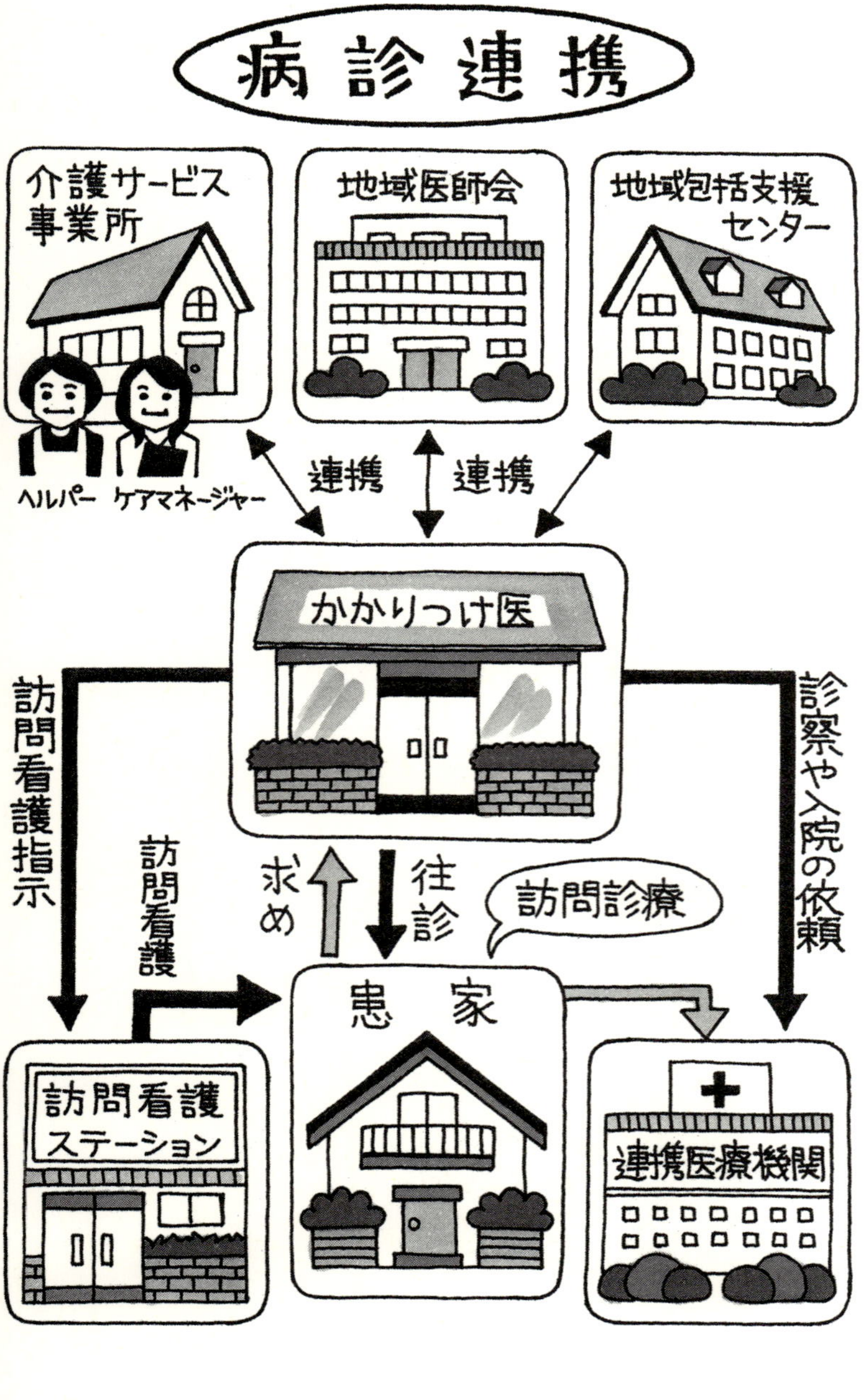
病診連携
介護サービス事業所
地域医師会
地域包括支援センター
ヘルパー
ケアマネージャー
連携
連携
かかりつけ医
訪問看護指示
診察や入院の依頼
求め
往診
訪問診療
訪問看護
患家
訪問看護ステーション
連携医療機関

もしボケの兆しが出てきたら、早期に手を打って、医療と福祉の両面より、現状でできうる最善の策をとる必要があります。ここでは、病院の上手なかかり方について説明します。

認知症に関しては、次のような変化・症状（本人と周囲の人の気づき）

①生活に支障をきたす記憶障害がある
②服装・身なりがだらしなくなった
③今までやれていた家事の中でできないことが出てきた
④ささいなことで怒るようになった
⑤慣れている道に迷うようになった
⑥自動車事故を何度も起こすようになった
⑦手足の動きが悪くなったり、歩行障害が出てきた
⑧最近、自分のことを本来の自分とは違うように思える（まるで別人のようになった）
⑨不眠が続いている
⑩食欲がなく、半年で5kg以上体重が減った

があるときは早めに医療機関を受診されたほうが良いでしょう。その時に、もし日頃から親身になってもらっている「ホームドクター（かかり

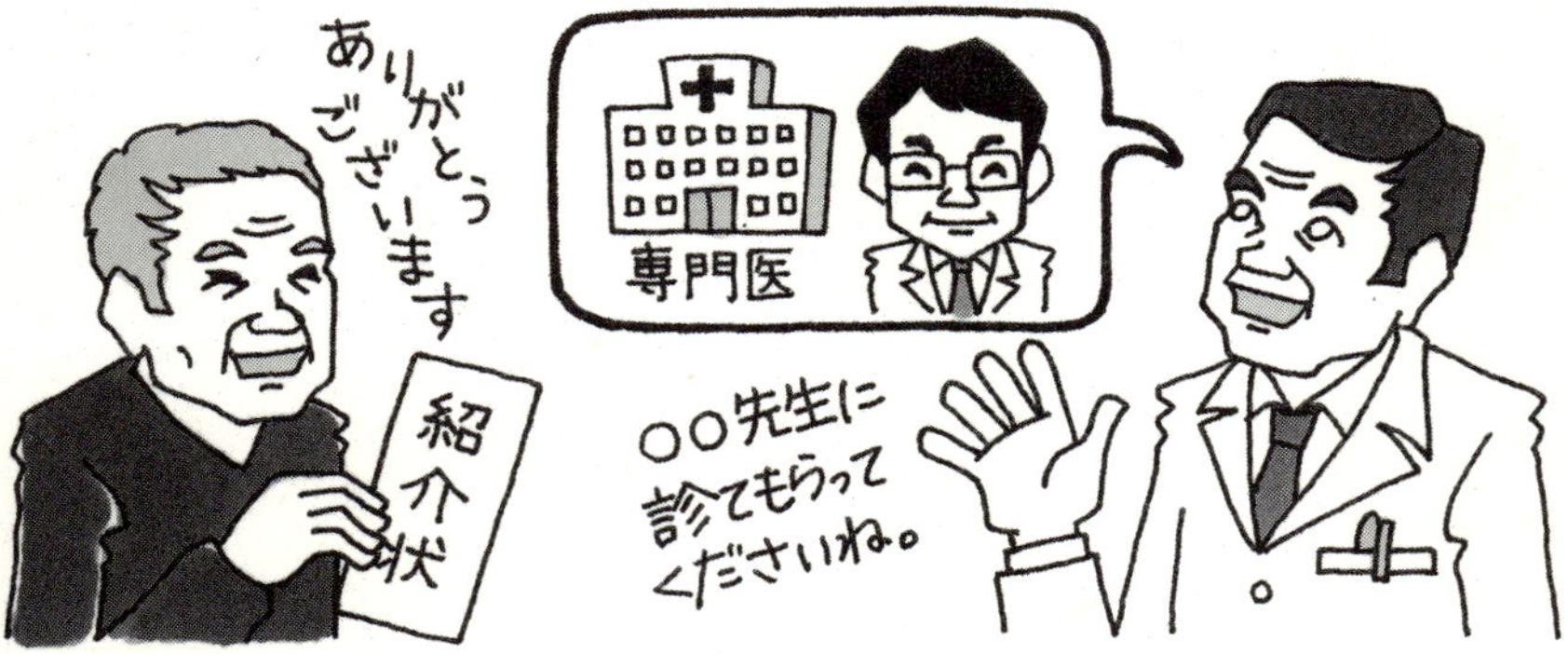
ありがとうございます
紹介状
専門医
○○先生に診てもらってくださいね。

つけ医）」（よく行く病院の、よく診《み》てもらっている医師）がいれば、まずは、その医師に診てもらってください。ホームドクターに現在の生活上での問題点を的確に伝えれば、しかるべき対策を打ってくれるでしょう。

もしホームドクターに、専門医の受診を必要とする、と診断された場合は、その地域で最も適切な専門医宛の紹介状を書いてもらいましょう。いきなり専門医を受診して病歴を説明するよりも、ホームドクターが書いてくれた紹介状を持参したほうが、病状が的確に専門医に伝わる可能性があるのです。そして、専門医の診断や治療を受け、症状・状態が落ち着いたら、再び、ホームドクターに経過を見守ってもらうことができるのです。ちなみに、このような大病院の専門医と地域の診療所が連携をとり合う医療のあり方を「病診連携」と呼んでいます。

高血圧や糖尿病など、認知症の人で問題になってくる疾患のフォローは、ホームドクターの得意とするところです。病診連携があれば、患者さんは家から遠く離れた大病院に毎回通って、長時間待たされてやっと専門医の診察を受ける、という面倒な手間も必要はなく、ホームドクターの判断により専門医受診の必要性が認められる時のみに、大病院に出向けばいいわけです。

ここでのポイントはやはり、本人なり家族が良いホームドクターを持つことにあります。もしあなたがホームドクターを持っていない場合は、本書をきっかけに、良いホームドクターを探すことをお勧めします。というのも、家族の認知症を疑った場合に、遠くの大病院の『もの忘れ外来』をいきなり受診するよりも、まずは近所のホームドクターを見つけるほうが、後々のことを考えると安心だからです。

それでは、良いホームドクターの見つけ方を説明します。まずは口コミの情報です。隣人や町内の知人などに、彼らが受診しているホームドクターが、親切で的確な対応をしているかどうかを教えてもらって、当たりをつけるわけです。

もう一つの見つけ方は、インターネットを使う方法です。自分が住んでいる町・地域だけでなく、電車や車を利用して30分以内で行ける範囲までを対象にして検索し——検索欄に、「○×町」（町の名前）、「病院」、「内科」（かかる科目）という3つのキーワードを入れれば、医院の名前が出てきます——候補の医院のホームページをチェックするのです。ホームページをチェックするときのポイントは、①**ホームページそのもの**

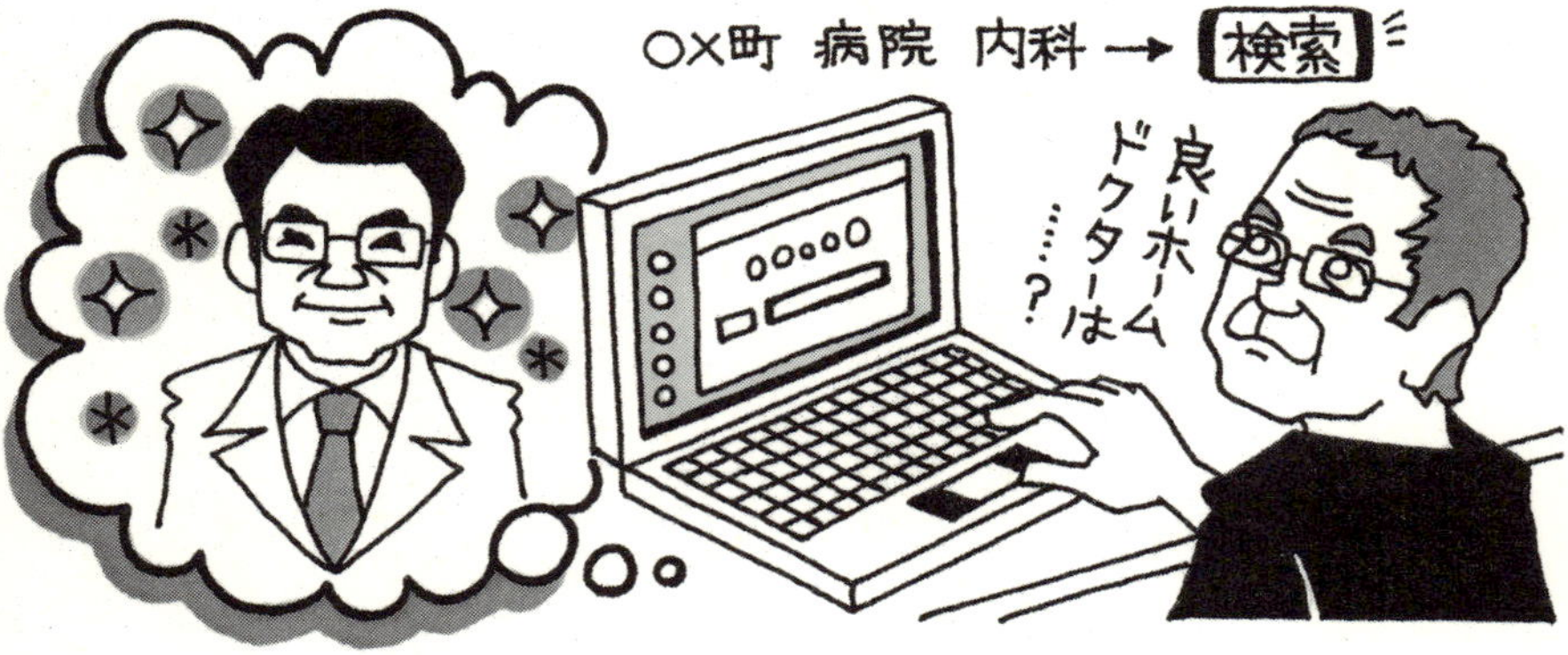

が見る人の立場に立って作られていて、分かりやすいか、②肝腎《かんじん》なこと（地図・最寄りの駅からの所要時間、休診日、受付終了時間、診療科目ほか）がちゃんと掲載されているか、③担当医師や看護師の名前や人数が出ているか、④医院の建物や内部や設備がよく分かるようにカラー写真を使ってガイドしているか、⑤ホームページのレイアウト・デザインが良いか、⑥ホームページ全体が明るくて充実しているか、等です。

そして、ホームページから良い感じの医院を探しておいて、風邪などのちょっとした病気にかかったときに実際に訪れて受診してみるのです。その医院がホームページ通り、雰囲気が明るくて、受付、待ち合い室、そして診察室への流れがスムーズ（スタッフが親切）であれば、しめたものです。感じが良い医院には必ず感じが良いドクターがいるものなのです。

以下は、ホームドクターを選ぶときのチェック項目です。チェックが多く入ったホームドクターであれば、信用していいと判断します。

□ 専門用語や英語を使わずに説明してくれるのでとても分かりやすい
□ 相性がよい
□ 普通の話、世間話ができる
□ かつて、高度先進医療に携わっていたことがあり、年齢は35～55歳
□ 処方する薬についての説明が分かりやすい
□ 投与する薬の量が少ない
□ 予防医学の話をしてくれる
□ 表情が豊かでよく笑う
□ 論理的である
□ 介護保険に詳しい
□ 人脈が多い（大病院との連携がスムーズ）

⑮介護保険

高齢者と同居している人なら是非知っておいたほうが良いのが介護保険制度です。

介護保険制度とは、認知症を含めた高齢者の介護を社会全体で支えることを目的として、介護を医療から分離して、訪問介護、デイサービス、グループホーム、特別養護老人ホームなど利用者の選択によって多様なサービスを受けることができる仕組みのことです。

介護保険制度は、2000年に発足しました。今は社会にかなり浸透してきましたが、それでもまだこの制度を知らない人や利用をためらう人も多いようです。実は、この介護保険制度は、利用するかしないかで大きな差が出る制度なのです。というのは、この制度は、家族か本人が市区町村の窓口に申請して、介護保険の認定の審査を受けてはじめて保険給付を受けることができるシステムになっているのです。

申請書を提出すると訪問調査員が家庭を訪れて、高齢者本人の心身状態や家庭環境などを調査します。それと同時に、医療機関による医学的

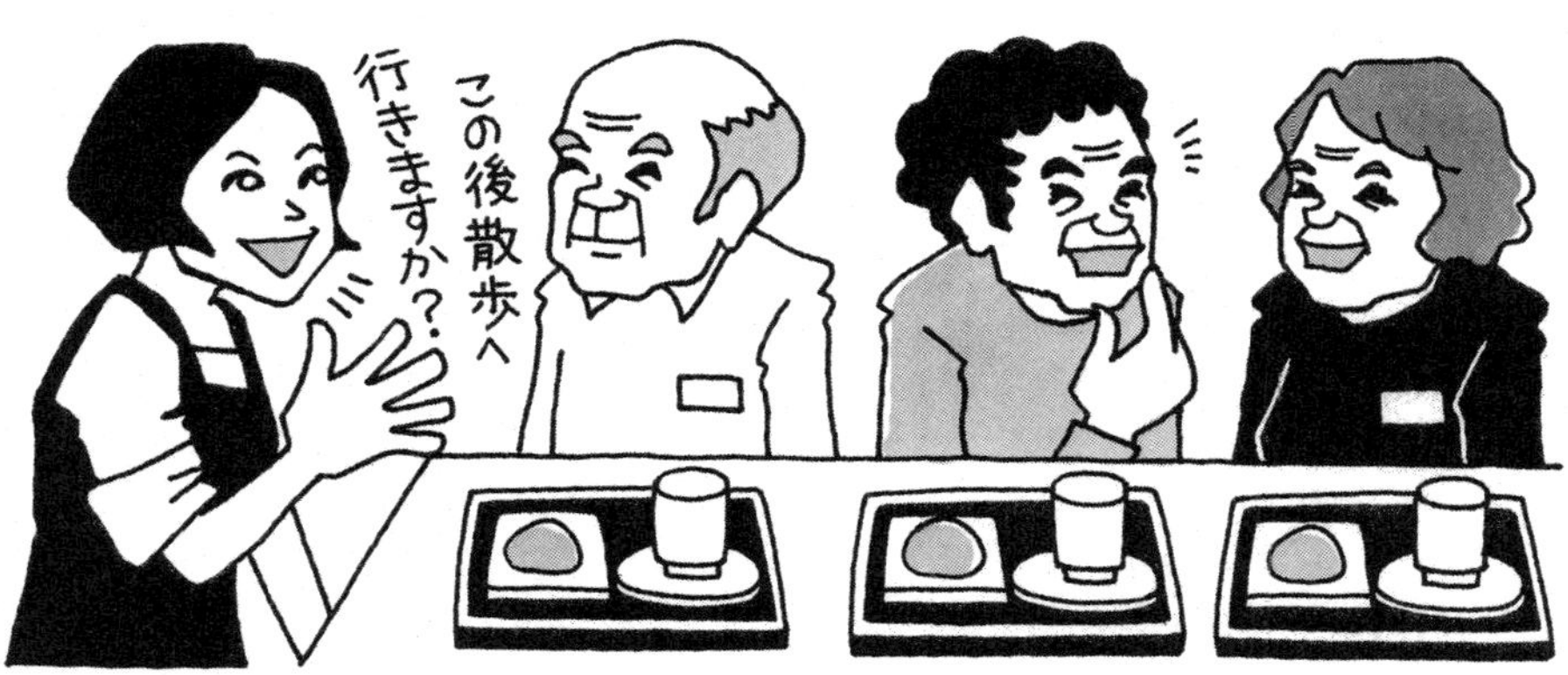

な判断が医師の意見書として提出され、そのあとに、専門家による介護認定審査会にかけられます。ここで、その人にどの程度の介護が必要であるかの段階が決められます。

現時点では、段階は、要支援1、要支援2、要介護1、要介護2、要介護3、要介護4、要介護5の7段階となっています。受けられる介護サービスの内容や利用上限額は、この認定された段階によりそれぞれ異なってくるわけです。そして、認定された段階と本人や家族の希望とを勘案して、具体的にどのサービスをどのくらい利用するかについての介護サービス計画（ケアプラン）が作成されます。

この介護保険の資金は、現在40歳以上の方の給料や年金から介護保険料として徴収されています。私たちの介護保険料で運営されている制度なので、家族の高齢者が介護が必要な状態になった場合は、当然、介護保険サービスを利用する権利があります。

かつて、多くの日本人は、親が老いたら子供が世話をするのがあたりまえ、という感覚を持っていました。自分の親の世話を施設等の他人にまかせるなんて、まるで、親を姥《うば》捨て山に捨てるのと同罪だ、と親戚縁者に批難される時代があったのです。

大事な家族を他人にみてもらうことに抵抗のある方は、次のことを考えてみてください。長寿社会になった現在、親を介護する期間はますます長期間になっています。介護をしてもらう親にとっては、介護をしてくれる自分の息子や娘が頼みの綱なのですが、息子や娘が介護に疲れ果てた場合、そのツケは結局、介護をしてもらっている親のほうにまわってくるのです。つまり、介護社会の一番の鍵を握るのは、介護をする人の心身の健康状態、ということになるのです。

介護保険のサービスを使って、ヘルパーさんに来てもらったり、デイサービスで昼間の数時間預かってもらえるだけで、家族は随分リフレッシュできて、介護に対する新たな意欲も出てくるものなのです。また一日中家にいると、昼間寝てばかりいて、夜になるとごそごそしだす要介護の高齢者も、デイサービスで家族以外の人と接して、レクリエーション等をしてほど良く疲れて帰宅すれば、夜はよく寝てくれるという場合もあります。

介護施設に行くのをためらっている本人やご家族は多いのですが、「案ずるより産むが易し」で、たいていは介護施設を一度経験すると、もっと早くから利用すれば良かった、ということになります。

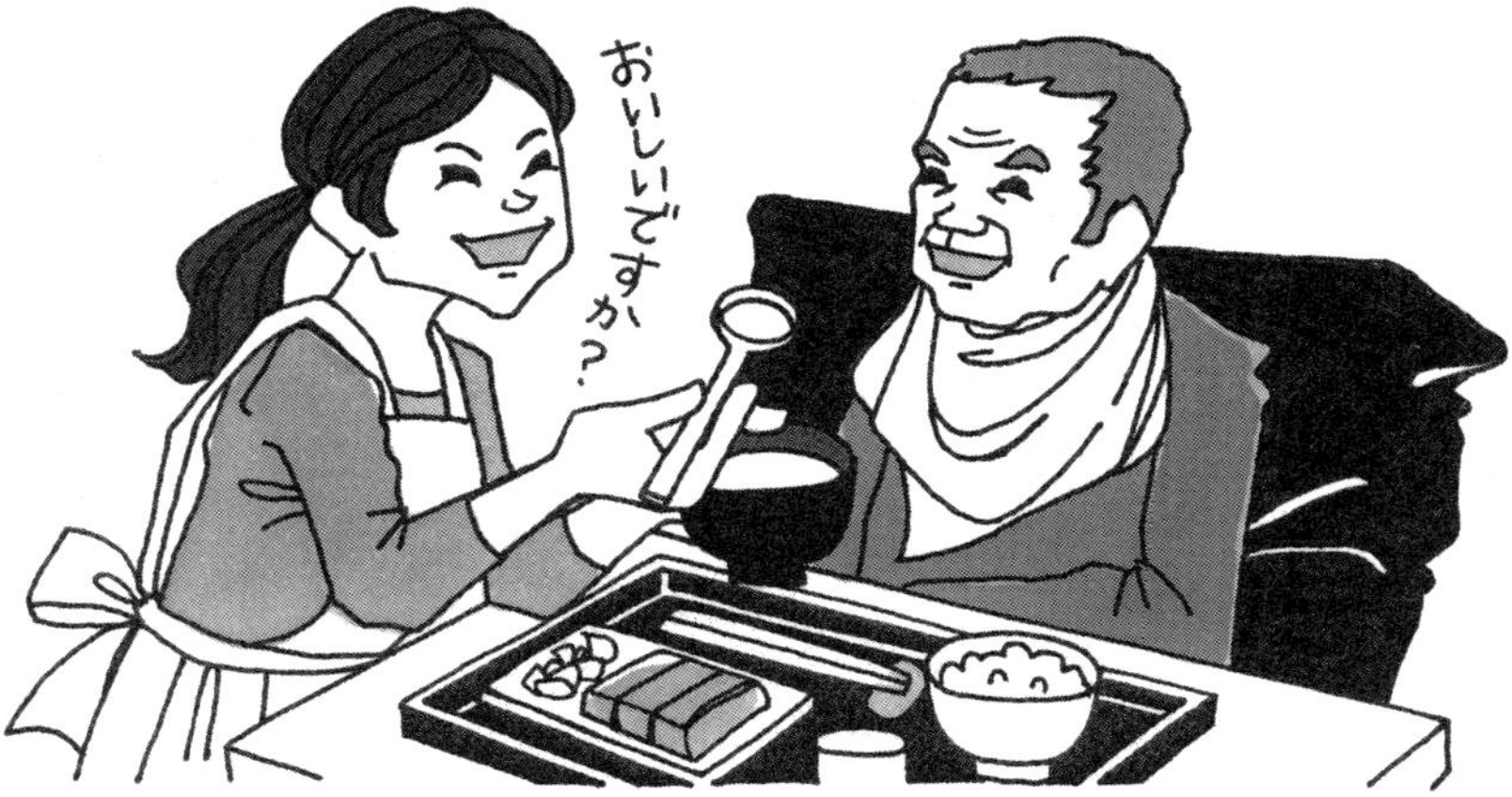

ちなみに、2016年度の介護給付費実態調査によると、この1年間に1度でも介護サービスを利用したことがある、という人はなんと613万人に及びました。介護保険サービスが国民に認知されるところとなってきたのでしょう。

しかし、利用者が増えると、さらなる問題が生じてきます。24時間介護が必要な人のための特別養護老人ホームなどの施設は、入所希望者に対して、施設数が全然追いつかず、ベッドが空くまでに何年もかかるという事態が生じています。当局としては、在宅の支援を充実させてこの事態を乗り切ろうとしていますが、問題は山積みです。今後の早急な状況の改善が、強く望まれます。

⑯抗認知症薬とは？

最後に認知症の薬についてお話ししておきます。理解していただきたいのは、現在使われている抗認知症薬は病気を治す薬ではないということです。

世界中で研究が続けられていますが、まだ認知症を根本的に治療したり、予防したりする薬は登場していません。現在の薬は「認知症の進行を遅らせる」ことが目的です。ただし、抗認知症薬は効果がない、ということではありません。データによれば抗認知症薬には、認知症の人の「中核症状（記憶障害・見当識障害《けんとうしきしょうがい》など）」の悪化を抑制する効果は認められています。しかし、知能テスト的なことだけをターゲットにしていると、「木を見て森を見ず」といった医療になってしまいます。

私が本当に言いたいことは、抗認知症薬の最大の目的は、本人・家族の今日一日、そして明日の生活を安定させることにある、ということです。つまり、「その人らしい生活」を維持していただけるよう支援することが、現在の抗認知症薬にできる役割なのです。だからこそ早期に認知症を発見し、投薬など適切な対応をして「その人らしい生活」ができる日々を送っていただきたいのです。

抗認知症薬の主流の薬には共通の特徴があります。それは、私たちが自分らしく生活をするのに必要な脳内物質のアセチルコリンやグルタミン酸を調節する働きです。ただし、抗認知症薬には、「アセチルコリンやグルタミン酸を調節する」という薬効だけでなく、それを超越した効果もあると、私たち専門医は考えています。それは、抗認知症薬の存在によって、患者さんと医者、ご家族と医者、そして患者さんとご家族の絆が深まるという効果です。

1999年に抗認知症薬の〝先発投手〟のアリセプトが登場するまでは、認知症の医療現場は実に索漠《さくばく》としていました。「認知症に効く薬はない」「認知症に有効な医療的な対応はない」「認知症の方が病院に来られても何もできない」という考えがはびこっていたのです。そこに、アリセプトが登場して事態は一変しました。「効果がある薬が登場した」「認知症を正確に診断しなければいけない」「適切な薬の使い方を勉強しなければならない」……医療も認知症に対して無関心では済まされない状況になったのです。この流れは、アリセプトに加えて、2011年に

3種の新薬が登場して加速したのです。

「抗認知症薬には、薬効を超越した効果がある」という話に戻ります。私は、医師会の先生方に抗認知症薬の使い方の講演をする際に、必ず次の3つのことをお話ししています。

❶認知症の薬には、薬効だけではない力があります。それは、投薬をすることによって、患者さん・ご家族・医師との間に絆が生まれるということです。認知症の薬の投薬を継続するということは、医師が定期的に患者さん・ご家族と触れ合う機会が得られるということです。これは、ほかの病気の薬ではあり得ないことです。

❷薬のことで、定期的に患者さん・ご家族と触れ合い続けることができるわけですが、その際、患者さんに対しては、「あなたの老後は私が見守らせていただきます。健康上の問題に対して、いつも対応させていただきます」と話しかけて安心感を与えてください。

❸ご家族に対しては、「認知症から生じるさまざまな問題を、私（医師）と一緒に考えて解決していきましょう」という姿勢をとって、ご家族がお持ちの「認知症は絶望の病である」という誤解から救い出してあげて

ください。

薬を服《の》むという行為は、患者さんとご家族の間の絆を深めます。記憶障害を抱えた認知症の方の服薬はご本人任せにはできません。毎日、毎回、服薬をサポートすることは面倒かもしれませんが、服薬を一緒にやれば、ご本人とご家族との触れ合う時間が増えるという利点もあるのです。

おわりに

今日、認知症の方と、そのご家族を苦しめているものは、認知症そのものではありません。一般社会に広がった〝認知症に対する誤った考え方〟が問題なのです。物の見方や捉《とら》え方を「パラダイム」といいますが、認知症のパラダイムほど、誤解と偏見に満ちたものはないでしょう。今、私たちには認知症のパラダイムシフト、いわば〝認知症革命〟が必要です。

長い間、「認知症は年のせいで、どうしようもない」と語られてきました。それとは逆に、最近では「認知症は脳の病気なので、薬が効く」「ＩＰＳ細胞のような、未来の治療で、認知症は治る」という、医学的な論調も台頭してきました。しかし、この四半世紀、「現場で実際に役に立つ」抗認知症薬が開発されていないという事実もあるのです。認知症を病院で治す、という期待は、誤解を恐れずに申し上げれば、昔の中国の皇帝が不老不死のクスリを探し求めた、のと同じことでしょう。認知症専門医も、薬物などによる病院の治療から、日常的な予防を重要視することに舵を切っています。認知症は「老い」か「病」かに限定して捉えると、根本的な理解が困難で、抜本的な対応はできません。人の「生老病死」の過程で訪れる認知症は、誰もが直視し覚悟すべき「五つ目」の人生のテーマなのです。本書『ボケない技術《テク》』の新版（Second Season）を、人生を見つめなおす機会にしていただければ幸いです。

奥村　歩

〈参考文献1　一般著書〉 ●コンラート・マウラー、ウルリケ・マウラー著『アルツハイマー　その生涯とアルツハイマー病発見の軌跡』保健同人社　●デヴィッド・スノウドン著『100歳の美しい脳　アルツハイマー病解明に手をさしのべた修道女たち』DHC　●ロナルド・ピーターセン編著『メイヨー・クリニック　アルツハイマー病』法研　●フロイド・E・ブルーム他編著『新・脳の探検　上下』講談社　●アントニオ・R・ダマシオ著『生存する脳』講談社　●ジョゼフ・ルドゥー著『シナプスが人格をつくる』みすず書房　●ジュディス・S・ベック著『認知療法実践ガイド　基礎から応用まで』星和書店　●クリストフ・コッホ著『意識の探求　上下』岩波書店　●井原康夫編著『脳はどこまでわかったか』朝日新聞社　●下方浩史著『平成養生訓　百歳まで元気に生きるための知恵』世界文化社　●正木晃監修『禅』PHP　●佐藤眞一監修『「結晶知能」革命』小学館　●『音楽療法の本　the ミュージックセラピー』(vol.09 2006) 音楽之友社　●『高齢社会白書』(平成18年版) 内閣府　●小澤勲著『認知症とは何か』岩波新書　●須貝祐一著『ぼけの予防』岩波新書

〈参考文献2　認知症予防に関係した論文〉
※余暇の過ごし方(知的活動・運動性) ●Pope SK, et al. Will a healthy lifestyle help prevent Alzheimer's disease? Annu Rev Public Health. 2003；24：111-32.　● Crowe M, et al. Does participation in leisure activities lead to reduced risk of Alzheimer's disease? A prospective study of Swedish twins. J Gerontol B Psychol Sci Soc Sci. 2003 Sep；58 (5)：P249-55.　●Verghese J, et al. Leisure activities and the risk of dementia in the elderly. N Engl J Med. 2003 Jun 19；348 (25)：2508-16.　● Lytle ME, et al. Exercise level and cognitive decline：the MoVIES project. Alzheimer Dis Assoc Disord. 2004 Apr-Jun;18 (2)：57-64.　●Rovio S, et al. Leisure-time physical activity at midlife and the risk of dementia and Alzheimer's disease. Lancet Neurol. 2005 Nov;4 (11)：705-11.　**※社交性**　● Fratiglioni L, et al. Influence of social network on occurrence of dementia：a community-based longitudinal study. Lancet. 2000 Apr 15;355 (9212)：1315-9.　● Crowe M, et al. Personality and risk of cognitive impairment 25 years later. Psychol Aging. 2006 Sep；21 (3)：573-80.　●Karp A, et al. Mental, physical and social components in leisure activities equally contribute to decrease dementia risk. Dement Geriatr Cogn Disord. 2006;21 (2)：65-73.
※食生活 ●Barberger-Gateau P, et al. Fish, meat, and risk of dementia：cohort study. BMJ. 2002 Oct 26;325 (7370)：932-3.　●Ruitenberg A, et al. Alcohol consumption and risk of dementia：the Rotterdam Study. Lancet. 2002 Jan 26；359 (9303)：281-6.　●Letenneur L. Risk of dementia and alcohol and wine consumption：a review of recent results. Biol Res. 2004；37 (2)：189-93. Review. ●Zandi PP, et al. Reduced risk of Alzheimer disease in users of antioxidant vitamin supplements：the Cache County Study. Arch Neurol. 2004 Jan;61 (1)：82-8.　●Dai Q, et al. Fruit and vegetable juices and Alzheimer's disease：the Kame Project. Am J Med. 2006 Sep；119 (9)：751-9.　**※医療性**　●Jick H, et al. Statins and the risk of dementia. Lancet. 2000 Nov 11；356 (9242)：1627-31. Erratum in：Lancet 2001 Feb 17；357 (9255)：562.　● Peterson RC, et al. Vitamin E and donepezil for the treatment of mild cognitive impairment. N Engl J Med. 2005 Jun 9；352 (23)：2379-88.　● Ownby RL, et al. Depression and risk for Alzheimer disease：systematic review, meta-analysis, and metaregression analysis. Arch Gen Psychiatry. 2006 May；63 (5)：530-8.　● Borenstein AR, et al. Early-life risk factors for Alzheimer disease. Alzheimer Dis Assoc Disord. 2006 Jan-Mar；20 (1)：63-72. Review.

〈参考サイト〉
●認知症に関する総合情報サイト　www.e-65.net
●ナン・スタディに関する情報サイト　www.nunstudy.org (海外サイト)

著者　**奥村 歩**（おくむら・あゆみ）

❖——医療法人三歩会　おくむらメモリークリニック院長

昭和63年　岐阜大学医学部卒業。平成10年3月　岐阜大学大学院医学博士課程修了。テーマは認知機能の神経画像解析にて医学博士取得。同年4月　North Carolina Neuroscince Institute に留学。平成12年1月　岐阜大学附属病院脳神経外科　病棟医長併任講師。平成20年7月　おくむらクリニック開設。平成27年6月　おくむらメモリークリニック開設。

現在、脳神経外科医の視点から「もの忘れ外来」を中心とした認知症診療を展開しており全国から毎日平均100人が受診している。

今までに、3万人以上の認知症の診療経験があり、脳神経外科学会（評議員）・日本認知症学会（認定専門医・指導医）他の多数学会で活躍中。一般向けに脳疾患対策を啓蒙する出版・講演・テレビ出演などにも力を入れており、ベストセラー『ボケない技術《テク》』（世界文化社）など認知症シリーズは累計20万部超。

●おくむらメモリークリニック

〒501-6018　岐阜県羽島郡岐南町下印食3-14-1

☎058-215-5509　http://おくむらクリニック.com/

企画・編集／小穴康二（世界文化社）
　　　　　　蔭山敬吾（グレイスランド）
カバー・本文デザイン／下川雅敏（クリエイティブハウス・トマト）
イラスト／斉藤ヨーコ
校　正／新居智子　ヴェリタ

本書の内容に関するお問い合わせ・ご意見は、
(株)世界文化社
〒102-8187　東京都千代田区九段北4-2-29
電話03-3262-5118までお願いいたします。

※本書は2007年に小社より刊行された『ボケない技術《テク》』に一部加筆・修正したものです。

新版 ボケない技術《テク》
——「もの忘れ外来」の現場から——

発行日　2018年10月10日 初版第1刷発行
　　　　2021年3月20日　　第4刷発行
著　者　奥村 歩
発行者　秋山和輝
発　行　株式会社世界文化社
　　　　〒102-8187 東京都千代田区九段北4-2-29
　　　　TEL 03-3262-5115(販売部)

印刷・製本　中央精版印刷株式会社

ISBN978-4-418-16409-7